MEDICINA, LEIS E MORAL:
PENSAMENTO MÉDICO E COMPORTAMENTO NO BRASIL (1870-1930)

FUNDAÇÃO EDITORA DA UNESP

Presidente do Conselho Curador
Herman Jacobus Cornelis Voorwald

Diretor-Presidente
José Castilho Marques Neto

Editor-Executivo
Jézio Hernani Bomfim Gutierre

Conselho Editorial Acadêmico
Alberto Tsuyoshi Ikeda
Áureo Busetto
Célia Aparecida Ferreira Tolentino
Eda Maria Góes
Elisabete Maniglia
Elisabeth Criscuolo Urbinati
Ildeberto Muniz de Almeida
Maria de Lourdes Ortiz Gandini Baldan
Nilson Ghirardello
Vicente Pleitez

Editores-Assistentes
Anderson Nobara
Fabiana Mioto
Jorge Pereira Filho

MEDICINA, LEIS E MORAL
PENSAMENTO MÉDICO E COMPORTAMENTO NO BRASIL (1870-1930)

JOSÉ LEOPOLDO FERREIRA ANTUNES

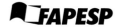

Copyright © 1998 by Editora UNESP

Direitos de publicação reservados à:
Fundação Editora da UNESP (FEU)
Praça da Sé, 108
01001-900 – São Paulo – SP
Tel.: (0xx11) 3242-7171
Fax: (0xx11) 3242-7172
www.editoraunesp.com.br
www.livrariaunesp.com.br
feu@editora.unesp.br

Dados Internacionais de Catalogação na Publicação (CIP)
(Câmara Brasileira do Livro, SP, Brasil)

Antunes, José Leopoldo Ferreira
  Medicina, leis e moral: pensamento médico e comportamento no Brasil (1870-1930) / José Leopoldo Ferreira Antunes. – São Paulo: Fundação Editora da UNESP, 1999. – (Prismas)

  Bibliografia.
  ISBN 85-7139-230-7

  1. Escritos médicos 2. Ética médica – Brasil 3. Medicina – Brasil – História 4. Medicina legal – Brasil 5. Medicina social – Brasil I. Título. II. Série.

99-0365

CDD-610.981
NLM-W 50

Índice para catálogo sistemático:
1. Brasil: Pensamento médico e vida social:
Aspectos morais: Medicina: História   610.981

Editora afiliada:

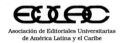
Asociación de Editoriales Universitarias de América Latina y el Caribe

Associação Brasileira de Editoras Universitárias

Para Ana Luísa

SUMÁRIO

Introdução   9

1 O pensamento médico entre a história, a sociologia e a medicina legal   17

2 Questões médico-legais do Brasil   35

3 Crime   67

4 Sexo   161

5 Morte   233

6 Humanização da medicina e medicalização da sociedade   271

Referências bibliográficas   279

INTRODUÇÃO

Um primeiro impulso para a realização do presente trabalho foi a leitura de *Médicos e assassinos na Belle Époque*, o interessantíssimo livro de Pierre Darmon (1991), no qual são passadas em revista as teorias médicas sobre as características anatômicas e fisiológicas virtualmente associadas à inclinação criminosa. A criteriosa pesquisa do conhecimento médico e o instigante tratamento analítico repercutiram por muito tempo em minha mente, incitando-me a dirigir uma consideração similar ao pensamento médico brasileiro.

No entanto, algo neste livro causava-me certa inquietação lógica, uma sensação de desconforto epistemológico, pois o autor resolvera secundar o título "apaixonado" com um subtítulo "burocrático": "a medicalização do crime". Mas nada no texto autorizava semelhante conceito. Nenhuma página abordava modificações efetivas no evento "crime" ou na "criminalidade" em geral. Ao contrário, todo o volume estava dedicado à reconstituição daquilo que se pensou sobre o assunto em meio médico. Tratava-se de uma engenharia das construções mentais, a história do saber médico sobre o crime, e não uma caracterização do fenômeno da criminalidade ou dos fatos associados à conduta criminosa.

Parecia-me impróprio o recurso a um conceito que deveria implicar o estudo do crime como "fato social", sua transformação em algum sentido que, com propriedade, se pudesse designar "médico". Parecia-me indevida a aplicação do termo de modo restrito, não ao crime em si, mas ao enfoque de um tipo de reflexão que o tomava por objeto.

Avançando o estudo sobre o pensamento médico brasileiro, pude constatar a ampla difusão do emblema da "medicalização": seu emprego quase generalizado para se aplicar à relação da medicina com diversos outros temas da vida social. Desse modo, falava-se, com certa facilidade, em "medicalização" da morte, "medicalização" da moral, "medicalização" da atividade sexual, "medicalização" da sociedade. Também para referir preferencialmente o pensamento médico e não os assuntos específicos em questão. Quase sempre no registro de uma arquitetura de ideias; quase nunca na caracterização específica dos objetos nomeados.

Ainda mais: pude perceber que, em não raras ocasiões, o termo era empregado de modo pejorativo, expressando uma condição de negatividade bastante acentuada, no que se refere às implicações sociais do pensamento abordado. Assim, todas as vezes em que se recorria ao conceito da "medicalização", os mesmos ingredientes eram correlacionados. Primeiro, valorizava-se o pensamento médico como objeto de estudo, ao mesmo tempo em que se relegava a um segundo plano os objetos aos quais este pensamento se aplicava. E, segundo, ao se avançar na consideração analítica sobre o saber médico, promovia-se uma crítica tão aguda ao sentido e às consequências da intervenção médica sobre estes objetos, que se poderia dar ensejo à figura do monstro que, no conhecido romance de Robert Louis Stevenson (1971), acompanha a do médico.

Mas por que esta predileção pelo termo "medicalização"? Por que o seu uso (pelo menos aparentemente) indevido? Por que recorrer ao neologismo que, a rigor, inexiste na língua portuguesa? Que universo singular seria recortado pelo conceito? Por que acioná-lo para exprimir a expansão da medicina em direção a alguns temas? O que diferenciaria os assuntos sobre os quais se pôde estudar a "medicalização"? Por que não se diz "medicalização" da função renal, da circulação sanguínea, da estrutura óssea e outros temas historicamente incorporados à reflexão médica? Por que aqueles objetos a respeito dos quais se pôde configurar a "medicalização" referem-se preferencialmente ao campo da reflexão jurídica e social? Por que o conceito de "medicalização" parece necessariamente apontar para a crítica dos juízos e dos valores médicos?

Essas indagações decerto reivindicam um aprofundamento teórico sobre o conceito de "medicalização". Em especial, os vários pontos de interrogação remetem à necessidade de uma "arqueologia" da fórmula tão empregada. Decerto uma "arqueologia" histórica, isto é, não meramente lógica, que tenha sempre em vista não apenas a filologia do termo, mas o real desenvolvimento do pensamento médico em geral, daquele configurado em nosso país em particular.

Com esse intuito, procuramos desdobrar tematicamente as questões acima propostas, em vez de esgotá-las de um ponto de vista apenas teórico. Antes de tentar resolver a imprecisão conceitual apontada, voltamo-nos para a recuperação do pensamento médico brasileiro aplicado às questões da moral, como estratégia para evidenciar as condições que tornaram possível a emergência do conceito da "medicalização" com tais características. Por meio desse recurso, pudemos integrar o pensamento médico brasileiro segundo uma perspectiva analítica diferente daquelas anteriormente referidas. Uma nova matriz interpretativa reiterando, na expansão do campo de aplicação do pensamento médico, não apenas o corporativismo intrínseco à categoria profissional, mas também algo que nunca ficara claro do ponto de vista da história da medicina: sua constituição como paradigma para o desenvolvimento da reflexão social no Brasil.

Seguindo essa diretriz, efetuamos o levantamento do pensamento médico brasileiro em um período no qual, conforme veremos, foi bastante prolífica a intervenção médica na moral. Para esta finalidade, utilizamos os principais instrumentos de veiculação da produção médica: a literatura e a imprensa especializada, os registros das reuniões científicas, as atas das associações profissionais. Foram coligidos dados de inúmeros periódicos da imprensa médica, anais de congressos especializados, atas de reuniões das entidades representativas da categoria, livros, teses, folhetos etc.

Todo esse material forma um imenso manancial para a pesquisa histórica, tão grande que não tivemos a pretensão de esgotá-lo. Nossa preocupação dirigiu-se antes à qualidade dos depoimentos registrados que à sua quantidade.

Mesmo sem ser completo, nosso levantamento buscou ser amplo o bastante para mostrar o pensamento médico como foro organizado de reflexão sobre a vida social. Um ramo da atividade cognitiva distinto das escolas e correntes que conhecemos posteriormente no âmbito das ciências sociais; um espaço de produção de conhecimento sobre os fenômenos morais. Uma área do saber dotada de suas próprias peculiaridades, suas características específicas, com as quais nos familiarizaremos nas páginas que se seguem. Enfim, nosso estudo pretendeu ser suficientemente abrangente para registrar um pensamento dotado de sua própria singularidade. Um campo de atuação no qual a medicina parece ter retrocedido no tempo, conforme a ciência perdia sua aura de "anjo tutelar da sociedade" (a expressão é de Mariza Corrêa), cedendo espaço para a expansão de outras instâncias de reprodução dos padrões de sociabilidade, como os meios de comunicação e a reflexão sociológica propriamente dita.

Os vários tópicos abordados foram expostos de acordo com sua inserção temática nos itens relativos ao crime, ao sexo e à morte. Desse modo, os vários capítulos nos contam aquilo que os médicos pensaram, propuseram e discutiram a respeito de assuntos variados, mas integrados ao patamar comum da dimensão moral da vida social. Assim, foram abordados, por exemplo, os cuidados devidos aos despojos humanos, a regulamentação higiênica da prática sexual, a maior ou menor imputabilidade penal de diferentes segmentos sociais.

Em cada um desses assuntos, vamos encontrar os médicos analisando os fatos sociais e avaliando os aspectos relativos à conduta moral. Vamos encontrá-los diagnosticando problemas que não caberia à anatomia patológica comprovar; propondo soluções que a fisiologia não saberia justificar. Veremos esses médicos reconhecendo, reproduzindo e reprogramando a realidade social que os cercava e que constituía a matéria de sua apreciação. Vamos flagrá-los em sua atividade conformadora da vida social, vamos caracterizá-los como um foco de emissão dos preceitos morais. Em outras palavras, vamos encontrá-los produzindo conhecimentos sobre a dimensão coletiva da vida humana, firmando sua especialidade como espaço de uma ciência propriamente social.

De modo ainda mais específico, quando se constata a natureza moral da maioria de seus objetos, nossa antítese poderia ser formulada nos seguintes termos: vamos identificar, na atuação desses médicos, uma primeira matriz do pensamento social no Brasil, anterior até mesmo à criação de instituições especificamente dedicadas ao desenvolvimento e ensino das ciências sociais no país, parâmetro tradicionalmente reconhecido como marco inicial da reflexão sociológica brasileira.

Antecedendo esta exposição, apresentamos uma coletânea dos principais casos e questões médico-legais que, no período, mobilizaram não somente as categorias profissionais dos médicos e dos juristas, mas repercutiram socialmente com especial intensidade. Apesar de pouco explorados pela análise sociológica sobre os costumes da época, esses episódios são tão relevantes para a história da medicina no país, que quase dispensam maior esclarecimento preliminar.

Destacamos apenas o caráter estratégico de sua inserção, destacada da apresentação temática do pensamento médico que a sucede no desenvolvimento da exposição, sublinhando sua importância intrínseca e sua expressiva capacidade em aglutinar os múltiplos aspectos considerados pela presente análise do pensamento médico brasileiro. A "questão Castro Malta", o "invento Abel Parente", o "caso Braga", dentre outros, foram mal contemplados pela pesquisa histórica. Algumas vezes lembrados com incorreções quanto ao seu real desenvolvimento, outras vezes simplesmente esquecidos, os eventos agora reunidos revelam as vozes dissonantes que se fizeram ouvir no meio médico, ilustrando as diferentes concepções que as dirigiram e introduzindo o tratamento analítico que ora lhes é dispensado.

Ainda duas considerações preliminares para quem inicia a leitura. Optamos por um texto fluente, que estimulasse a leitura, sem ser reiteradamente interrompido pelo hábito das "notas de rodapé". Para isso, tivemos de introduzir no corpo do texto as informações acessórias absolutamente imprescindíveis, suprimindo as demais. Também com o intuito de facilitar a leitura, optamos por atualizar a ortografia nas diversas reproduções de trechos retirados da literatura médica.

Um trabalho extenso como este só pode ser produzido como fruto de um esforço coletivo abrangente. Na impossibilidade de mencionar todos que de algum modo colaboraram em sua realização, agradeço a participação anônima de todos que, direta ou indiretamente, se integraram a essa tarefa. E desejo, sinceramente, que o resultado obtido, a versão final do trabalho, não os desaponte.

Em particular, agradeço aos colegas do Instituto Adolfo Lutz, que se empenharam no apoio ao levantamento: Doracy de Lima Cardoso, Maria Alice da Luz, Maria das Mercês Dias e Marlene da Silva Santana reproduziram em xérox mais de sessenta anos da imprensa médica. As bibliotecárias Sara Tetner Burstein, Alderica Barbosa Mearim Luiz, Mariely Missaglia Moukarzel Sbardelini e Nisa Sucena Fontes A. de Almeida não mediram esforços na obtenção do material bibliográfico, referência primária do presente estudo. Rocely Aparecida de Souza Bueno, Maria Aparecida Torto e Célia Maria Pompeo Mome auxiliaram em diferentes etapas o andamento da pesquisa. Os doutores Augusto de Escragnolle Taunay, Luiz Florêncio de Salles Gomes e Marcelo Oswaldo Álvares Corrêa dirigiram meus primeiros passos no campo da história da medicina.

Agradeço também a Wilson Tadeu Cruz e Suely Campos Cardoso, da biblioteca do Instituto Oscar Freire da Faculdade de Medicina da USP, e a Jandira Lopes de Oliveira, do Museu "Emílio Ribas" de Saúde Pública, pela obtenção de material e documentação.

À Villa Rica Editoras Reunidas Limitada, de Belo Horizonte, pela remessa de material bibliográfico.

A Augusta Rosa Queiroz Marchesan e Arnaldo Augusto Nora Antunes, que resolveram o problema da informatização dos arquivos.

Ao professor doutor Everardo Duarte Nunes, da Faculdade de Ciências Médicas da Unicamp, pela indicação de referências bibliográficas.

Ao professor doutor Sérgio Carrara, do Instituto de Medicina Social da UERJ, e a Maria Lúcia de Barros Mott pela remessa de material bibliográfico, coleguismo e intercâmbio científico que favoreceram o acúmulo de reflexão.

Aos colegas, professores e funcionários do Departamento de Sociologia da Faculdade de Filosofia, Letras e Ciências Humanas da USP, que acompanharam o desenvolvimento deste trabalho, o qual foi originalmente apresentado como tese de doutorado em 1995. Em especial, aos professores doutores José Carlos Bruni, Sérgio Adorno de França Abreu e Maria Helena Oliva Augusto, pela leitura sensível de partes do texto e pelas críticas que fizeram durante etapas intermediárias da pesquisa.

Ao professor doutor Marcos Segre, do Departamento de Medicina Legal da Faculdade de Medicina da USP, pela leitura e crítica do trabalho.

À professora doutora Irene de Arruda Ribeiro Cardoso, que por tantos anos orientou esta incursão à história da medicina, dando consistência às reflexões imaturas de um aprendiz.

A Fatima Martin Rodrigues Ferreira Antunes, pelo apoio em todos os passos da pesquisa.

Ao CNPq pela bolsa de estudo concedida.

I O PENSAMENTO MÉDICO ENTRE A HISTÓRIA, A SOCIOLOGIA E A MEDICINA LEGAL

"Senhores, quando se trata de estudar a civilização, bem como qualquer outra condição, qualquer outro fenômeno moral complexo..."
Souza Lima, 1885

Com estas palavras, o doutor Agostinho José de Souza Lima introduzia determinada questão de método relativa à abordagem de algum tema que interessou a classe médica durante um dos vários anos de sua gestão como presidente da Academia Imperial de Medicina do Rio de Janeiro. Assim deslocado de seu contexto original, assim recortado e isolado, esse trecho de frase serve bem como epígrafe para a introdução de um trabalho que procura mostrar o pensamento médico dirigindo-se a objetos da vida social, de modo mais específico, dirigindo-se aos fatos morais relacionados ao crime, ao sexo e à morte. Um trabalho que se debruçou sobre um período da história da medicina no Brasil, no qual se produziu ampla e criteriosa reflexão sobre esses temas. Uma reflexão que se pretendeu "científica", isto é, submetida às confrontações teóricas e às verificações empíricas. De algum modo, a citação refere esse esforço dos médicos que fizeram da medicina uma verdadeira ciência do social. Mais que isso, fizeram da medicina algo bem próximo daquilo que Augusto Comte queria fazer da sociologia: uma ciência da moral.

Com esses predicados, o trabalho que ora se introduz deveria interessar especialmente aos médicos e aos sociólogos; mas corre o sério risco de desagradar tanto uns como outros. Aos primeiros, porque possivelmente não reconhecerão a medicina legal na projeção histórica delineada para a especialidade. Talvez rejeitem, como excessiva, a amplitude dos temas e abordagens; talvez reivindiquem um perfil técnico mais restrito para sua atividade profissional. Aos segundos, porque muitos deles dificilmente aceitarão a leitura do pensamento médico como um capítulo da reflexão social no Brasil. Talvez acusem, como não científicas, as perspectivas analíticas recuperadas pelo levantamento histórico; talvez proclamem a originalidade e a especificidade de seus próprios métodos.

De fato, a caracterização histórica da medicina legal no Brasil é ainda uma questão não resolvida. Não há de surpreender, portanto, que médicos e sociólogos porventura refutem os passos dados nessa direção pelo presente estudo. Será, antes, de nosso interesse considerar as razões de ambos e procurar reconstituir suas possíveis objeções.

Para rever a forma pela qual os médicos-legistas reconhecem o desenvolvimento histórico de sua atividade profissional, podemos recorrer a um de seus nomes de maior expressão. No dia 23 de outubro de 1922, durante sessão extraordinária da Sociedade de Medicina Legal e Criminologia de São Paulo, realizada em homenagem ao centenário da Independência, o doutor Flamínio Fávero apresentou comunicação intitulada "Evolução científica da medicina legal no Brasil" (Fávero, 1922). Nesse seu estudo, depois parcialmente reproduzido em seu compêndio de medicina legal (1991), o médico paulista dividia em três fases a história da disciplina no Brasil.

A primeira delas teria durado até 1877 e ele a denominou "período estrangeiro", porque os textos então publicados eram, em sua maioria, "simples compilações servis da medicina legal francesa". Muitas vezes redigidos como teses de graduação para uma das duas Faculdades de Medicina então existentes, esses trabalhos pautar-se-iam pela falta de originalidade, pela ausência de verificações pessoais ou observação dos fatos, pela inexistência de experimentação. Nem sequer se teria procurado, reclamava o doutor Fávero, adaptar as doutrinas médico-legais estrangeiras às condições judiciárias do país. A título de exceção, o autor preservava algumas pesquisas de toxicologia, mormente as associadas ao nome de Francisco Ferreira de Abreu (barão de Teresópolis), lente da disciplina no Rio de Janeiro. Tendo registrado observações clínicas de envenenamentos, esses estudos já teriam se preocupado em "dar personalidade própria" à medicina forense no Brasil.

Em 1877, o doutor Agostinho José de Souza Lima substituiu o barão de Teresópolis na cadeira de Medicina Legal, dando início àquela que seria a segunda fase do desenvolvimento da especialidade, caracterizada pelo "início da nacionalização", "a formação da medicina legal brasileira". Nesse sentido, a contribuição de Souza Lima teria sido "inestimável", avaliava o doutor Flamínio Fávero. Dentre seus vários serviços prestados a essa finalidade, ele destacava a criação do ensino prático da disciplina; o desenvolvimento laboratorial a ela aplicado; a inauguração do primeiro curso prático de tanatologia forense no necrotério da Corte (1881); inúmeras publicações científicas; comentários às leis civis e penais brasileiras. Entretanto, a longa e profícua carreira pública do doutor Souza Lima ("o maior monumento de glória do saudoso professor") não teria sido suficiente para consumar a "nacionalização da medicina legal", configurando apenas uma fase de transição. A obra por ele deixada só não foi mais bem recompensada pelos adjetivos de Flamínio Fávero, porque seus comentários médico-legais às leis brasileiras ainda estariam alicerçados em trabalhos estrangeiros de investigação científica. O médico paulista avaliava como insuficiente "o auxílio prestado pelas observações da clínica forense, pela experiência pessoal ou pelas verificações da própria prática" nesse período da medicina legal.

A "nacionalização" de fato – o terceiro período – começaria com Nina Rodrigues, o "eminente professor" que "cedo" teria compreendido "a necessidade de fazer em nosso próprio país a colheita dos elementos de laboratório e de clínica, para a solução dos problemas médico-legais brasileiros". Nina Rodrigues teria sido o verdadeiro "espírito original da medicina legal brasileira", preocupado em não concluir e julgar nossos problemas pela experiência europeia, mas sim pesquisando e ensinando as diversidades das condições físicas, biológicas, psicológicas e sociais de nosso meio. Discípulos de Nina Rodrigues, Afrânio Peixoto, no Rio de Janeiro, e Oscar Freire, na Bahia e depois em São Paulo, teriam honrado "o grande mestre e sua escola", fazendo "florescer abundantemente" a já firmada "medicina legal brasileira".

Sem dúvida, essa caracterização da história da medicina legal no Brasil é bastante útil para compreender vários aspectos das obras dos autores mencionados, assim como a de seus colegas e coetâneos. Por esse motivo, tivemos o cuidado de sintetizá-la, incorporando-a como referência para a leitura do texto que ora se introduz. Valorativo, o esquema das três fases da medicina legal no Brasil também se prestaria a outras finalidades, de interesse para o doutor Flamínio Fávero. Quando lida perante seus pares numa reunião da categoria profissional, ou quando inserida em um volume para consulta frequente de alunos e professores, essa análise servia de estímulo à realização de experiências originais sobre aspectos da realidade pátria. Também incitava ao registro das observações clínicas relativas às perícias e pareceres médico-legais, para virtuais compilações ou para simples divulgação de dados. Além disso, era uma forma de sublinhar a adesão do autor a uma corrente bastante atraente do pensamento médico brasileiro. Aliás, nem tanto uma corrente, mas uma tradição do pensamento médico brasileiro, marcada menos por princípios doutrinários bem delimitados que pela ascendência dos nomes evocados.

Apesar das qualidades apontadas, a interpretação de Flamínio Fávero tinha um defeito estrutural, incorrigível. Era negativa; isto é, procurava entender as formações pretéritas por meio de características ausentes, por meio dos elementos que viriam a existir em um futuro que ele já tinha como presente, mas que desvalorizava o passado como falta, como privação. Tentando compreender os estudos médico-legais do passado por aquilo que eles não eram ainda, o conhecido médico perdeu a oportunidade de reverenciar a lembrança de seus predecessores na carreira com um estudo afirmativo, que buscasse nos textos analisados seus próprios caracteres distintivos.

Nos capítulos que se seguem, veremos que diferentes perspectivas teóricas separavam Nina Rodrigues e Souza Lima, um contraste que não deveria ser reduzido à sucessão de fases evolutivas da medicina legal, até porque Souza Lima faleceu quase vinte anos depois de Nina Rodrigues, e se manteve profissionalmente ativo durante todo esse período. Como indicação de seus diferentes posicionamentos quanto às questões envolvidas pela medicina legal, poderíamos destacar o agudo sentimento antiliberal de Nina Rodrigues, para quem inexistiria um substrato comum a toda a espécie, um "espírito humano" que igualasse os indivíduos de diferentes raças. Desse modo, para o médico maranhense, o estudo da composição étnica das populações brasileiras impor-se-ia como pré-requisito essencial para a orientação médica às formulações jurídicas. Ainda mais: seria necessário não fundamentar as avaliações médico-legais nas conclusões da literatura médica internacional, porque esta teria sido inspirada pela observação de povos de raízes biológicas distintas. Ora, para Souza Lima, que partia de premissas diferentes, eram outras as consequências. Assim, o "primaz" da medicina legal no Brasil (título com que Nina Rodrigues saudara o colega ilustre) pôde fazer um uso pródigo da produção médica vinda do exterior, sem constrangimentos de ordem teórica.

Esta observação visa esclarecer outro aspecto problemático da interpretação proposta por Flamínio Fávero. Ao atribuir o qualificativo de "brasileira" à designação da medicina legal no Brasil, o médico dava margem à confusão entre objeto e métodos de sua própria atividade profissional. Quando se tomam os aspectos da realidade nacional como objeto da investigação ou da apreciação médico-legal, não é a especialidade que se nacionaliza, mas o seu campo de intervenção. A medicina legal não pode ser dita "brasileira" ou "nacional", sem se incorrer em incongruência. Ela é universal por definição; atesta-o a devoção que o próprio Nina Rodrigues várias vezes manifestou pela obra de Lombroso, Lacassagne e outros médicos estrangeiros.

Como médico-legista e personagem desta história, o depoimento de Flamínio Fávero tem valor intrínseco, despertando ainda hoje o interesse de seus leitores. Essa constatação, no entanto, não nos impede de avaliar como fraca sua reconstituição do desenvolvimento médico-legal no Brasil. Apesar de seu empenho e dedicação, seu levantamento não empregou instrumental analítico condizente com a tarefa historiográfica. Quando estipulou como ideal o estágio atual da medicina legal, o médico paulista obrigou as fases anteriores a se caracterizarem como um "vir a ser", uma conformação ainda incompleta da especialidade. Nesse movimento, ele certamente perdeu algo do vigor próprio dos trabalhos coligidos em sua análise.

Outro aspecto a ser problematizado em sua apreciação histórica reside no critério de seleção desses trabalhos. Embora não tenha fornecido indicações metodológicas, o doutor Fávero parece só haver considerado como integrados à medicina legal os estudos produzidos sob a chancela da cadeira ou disciplina em ambas as Faculdades, os trabalhos com a rubrica de médicos-legistas já consagrados, além de artigos convenientemente enquadrados no perfil estipulado para o ciclo evolutivo da especialidade. Esse viés corporativo, que o forçava a apenas aceitar como medicina legal a produção dos médicos-legistas, aparece mais bem configurado em outra memória de sua autoria, a qual inclusive, sendo um pouco anterior, decerto subsidiou a proposição do esquema das três fases. Apresentada à Academia Nacional de Medicina em junho de 1921, a "Relação cronológica dos trabalhos brasileiros de medicina legal e ciências afins, de 1814 a 1918" foi confeccionada por Oscar Freire e Flamínio Fávero (1922), cobrindo ano a ano as publicações da área. Nesse levantamento deixaram de constar inúmeros estudos situados entre a medicina e o direito, mas que fugiam aos critérios estipulados pelo corporativismo; isto é, não se adequavam ao perfil estipulado para a medicina legal e para o momento de seu processo evolutivo, não provinham dos segmentos institucionais nem dos profissionais vinculados à disciplina.

O mesmo problema foi constatado em outras coletâneas das publicações da área, o que demonstra a difusão do viés corporativo apontado na medicina legal. Comprovam essa asserção a bibliografia organizada pelo doutor Ernesto Nascimento Silva (1908), do Rio de Janeiro, para ilustrar o volume comemorativo do centenário do ensino médico no Brasil, editado pela Academia Nacional de Medicina, e outra relação, elaborada pelo doutor Afrânio Peixoto (1918) pouco tempo depois, para constar em seu compêndio de medicina legal.

Dentre as obras esquecidas, poderíamos citar as teses apresentadas pelos doutores Herculano Augusto Lassance Cunha, "Dissertação sobre a prostituição, em particular na cidade do Rio de Janeiro", e Miguel Antônio Heredia de Sá, "Algumas considerações sobre a cópula, o onanismo e a prostituição, em especial na cidade do Rio de Janeiro", ambas de 1845. Apesar de conterem rica descrição sobre aspectos da realidade social da época, esses trabalhos foram absolutamente desconsiderados por todos os bibliógrafos mencionados. Que fossem pouco originais as teses apresentadas para obtenção do título de "doutor em medicina" é fato reconhecido já no século XIX, até mesmo pelas congregações das Faculdades do Rio de Janeiro e da Bahia. E é constatação cuja validade não se limita àquela que seria a "fase estrangeira", supostamente menos criativa, da medicina legal no Brasil. Mas essa é uma regra dotada de exceções de valor, não só para a literatura médica como para a reflexão social no país, como as duas teses mencionadas. Entretanto, se não houvessem sido recuperadas por pesquisas recentes de cunho histórico, trabalhos como esses talvez continuassem esquecidos. Infelizmente, os homens que firmaram a medicina legal no Brasil não souberam incorporá-los ao acervo de sua própria disciplina.

Eis, então, motivos suficientes para os médicos-legistas desdenharem o atual estudo. Desenvolvido de modo totalmente independente da infraestrutura institucional associada à medicina legal, ele procura abordá-la como recomenda o funcionalista, de forma exterior, sem preestabelecer conceitos que restrinjam sua visualização; sem os condicionantes que firmam a identidade da disciplina para seus profissionais; e desvinculado das percepções com que a própria medicina legal se reconhece.

Além disso, ao optar pelo recorte temático, assestamos mais um golpe no sentimento corporativo característico, senão da profissão, de muitos de seus profissionais. Em vez de recorrer aos estabelecimentos e associações convencionalmente associados à especialidade, em vez de coligir a produção de seus mais importantes nomes, preferimos focalizar nossa análise nos temas, abordando vários dos principais assuntos que foram matéria da intervenção médico-legal no país. Essa estratégia permitiu projetar um panorama bastante interessante da história da disciplina, ainda que os médicos-legistas possam reclamar a inclusão ou exclusão de alguma intervenção, rejeitem a seleção temática ou as interpretações propostas, e ressintam o perfil pouco técnico delineado para a medicina legal.

Além do desgosto, entretanto, o critério analítico delineado pode trazer algumas surpresas para o médico-legista que se empenhar na leitura, deixando temporariamente em suspenso suas objeções. Assim procedendo, ele talvez encontre outra maneira de encarar sua própria atividade, um modo diferente de reconhecer sua identidade profissional. Talvez ele perceba a novidade que existe no antigo; talvez vislumbre o passado preenchido por suas próprias imponderabilidades, totalmente desassociado das determinações do presente.

Mas os médicos-legistas não foram os únicos corporativos na defesa de sua atividade profissional. Também os sociólogos parecem ter procurado restringir a história do pensamento social no Brasil ao campo institucional sob seu domínio. Em sua "sociologia das ciências sociais", por exemplo, Sérgio Miceli Pessoa de Barros (1989) nem sequer aborda a literatura anterior à década de 1930, marco da fundação dos primeiros estabelecimentos de ensino universitário especificamente dedicados às ciências sociais no país. Mesmo assim, ele reconhece a existência de uma produção intelectual anterior, associada sobretudo aos "grandes autores" e "pensadores sociais", e atribui à atuação do Museu Nacional do Rio de Janeiro, do Museu Paulista e do Museu Paraense Emílio Goeldi, durante o período de 1870 a 1930, a "fase pioneira de nosso desenvolvimento científico na área das humanidades". Apesar disso, a investigação desta "fase pioneira" – uma referência explícita ao trabalho de Lília Katri Moritz Schwarcz (1992) – só recebia deste estudioso o qualificativo de "uma espécie de arqueologia da vida intelectual no país".

Em outro texto do mesmo autor (Barros, 1979), também podem ser encontradas referências pouco abonadoras ao pensamento médico brasileiro do período anterior aos anos 30. *Intelectuais e classe dirigente no Brasil (1920-1945)*, editado em 1979, sob a égide da orientação do materialismo histórico presente em inúmeros trabalhos da época, aborda superficial e resumidamente a produção de Afrânio Peixoto e Leonídio Ribeiro, reduzindo-as e desqualificando-as sob o pretexto de se tratar de "pensadores reacionários".

Também Fernando de Azevedo (1973) caracterizava como pré-científica a reflexão social no Brasil durante os anos anteriores a 1928, fase da introdução do ensino da sociologia em algumas escolas do país, e a 1936, quando a disciplina se associou, no ensino e na pesquisa, às atividades universitárias. Para ele, esse primeiro período da sociologia no Brasil seria pautado por "obras antes literárias e históricas do que sociológicas", estudos de valor desigual e diferentes orientações, dos quais *Os sertões* (Cunha, 1983) seria, talvez, o ponto mais elevado. Influências diversas teriam marcado esses trabalhos: o positivismo de Augusto Comte, o evolucionismo de Herbert Spencer, o determinismo geográfico de Frederic Le Play, as teorias raciais e antropológicas.

Avaliando essa produção como quase sociológica, Fernando de Azevedo reconhecia nela uma maior ou menor penetração (ainda que "geralmente superficial", ele ressaltava) "do espírito e das ideias correntes da ciência social, ainda em formação". Segundo sua avaliação, esses "estudos pré-sociológicos" iriam "direto às realidades concretas", sem terem sido precedidos pelas "especulações teóricas" necessárias às investigações científicas. Teriam abordado aspectos ou fenômenos da vida social sem que houvessem experimentado, previamente, "uma fase de exame e crítica das doutrinas importadas que serviam de base a essas análises e interpretações". Nesse sentido, autores como Sílvio Romero, Euclides da Cunha, Pontes de Miranda, Oliveira Vianna e até Gilberto Freyre ficariam enquadrados como não mais que "precursores" de um "movimento" que conduziria à "maturidade do pensamento sociológico" no Brasil.

Não é, portanto, desprovida de bases nossa suspeita de que, no afã de demarcar com traços fortes e bastante nitidez a especificidade de sua atividade profissional, os cientistas sociais tenham desvalorizado o pensamento social não submetido às regras e aos princípios, às instituições, às doutrinas e aos métodos com que eles mesmos se acostumaram a abordar os fenômenos da vida social. Se já não é infundada nossa percepção da tentativa de desclassificar como ainda não científicos os trabalhos de reflexão social anteriores à afirmação da sociologia no Brasil, o que dizer, então, do pensamento médico do período compreendido em nosso levantamento? Podemos constatar que também os sociólogos manifestam corporativismo quando se trata de caracterizar sua atividade profissional: à exceção de uma rapidíssima menção ao nome de Nina Rodrigues e a suas pesquisas sobre a colonização negra, Fernando de Azevedo, em sua reconstituição histórica da sociologia no Brasil, desconsiderou totalmente o pensamento médico como fonte de investigação e produção de conhecimentos sobre os fenômenos sociais e sobre a realidade brasileira.

Antecipamos virtuais críticas, ouvimos possíveis argumentos contrários às opções metodológicas de nosso estudo sobre a medicina legal do período de 1870 a 1930. De um lado, os médicos-legistas talvez não aceitem a reconstituição histórica de sua especialidade com um perfil não tão técnico quanto gostariam de representá-la. Talvez preferissem aproximar a visão de seu passado à feição com que hoje reconhecem a sua prática. É bem provável que rejeitem, como excessiva, a amplitude temática com que delineamos a disciplina. Do outro lado, também os sociólogos parecem ter seus motivos para negar a incorporação da produção médico-legal brasileira ao repertório de uma ciência propriamente social.

Vimos, então, ser possível que tanto os médicos como os sociólogos refutem o presente estudo, por não concordarem com suas premissas e conclusões. A situação fica ainda mais delicada, quando constatamos que também os historiadores podem não apreciar a coleção histórica apresentada, acusando como excessiva a liberdade empregada em sua montagem. Voltemo-nos agora sobre esse ponto; indaguemos o que deveria conter um levantamento sobre a medicina legal no Brasil, caso pretendesse se qualificar, de modo convencional, no campo da pesquisa historiográfica. Por ironia, um dos mais completos estudos sobre a história da medicina legal no Brasil foi escrito por um médico-legista e não por um historiador: "Os progressos da medicina legal no Brasil no século XIX", lição de abertura do curso de medicina legal da Faculdade de Medicina da Bahia, pronunciada em abril de 1901 pelo doutor Nina Rodrigues. Nesse trabalho, o conhecido médico nos ensinava que:

> A história dos progressos da medicina legal no Brasil se tem de fazer de mais de um ponto de vista. No da história das consagrações que as aplicações médico-legais vão recebendo na nossa legislação judiciária; no da história dos institutos periciais destinados a satisfazê-las; no do ensino da medicina legal nas faculdades de medicina e de direito do país. (1902)

De fato, a indicação metodológica é muito boa. Tão boa, que ele não foi o único a aplicá-la em seu levantamento; também Flamínio Fávero, em sua já citada comunicação, procurou seguir o caminho indicado por aquele que seria cultuado como uma das personalidades de maior projeção na história da medicina no Brasil, atualizando em alguns anos o período originalmente estudado por Nina Rodrigues. Recuperar a história da medicina legal mediante esta tríplice perspectiva: o ensino da disciplina (tanto nas Faculdades de Medicina como nas de Direito); a atuação dos institutos periciais (os gabinetes médico-legais outrora subordinados à polícia, o Instituto Nina Rodrigues em Salvador, o Instituto Afrânio Peixoto no Rio de Janeiro, o Instituto Oscar Freire em São Paulo, os Institutos Médico-Legais vinculados às Secretarias de Estado da Segurança Pública, os Serviços de Verificação de Óbitos etc.); o acompanhamento da legislação civil e criminal (reconstituindo a participação do pensamento médico em suas sucessivas reformulações), eis aí um excelente programa para uma pesquisa convencional no campo da historiografia.

Desse ponto de vista, entretanto, nosso estudo sobre os avatares da medicina legal pode ser considerado um insucesso quase completo. Mesmo tendo coligido alguns dados sobre a evolução histórica do ensino da disciplina e apesar de apontar alguns efeitos dos debates médicos sobre a jurisprudência nacional, estes não foram objetos preferenciais para a análise. Com relação aos estabelecimentos médico-legais, então, o desapontamento do historiador será ainda maior, porque, embora tenhamos chegado a reunir informações e documentos sobre o assunto, nem sequer conseguimos incorporá-los à versão final do trabalho. No que se refere à matéria-prima, à fonte primária de nosso levantamento, ficamos restritos ao campo da análise do discurso médico; à tarefa (já em si vastíssima) de reconstituir o pensamento médico, conforme o registro de seus principais e mais dinâmicos veículos de divulgação: a imprensa médica, os anais de congressos, as atas de reuniões científicas, as memórias, as comunicações e as aulas publicadas. Secundariamente, procuramos também incorporar as teses de graduação, livros, compêndios e folhetos editados no período.

Mas, se é para desagradar tanto ao médico quanto ao sociólogo, e também ao historiador, o que justificará nosso levantamento?

De certo modo, nosso objetivo já foi formulado: recuperar a medicina legal do período de 1870 a 1930 para a história do pensamento social no Brasil. No desenvolvimento temático que se segue a estas considerações preliminares, veremos que o termo "medicina legal" refere-se menos a um conjunto bem delimitado de teorias e atividades práticas, métodos e doutrinas coerentemente interligados, que a uma série de intervenções públicas dos profissionais médicos em uma virtual interseção entre a biologia e o direito. Veremos, igualmente, que a participação da medicina legal no campo do pensamento social dirigiu-se especificamente ao conhecimento e à intervenção sobre os fenômenos de ordem moral.

Ao acompanhar a reconstituição dos debates médico-legais do passado, descobriremos uma forma singular de abordar aspectos e fenômenos da vida coletiva. Uma forma de conhecimento social fortemente marcada pelo movimento de definição do diagnóstico e da terapêutica, essa lógica intrínseca do pensamento médico que não deixará de permear a produção sociológica posterior. Uma forma de conhecimento social dirigida aos aspectos e aos detalhes de nossa conformação moral. Uma forma de conhecimento social voltada ao particular; que se aplica preferencialmente aos fatos específicos e aos eventos singulares. Enfim, estaremos caracterizando um capítulo da reflexão social no país, um momento da ciência e da técnica de reprodução da moral.

Se, ao final deste trabalho, houvermos conseguido atingir essa meta, dar-nos-emos por satisfeitos e todo o esforço de pesquisa terá sido compensado. Quanto à frustração de expectativas profissionais alimentadas pelo corporativismo, esse desapontamento talvez possa ser atenuado, caso também tenhamos sido bem-sucedidos na conquista de alguns objetivos secundários: para os historiadores, a constituição de um acervo documental bastante rico e ainda pouco explorado; para os médicos-legistas, a percepção de uma conjuntura em que sua atividade profissional tinha uma grande projeção social, um reconhecimento que sua atuação, hoje, raras vezes atinge; por fim, para os sociólogos, o esclarecimento e a problematização de um importante processo, o qual, em português incorreto, se convencionou designar por "medicalização" da sociedade.

Dissemos que os cientistas sociais quase não levaram em consideração uma vasta literatura médica, como instância de reflexão sobre a vida social. Na verdade, essa afirmação é uma injustiça.

Embora não fosse um procedimento usual, também não foi de todo incomum o recurso aos textos médicos como fonte secundária de informações históricas. Já na década de 1930, Gilberto Freyre era bem-sucedido em trazer o pensamento médico brasileiro para o campo das ciências humanas, não consentindo que um segmento da cultura se isolasse dos demais de modo tão impermeável. E incorporou à bibliografia de *Casa grande & senzala* (1961) e *Sobrados & mocambos* (1968) seus bastante conhecidos trabalhos sobre a "formação da família brasileira sob o regime da economia patriarcal", inúmeros livros, teses inaugurais e opúsculos médicos, manuseando-os indiferenciadamente, em meio a uma diversificada gama de documentos.

No entanto, por muito tempo, a incorporação do pensamento médico à reflexão social permaneceria restrita ao emprego eventual da literatura especializada como base subsidiária de dados. Só recentemente a produção médica brasileira se qualificou como objeto primário do conhecimento sociológico, em razão das novas orientações impressas às assim chamadas "ciências sociais". Esta modificação deveu-se sobretudo a um movimento interno das ciências sociais e está associada a duas de suas principais fontes contemporâneas de inspiração. A primeira delas é a obra de Michel Foucault, que valorizou a filosofia e a história da ciência com sua "arqueologia do saber". E a segunda diz respeito aos textos que trouxeram a perspectiva de uma "nova história", ampliando consideravelmente o campo de intervenção da reflexão social e multiplicando seus temas e objetos. Em especial, e dentre outros, os estudos de Pierre Darmon (1991) e Alain Corbin (1987) dirigiram a nova mentalidade acadêmica para o registro histórico da intervenção médica no panorama social.

Há um livro, no Brasil, que precisa ser lembrado toda vez que se fala em pensamento médico e história da medicina. É *Danação da norma – medicina social e constituição da psiquiatria no Brasil*, publicado em 1978 e escrito por Roberto Machado, Ângela Loureiro, Rogério Luz e Kátia Muricy. Talvez o mais completo levantamento histórico sobre a medicina pública no país, esse estudo correlaciona leis, regulamentos, ofícios, cartas, jornais, folhetos, panfletos, teses, livros e outros documentos, abrangendo desde o período colonial até o início do século XX. A intensa atividade de pesquisa e o inteligente tratamento analítico fizeram desse livro manancial quase inesgotável para quem se interessa pela história do pensamento médico, referência obrigatória para os trabalhos que investigam a função social da medicina, sua participação na emissão de preceitos morais, na ordenação jurídica e institucional, na produção de saber sobre a vida social.

Além de priorizar o pensamento médico como objeto preferencial do conhecimento histórico, os trabalhos recentes sobre o tema procuraram caracterizá-lo como sujeito de uma percepção singular dos fenômenos sociais. Em *As ilusões da liberdade: a escola Nina Rodrigues & a antropologia no Brasil*, tese de doutorado defendida em 1982 no Departamento de Ciências Sociais da Universidade de São Paulo, Mariza Corrêa redescobre o valor intelectual do ilustre médico maranhense e recupera a sua obra, assim como a de alguns de seus alunos, principalmente Afrânio Peixoto, Leonídio Ribeiro e Arthur Ramos, integrando-as em um panorama histórico da antropologia no Brasil. Com base na análise de um grupo circunscrito de médicos-legistas, seu trabalho foi um dos primeiros a despertar nos cientistas sociais o interesse pelo estudo da participação do pensamento médico brasileiro na formação do campo das ciências sociais em geral, da antropologia em particular.

Uma relação contendo as obras de Roberto Machado e seus colaboradores e de Mariza Corrêa deve ser complementada por vários outros trabalhos de cunho histórico, que souberam conjugar medicina e sociologia sem incorrer no corporativismo das análises anteriormente referidas. Nesse sentido, Jurandir Freire Costa (1976 e 1983), Magali Engel (1989), Sérgio Carrara (1996), João José Reis (1991), Luiz Carlos Soares (1992) e Lília Schwarcz (1992) seriam apenas alguns dos nomes desta relação, aqui lembrados apenas para não estendê-la demasiado. Mais do que importantes referências bibliográficas de nosso estudo, a produção desses autores poderia qualificá-los como virtuais cúmplices da atual tentativa de recriar o ambiente intelectual dos debates médicos sobre temas da vida social.

Durante o final do século XIX, os cursos de medicina do Rio de Janeiro e da Bahia recorriam a um antigo manual, dentre outros livros, para apoio didático ao ensino da disciplina: *Précis de médicine légale*, de Ch. Vibert. Referência obrigatória aos especialistas, de todos conhecida, a obra era frequentemente consultada por alunos e professores. Da mesma forma, sua definição de medicina legal circulava como um verdadeiro lugar-comum, de tanto ser repetida e por tantas vozes diferentes. Esta era a fórmula original com a qual o autor abria o seu compêndio:

> "A medicina legal", diz Marc, "é a aplicação dos conhecimentos médicos aos casos de processos civis e criminais que possam ser esclarecidos por ela." Ela constitui, assim, uma das partes da *medicina política*, o outro ramo sendo relativo à saúde pública. Esta definição nos parece uma das melhores que foram dadas para a medicina legal, aquela que seguiremos neste livro, a que melhor determina seu objeto, e limita com mais exatidão o seu domínio. (Vibert, 1886) (grifos do original)

É fácil entender por que o conceito se difundiu tão rapidamente. A definição recorrente – do tipo "é o que puder ser" – permitia estender livremente o campo de intervenção da medicina legal, o que deve ter satisfeito os sentimentos corporativos existentes no período, conforme já fora apontado. Outro aspecto da fórmula empregada logo chama a atenção. Reconhecia-se o parentesco entre a medicina legal e a higiene (ou medicina social), ambas compondo aquilo que seria a "medicina política". O adjetivo "política" remete a medicina para uma dimensão coletiva da existência humana; seu emprego isola, no campo do pensamento médico, um segmento singular extremamente complexo. Assim como se evocava a "medicina clínica" para indicar aspectos da relação médico-paciente, ou a "medicina experimental" para nomear a atuação profissional perante os recursos laboratoriais disponíveis, era bastante usual a referência à "medicina política" ou à "medicina pública", quando se queria designar a intervenção normativa da medicina sobre objetos da vida social.

No que tange à higiene, nem sequer precisaria ser lembrada sua orientação aos temas coletivos. As campanhas de vacinação, desratização e combate aos mosquitos, assim como os cuidados dirigidos à urbanização e ao saneamento, tiveram forte impacto sobre a vida social, motivando, ainda hoje, vários estudos históricos e sociológicos. Apesar da insatisfação popular gerada, a princípio, por essas campanhas, em pouco tempo se pôde aferir seus resultados vantajosos: melhorias nas condições gerais de salubridade no campo e nas cidades, sensível redução nos efeitos devastadores das grandes epidemias, especialmente a febre amarela, a peste bubônica e a varíola. Tendo se favorecido desses primeiros sucessos, as autoridades sanitárias brasileiras conseguiram se projetar ainda mais, posteriormente, por meio de sua intervenção continuada sobre os elementos condicionantes da interação saúde-doença e por meio da organização de uma vasta rede de assistência hospitalar, inicialmente vinculada aos fundos institucionais de aposentadorias e pensões.

Quanto à medicina legal, entretanto, a história foi bem diferente. Antes dirigida aos fatos morais, a intervenção de seus especialistas deslocou-se progressivamente para os aspectos técnicos relacionados às práticas periciais. A medicina legal parece ter preferido os sucessos dos laboratórios às dificuldades das polêmicas públicas em que seus profissionais se viram envolvidos no período; a precisão das dosagens e titulações ao crivo dos confrontos de ideias a que eles tinham de se submeter. Ao seguir o modelo da medicina experimental, os peritos assistiram seu saber adquirir um conteúdo técnico mais específico, contornos corporativos mais nítidos, o que possibilitou emprestar mais autoridade aos laudos por eles preparados. Contudo, assistiram também à retração de sua capacidade de intervenção social, no mesmo período em que os higienistas valiam-se de seu saber para se projetarem socialmente. Quase se pode dizer que quanto mais a especialidade se desenvolvia tecnicamente, mais se reduzia o impacto social de sua atuação.

Com isso, em pouco tempo, a medicina legal resumiu-se à condição de instrumento de rotina para apoio às investigações policiais. O reconhecimento público da atividade médico-legal também se alterou, passando de uma das fontes de emissão dos preceitos morais, para depositária de uma insuspeita habilidade detetivesca. Nesse sentido, é fácil constatar que a dimensão política da medicina legal, outrora tão facilmente apreensível, tenha se ocultado sob o manto de sua conotação tecnológica. Para recuperar essa dimensão política da medicina legal, para torná-la novamente visível, será preciso recorrer ao período em que ainda não existiam as provas genéticas, os recursos da informática, da biotecnologia, da cibernética etc. Será preciso remeter a medicina legal a um período em que os jornais abriam suas páginas aos especialistas, reconheciam a relevância de seu depoimento; ao contrário dos dias recentes, em que os peritos só frequentam o noticiário quando o justifica a importância do cadáver a ser reconhecido, quando o crime a ser esclarecido é excepcionalmente comovente.

Para realizar essa tarefa, será preciso transportarmo-nos ao passado. Será preciso encontrarmo-nos com Souza Lima, Nina Rodrigues, Campos Seabra, Franco da Rocha, Rodrigues Doria e tantos outros médicos, que acreditaram poder diagnosticar os males de nossa formação social e de nossa vocação moral; que acreditaram saber prescrever as medidas terapêuticas para esses males. Será preciso, portanto, que nos detenhamos sobre esse período em que a medicina cumpriu, por meio dos médicos-legistas, aquele desígnio que lhe era sumamente caro – o de ser mais que conhecimento e técnica de intervenção sobre a doença –, o de ser, enfim, uma ciência humana.

Uma última consideração preliminar diz respeito ao grande número de vezes em que encontraremos esses médicos divergindo entre si. Sobre quase todos os tópicos, diferenças de opinião, contrastes doutrinários, divergências irremissíveis. Quase toda proposta foi contemplada com uma contraproposta; quase toda iniciativa suscitou defensores e opositores ardorosos. Este registro reforça nosso ponto de vista de aproximação da medicina legal à ciência da sociedade, porque evidencia o convívio não hegemônico de diferentes referenciais teóricos na atividade científica, isto é, mostra o pensamento médico subordinado aos moldes de imprecisão e indeterminação com os quais as ciências humanas estão mais habituadas que suas congêneres biológicas.

Mais do que isso, no entanto, essas reiteradas divergências estimulam nossa reflexão sobre aquilo que se convencionou chamar "medicalização" da sociedade. Esse processo é ou foi único? Está ou esteve submetido a princípios e normas diretrizes? Tem ou teve uma racionalidade? É ou foi bem-sucedido? Essas perguntas abrem um vasto campo de investigação e análise sociológica, o qual não se esgota com nosso levantamento, mas muito se pode informar a partir de sua matéria-prima. Mesmo sem esperar resolver de modo definitivo essas questões, será importante preservar o seu ponto de interrogação ao longo do texto para o qual se convida, agora, à leitura. Assim, essa problemática poderá servir de veículo para a excursão através do pensamento médico do passado, aventura que já se inicia com estas linhas.

2 QUESTÕES MÉDICO-LEGAIS NO BRASIL

São apresentados, a seguir, alguns dos episódios que marcaram a história da medicina legal no país. Em cada um deles, em maior ou menor grau, compareceram os mesmos ingredientes: polêmicas passionais, disputas entre profissionais, participação da imprensa, comoção pública, o apego popular ao sentimento trágico. Médicos atuando como detetives, acreditando poder desvendar a realidade ulterior, até então insondável, dos fatos estudados. Mediante sua participação nesses eventos, os médicos desenvolveram suas técnicas e recursos analíticos; ainda mais, demonstraram para toda a sociedade o potencial do seu saber.

Nesse sentido, o registro das "questões médico-legais" brasileiras no período de final do século XIX ao começo do XX representa mais do que exemplos de aplicação da especialidade à realidade social. Os debates médicos envolvendo esses casos foram matéria-prima para a elaboração do pensamento médico aplicado aos temas e às questões da moral, espaço para a afirmação da competência do seu saber, instância de projeção da autoridade médica perante a sociedade. Portanto, além de auxiliar na caracterização histórica do pensamento médico, os textos agora coligidos dão ensejo à discussão sobre o sentido e a intensidade de sua intervenção social.

Optou-se pela apresentação em destaque da reconstituição dessas polêmicas como estratégia de introduzir e ilustrar a matéria de que trata o presente volume, porque os casos descritos neste capítulo ajudam a avaliar a eficácia, a eficiência e a efetividade da produção de preceitos morais derivados do conhecimento médico. Então, por meio de sua leitura, poderemos apurar o debate teórico sobre a "medicalização" da sociedade. Observaremos as condições que permitiram situar os profissionais da arte de curar ora na posição de "monstros", quando referidos como sujeitos dos mecanismos de emissão dos preceitos morais, ora na posição de "médicos", quando reconhecidos como meros objetos deste processo.

"PROCESSO CUSTÓDIO SERRÃO": A RESPONSABILIDADE PENAL DOS ALIENADOS

No dia 15 de abril de 1896, um jovem de 22 anos, de "vida desregrada" e "gênio violento e imperioso", voltou-se contra o padrinho e tutor, no momento em que este se encontrava na sala de visitas, tocando piano com a irmã do réu. Segundo as testemunhas, após uma breve troca de palavras, ele sacou o revólver e matou-o com um único tiro. Ao fugir do local, deparou-se com a empregada no meio do caminho e atirou contra ela também. Correu até encontrar um cabo da polícia, a quem se entregou confessando os crimes cometidos.

No dia seguinte, o juiz da 6ª Pretoria, a pedido da Promotoria Pública, determinou que ele fosse encaminhado ao Hospício Nacional de Alienados, para que o submetessem a exame psiquiátrico, esclarecendo se ele era "louco", se agira no "estado de loucura" ou em "estado de completa privação de inteligência e dos sentidos" (Oliveira et al., 1896).

No período em que esteve sob observação médica, alimentou-se e dormiu regularmente. Manteve-se calmo e tranquilo, sem demonstrar nenhum indício "que denotasse loucura". Sua boa conduta, entretanto, era intercalada por tentativas de fuga "admiravelmente premeditadas e levadas a efeito com habilidade e audácia", o que perturbava a rotina do estabelecimento. Atendia aos interrogatórios com urbanidade e falava sobre o crime sem relutâncias, "sem demonstrar a mínima emoção". Dizia-se arrependido, mas justificava o assassinato como "reparação de honra", porque o padrinho teria pretendido interná-lo como alienado. Assegurou não ter havido dissensão de interesses financeiros e negou as supostas tentativas de envenenamento de que teria sido vítima, bem como as demais ideias de perseguição que haviam sido registradas no inquérito policial.

O resultado pericial não poderia ser mais definitivo em suas conclusões. De acordo com os médicos que o examinaram, o acusado seria "um degenerado com perversão moral"; teria até os "estigmas físicos" da loucura, ainda que pouco acentuados. Teria também a "carga hereditária" da loucura: o avô, a mãe e dois irmãos haviam sido internados por perturbação mental. Apesar disso e apesar de ser classificado como "regressivo", sujeito à "instabilidade psíquica", Custódio Serrão não seria louco. Esta foi a conclusão dos peritos oficialmente designados: ao cometer o crime, ele teria agido dotado de suas faculdades mentais; portanto, devia ser responsabilizado penalmente por seu ato.

Não era um problema de fácil solução: havia loucos que cometiam crimes; havia criminosos que enlouqueciam nas prisões. Os casos se repetiam periodicamente, trazendo transtornos para o funcionamento dos hospícios, para o cotidiano das penitenciárias. Médicos e juristas se aplicaram à administração dos conflitos gerados por esses eventos. Conquanto procurassem resolver um a um os problemas manifestados, estiveram refletindo sobre as concepções e os ideais que deveriam servir de diretriz para a sua intervenção na área comum ao crime e à loucura.

Que os criminosos verdadeiramente loucos, isto é, clinicamente diagnosticados como tal, devessem ser subtraídos aos presídios e tratados em instituições médicas era princípio de aceitação praticamente universal. Afinal, esse princípio havia sido internacionalmente estabelecido ao longo do tempo, após muito esforço por parte dos médicos, para fazer valer esse ponto de vista. No Brasil, o Código Penal de 1890 dirimia a responsabilidade criminal de loucos, por meio de seu Artigo 27, o qual abrangia todas as formas, gêneros ou modalidades de loucura, desde as mais visíveis até as de mais difícil reconhecimento, definidas por Ascânio Villas-Boas (1907), referindo-se aos doentes como "mataïdes" ou "semiloucos". Para que não houvesse confusão ou injustiça no processo de defesa social contra o crime, o Artigo 29 do mesmo dispositivo determinava que os loucos criminosos fossem devolvidos às famílias ou recolhidos ao hospital de alienados, se o seu estado mental assim exigisse, para a segurança do público.

Aquilo que parecia ser a solução para o problema da assistência aos loucos criminosos era, na verdade, o início de uma nova série de dificuldades: os hospícios não estavam preparados para garantir a reclusão de pessoas tidas como perigosas para o convívio social e os presídios eram incompetentes para despender atenção psiquiátrica. A custódia de alguns criminosos parece ter sido disputada pela justiça correcional e pela medicina psiquiátrica; para outros, entretanto, percebia-se o movimento inverso. Médicos tentavam devolver às prisões os loucos perigosos; juízes e promotores tentavam transferir para os hospícios aqueles que supunham sofrer algum tipo de perturbação mental.

O "processo Custódio Serrão" foi acompanhado com interesse pela imprensa e sensibilizou a população do Rio de Janeiro no final do século XIX. Mais do que no drama de forte apelo popular, o interesse do caso residia na reunião de diversos elementos vivenciados como problemas pela medicina legal nas perícias psiquiátricas de responsabilidade penal dos supostos alienados. A grande repercussão do caso teria sido, ainda, um dos fatores que motivaram o presidente da República, Prudente de Moraes, a encomendar as primeiras gestões visando à promulgação de uma lei específica para a assistência médico-legal aos alienados, o que resultou no Decreto Legislativo n. 1.132, de 22 de dezembro de 1903, importante peça da ordenação jurídica do meio psiquiátrico no período.

Nesse sentido, pode-se considerar o episódio envolvendo Custódio Serrão uma boa ilustração do tema da responsabilidade penal dos insanos no Brasil. A seu respeito, pronunciaram-se as principais vozes que, no âmbito da medicina legal, foram ouvidas discorrendo sobre crime e loucura no período. Até mesmo Nina Rodrigues (1897) se manifestou sobre a questão, opondo-se fortemente à opinião dos peritos oficialmente designados. Na ocasião, o conhecido médico não poupou sequer o doutor João Carlos Teixeira Brandão, então responsável pela direção da Assistência Médico-Legal a Alienados (órgão criado no Rio de Janeiro logo após a proclamação da República, ao qual ficara subordinado o antigo Hospício Pedro II, já desvinculado da Santa Casa de Misericórdia e renomeado como Hospício Nacional), acusando-o por não ter provido as condições de segurança necessárias para impedir a fuga do jovem homicida e de outros "loucos perigosos", o que de fato se verificou.

Pouco tempo depois, cedendo às muitas pressões, os médicos peritos que haviam elaborado o primeiro parecer voltaram atrás em sua conclusão, optando por redefinir Custódio Serrão como irresponsável do ponto de vista legal. Tarde demais, no entanto, pois o mal já estava feito para a imagem pública do Hospício Nacional.

"QUESTÃO CASTRO MALTA": A IMPORTÂNCIA DA IDENTIFICAÇÃO DOS CADÁVERES

Esta foi uma das mais importantes questões da história da medicina legal no Brasil. O fato que a deflagrou ocorrera no Rio de Janeiro, todo ele envolto em circunstâncias misteriosas e indeterminadas. Foi grande a sua repercussão na opinião pública; durante quase dois meses seus desdobramentos frequentaram o noticiário jornalístico, sensibilizando fortemente a categoria médica.

Às dez horas da manhã do dia 18 de novembro de 1884, João Alves de Castro Malta e outro indivíduo foram presos na Praça da Constituição (a atual Praça Tiradentes, no centro), onde praticavam capoeira, sob a acusação de estarem provocando desordem. No dia seguinte, a polícia remeteu-os à Casa de Detenção, para que ficassem à disposição do delegado que os indiciara em inquérito e processo criminal. Todavia, Castro Malta nem sequer pôde ser registrado naquele estabelecimento, pois já não conseguia falar quando chegou, morrendo momentos depois.

No dia 20 de novembro, seu nome constava no obituário dos jornais, tendo sido estampado, com erro de tipografia, como Mattos, idade presumida de trinta anos, sem declaração de residência.

E, o que era mais estranho, foi consignado ignorado o local de sua morte, apesar de se saber que ele falecera na Casa de Detenção, para onde fora levado pela polícia. Quanto à *causa mortis*, o doutor Pedro Autran da Matta e Albuquerque Júnior, médico da polícia, atestou a "congestão hepática", figura nosológica talvez correspondente à cirrose de fígado, apesar de não ter sido realizada autópsia e apesar de não ter havido assistência clínica ao óbito. Com esses precedentes, o suposto desordeiro foi enterrado como indigente, em uma vala comum do Cemitério São Francisco Xavier.

As muitas evidências de abuso do poder policial fizeram repercutir a indignação dos familiares de Castro Malta e despertaram a simpatia popular. A imprensa ajudou-lhes a encaminhar o pedido para a exumação do cadáver e realização de autópsia, em uma tentativa de esclarecer o que de fato teria provocado a morte. Para aferir a isenção da perícia e divulgá-la ao público, o jornal O *País* convidou o doutor Henrique Alexandre Monat, figura de proa da medicina nacional, para que assistisse a todo o procedimento e se pronunciasse a respeito.

Desse modo, às 10h30 do dia 28 do mesmo mês, no horário marcado para a exumação, o doutor Monat chegou ao cemitério acompanhado pelo doutor Marcondes Rezende, que convidara para atuar, como seu assistente, o aluno de medicina Luiz Schreiner, dois redatores do jornal O *País* e cerca de vinte pessoas, entre representantes da imprensa, familiares e amigos do morto. Quase uma hora depois, chegavam também os médicos da polícia, os doutores Autran e Manoel Thomaz Coelho, o delegado, o escrivão e um empregado do necrotério.

O que aconteceu em seguida ficou registrado nos anais da Academia Imperial de Medicina, em extensa memória apresentada pelo doutor Monat (1884), na qual ele coligiu documentos, depoimentos e material jornalístico sobre o assunto. Uma vez aberta a vala comum relativa ao dia em que Castro Malta fora sepultado, e tendo sido expostos todos os cadáveres nela contidos, nenhum deles foi reconhecido como o procurado, tanto pelas autoridades como pelos parentes e colegas de trabalho do morto. Após muitas discussões, trouxeram o carcereiro da polícia e o enfermeiro da

Casa de Detenção, que vestira o cadáver antes de expedi-lo para o necrotério. Ambos confirmaram que o corpo de Castro Malta não se encontrava entre os exumados e sequer suas roupas foram identificadas. Resolveram, então, abrir as valas relativas aos dias anterior e posterior ao do registro de sua inumação. Feitas as averiguações, chegaram ao mesmo resultado.

Passava das dezesseis horas e 33 cadáveres haviam sido exumados. O cansaço e a indignação entre os presentes era geral. De súbito, o doutor Pedro Autran teria se aproximado do primeiro grupo de cadáveres, declarando reconhecer um deles como o de Castro Malta. O doutor Monat nos conta que o fato provocou várias manifestações de revolta, mas as demais autoridades decidiram respeitar a afirmação do perito oficial e, a despeito dos protestos de amigos e familiares, encaminharam o corpo para autópsia.

O indivíduo cujo cadáver foi submetido à perícia teria falecido em consequência de uma "pleurisia dupla supurada". Não havia sinais externos de traumatismo, indicativos de violência. Essas foram as conclusões unânimes dos médicos, descritas como evidentes pelo doutor Monat. Todavia, a autópsia fornecia fortes indícios de que o corpo não era o de Castro Malta. Primeiro, foram constatados sinapismos e cataplasmas na região gástrica, o que não coadunava com a informação de que ele teria morrido sem receber cuidados médicos. Segundo, o doutor Monat ironizava, para admitir que o corpo autopsiado fosse mesmo o de Castro Malta, seria necessário que o doutor Autran reconhecesse seu grave erro diagnóstico, quando atestou o óbito em razão de problemas pulmonares como tendo sido causado por patologia no fígado. E, terceiro, após a abertura do crânio, o doutor Monat reclamou que "as suturas da calote eram harmônicas e não denteadas", o que só se verificaria nos indivíduos com mais de quarenta anos, algo incompatível com a idade real de Castro Malta: 24 anos. A conclusão que o doutor Monat comunicara à redação de O *País* era inequívoca: "Errou o senhor doutor Autran no reconhecimento do cadáver. Resta, portanto, ainda descobrir o cadáver de Malta" (Monat, 1884).

Após a exumação e a autópsia do suposto cadáver de Castro Malta, a imprensa continuou dando destaque ao caso, registrando inúmeros depoimentos sobre todos os pontos da perícia. É particularmente interessante seguir a polêmica, porque todas as questões convencionais dos laudos de necrópsia (causa da morte, data, horário, sinais de violência etc.) estiveram subordinados ao problema da identificação do cadáver.

O parecer do doutor Monat foi subscrito pelo doutor Campos da Paz, que assistira à autópsia a convite da *Gazeta da Tarde*, e pelo doutor Spíndola, o terceiro médico não vinculado à polícia que esteve presente na autópsia, cujo único interesse na questão médico-legal teria sido a curiosidade. Este último ainda lembrou que o menor prazo para que uma pleurisia supurada levasse uma pessoa ao óbito seria de seis a oito dias, conforme declaração dos próprios médicos da polícia, sendo impossível que Castro Malta houvesse falecido dessa doença sem ter apresentado sinais anteriores, conforme atestavam seus familiares. Posteriormente, também a Academia Imperial de Medicina se pronunciou apontando como absurda a hipótese de estar fazendo desordem, às 10h da manhã do dia 17, um homem que morresse às 16h45 do dia 19, em consequência de tal moléstia.

Também vieram à imprensa os parentes e amigos de Castro Malta, para reafirmar que seu cadáver não estava entre aqueles exumados no final de novembro. O indivíduo que havia sido preso com ele declarou reconhecer as roupas do cadáver autopsiado como aquelas que Castro Malta usava no momento em que ambos foram detidos; o que reforçava as suspeitas de troca intencional do cadáver, uma vez que se sabia ter sido o morto remetido ao necrotério com as vestes recebidas na Casa de Detenção. O doutor Monat reiterava ter sido inconveniente a designação do doutor Autran para a autópsia, erro que equivaleria a constituir o réu como juiz, pois ele havia assinado o atestado de óbito que se pretendia impugnar com o pedido de exumação e autópsia. Além disso, protestava, mesmo tendo sido levantada a dúvida quanto à idade do corpo durante a perícia, o médico da polícia não se preocupou em proceder a verificações complementares, visando esclarecer melhor esse ponto da autópsia.

O doutor Thomaz Coelho, por sua vez, tentando defender a atuação dos peritos oficiais, escreveu aos jornais relatando ter levado a "abóbada craniana" em disputa até a Faculdade de Medicina, para que fosse examinada pelos médicos de maior projeção na carreira. Segundo ele, teriam concordado com a idade aproximada de trinta anos os professores Torres Homem, Pedro Affonso de Carvalho Franco, Luiz da Cunha Feijó Filho, Cláudio Velho da Motta Maia (médico pessoal de D. Pedro II), Ferreira dos Santos, João Pizarro Gabizo, Marcos Cavalcanti, Poncy, Dutra e outros. O doutor Monat retrucou, afirmando que a falta de cuidado em autenticar a peça anatômica durante a autópsia revelava leviandade, para não pensar em má-fé, por parte dos médicos da polícia. E denunciou como irregular o parecer verbal de médicos de renome, com reconhecida experiência clínica, mas duvidoso conhecimento anatômico. Caso se pretendesse registrar a opinião desses mestres, dever-se-ia fazê-lo por escrito, não esquecendo de convidar os especialistas em anatomia e medicina legal, como o doutor Souza Lima, e deixando de lado obstetras, pediatras e outros profissionais não especificamente habilitados para esse tipo de parecer.

No dia 19 de dezembro do mesmo ano, a Academia Imperial de Medicina reuniu-se em sessão extraordinária, para deliberar sobre a questão. Tendo estudado todos os pontos polêmicos, os acadêmicos concluíram, primeiro, que o procedimento médico-legal seguido pelos peritos da polícia havia sido "defeituosíssimo em si e em seus efeitos"; segundo, que não estava absolutamente provado que o cadáver exumado fosse mesmo o de Castro Malta; terceiro, que a "calote craniana" apresentada pelo doutor Thomaz Coelho para a apreciação da Academia provinha, de fato, de um indivíduo de quarenta anos.

A essa altura dos acontecimentos, eram muito fortes as suspeitas veiculadas pela imprensa de que Castro Malta teria sido morto pela polícia e sepultado sob falsa identidade, pesando contra os médicos-legistas oficiais as acusações de conivência para acobertar o crime. Em mais uma tentativa de elucidar os acontecimentos, foi marcada para o dia 23 de dezembro nova exumação e autópsia, a serem conduzidas por médicos não vinculados à corporação policial. Se a primeira autópsia tivera como objetivo a determinação da real causa da morte, a segunda dirigia-se especificamente à caracterização da identidade do cadáver. A requisição de mais uma exumação era justificada pelo registro recuperado pelo doutor

Monat no Hospital Geral da Santa Casa de Misericórdia, segundo o qual, aos 13 anos, Castro Malta teria sido atendido naquele estabelecimento com fratura do colo do úmero do braço direito, lesão que deveria ter deixado sinais passíveis de apreensão em uma autópsia realizada 11 anos depois.

A segunda autópsia foi realizada pelos doutores Oscar Adolfo de Bulhões Ribeiro, professor de Clínica Cirúrgica na Faculdade de Medicina do Rio de Janeiro, Cândido Barata Ribeiro, professor de Pediatria, Domingos José Freire Júnior (que não assinou o laudo necroscópico, não se sabe por quê), lente de Química Orgânica, e João Borges Ribeiro da Costa, diretor do laboratório de análises anexo à Inspetoria de Alfândega da Corte. Embora fossem reconhecidamente competentes em suas áreas de atuação, esses médicos foram acusados, à exceção do primeiro, de não estarem profissionalmente qualificados para uma perícia do gênero. As conclusões a que chegaram não resolveram a polêmica; ao contrário, forneceram mais elementos para a continuação dos debates. Colocaram em dúvida o diagnóstico da pleurisia supurada; não encontraram o calo de consolidação da fratura óssea indicada; discutiram aspectos controversos, tentando relacionar a idade à análise da arcada dentária; descreveram defeitos de conformação nos membros inferiores, supostamente devidos a raquitismo na infância. E, o que foi mais criticado, com base nessas caracterizações, decidiram-se por afirmar o reconhecimento do cadáver de Castro Malta no corpo autopsiado.

Sobre esse encaminhamento, o doutor Monat pronunciou-se, desolado: "A consequência imediata desta infeliz questão é que nenhuma garantia pode esperar aquele cuja vida, cuja honra depender do *veredictum* dos homens de ciência em nosso país" (Monat, 1884).

Em sua crítica ao laudo da segunda autópsia, o doutor Monat reuniu diversos elementos para comprovar que a vala contendo o suposto cadáver de Castro Malta teria sido violada no período entre as duas exumações, e que teria havido troca de cadáveres. Para comprová-lo, apresentou o registro das autópsias realizadas pelos médicos da Santa Casa nos indigentes sepultados no dia 20 de novembro, mostrando que a descrição dos cadáveres não coincidia com os corpos exumados em dezembro, nem mesmo quanto ao sexo. Apesar disso, reclamava, continuava-se tentando abafar as muitas evidências do crime que teria sido cometido pela polícia. O ano de 1884 chegou ao fim sem que os debates arrefecessem na imprensa. Os jornais acusaram a equipe médica que realizou a segunda autópsia de ter exorbitado em sua tarefa de identificar o cadáver, porque trouxera novamente à discussão a questão da *causa mortis*. Foram levantadas dúvidas quanto à possibilidade de se encontrar sinais de uma fratura tão antiga; até o diagnóstico de 11 anos antes foi colocado sob suspeitas, o que motivou protestos contra o virtual desrespeito à memória de um médico já falecido, o doutor Godoy, que assistira o jovem Castro Malta na Santa Casa de Misericórdia. Além disso, alguns dos professores citados pelo médico da polícia, dentre eles o futuro barão de Pedro Affonso, procuraram justificar seu parecer verbal quanto à idade da "calote craniana", quando a Academia divulgou suas conclusões em contrário. Para tanto, também recorreram à imprensa, publicando suas próprias versões sobre a análise que efetuaram; o que alimentou a hipótese de que diferentes peças anatômicas teriam sido apresentadas a cada fase do processo.

Mais de seis meses após a morte de Castro Malta, o doutor Agostinho José de Souza Lima fazia um apanhado sobre o desenvolvimento e o desfecho do episódio, discursando perante D. Pedro II, autoridades do Império e a classe médica, presentes à sessão magna aniversária da Academia Imperial de Medicina, no dia 30 de junho de 1885. Como sempre acontecia nessas ocasiões, o presidente da associação, que era reconhecida como o "senado" da categoria médica, manifestava-se sobre os eventos e as questões que mais ocuparam as atenções da entidade durante a gestão que findava. E dedicava algumas palavras para apresentar a conclusão do caso como mais uma vitória do poder de elucidação da medicina, não obstante toda a polêmica que agitara e dividira o meio médico.

O atestado de óbito não foi modificado, a identificação do cadáver não foi revertida. Mas, alguns meses depois, um fato novo veio alterar o final de um processo que, segundo Souza Lima, já pagava "o tributo da decomposição pútrida adiantada". Era a "exumação moral" que tentaria reparar a dignidade das instituições denegridas por tantos indícios e suspeitas. O inquérito que apurou a responsabilidade das autoridades policiais foi muito criticado, tanto por ter sido aberto tardiamente, como por ter sido conduzido sob fortes suspeitas de favorecimento ilícito aos acusados. Mesmo assim, constatadas as muitas irregularidades apontadas, não foi possível dissimular a desídia da corporação policial, e o processo culminou na exoneração do chefe de polícia da Corte, Tito Augusto Pereira de Matos.

O crime pronunciado pela promotoria pública e sentenciado pelo órgão de justiça foi capitulado como "homicídio involuntário", figura jurídica prevista pela legislação penal em vigor no período. O presidente da Academia saudou a decisão judicial como uma "consagração solene" do triunfo obtido pela medicina na causa "de tão triste e inglória celebridade", do "papel elevado e nobre" assumido pela investigação científica "independente e desinteressada", quando aplicada ao "livro negro dos nossos incidentes policiais" (Souza Lima, 1885).

O CASO DO BARÃO DE ITAPOAN E A CARACTERIZAÇÃO DIFERENCIAL DO SUICÍDIO

Foi assim que, supõe-se, ocorrera. No dia 18 de outubro de 1892, o barão de Itapoan, famoso médico obstetra da capital baiana (que adiante visitaremos em pleno gozo de suas faculdades, quando interveio na "questão médico-legal Braga") ter-se-ia trancado no quarto, obstruído o buraco da fechadura com uma folha de papel e seccionado a garganta com uma navalha. Não tendo o hábito de se barbear, o barão havia, pouco antes, pedido emprestado o instrumento a um barbeiro da vizinhança; além disso, ele comprara e ingerira elevada dose de "xarope de Follet", o que reforçava a suspeita de sua intenção em atentar contra a própria vida. Após o primeiro talho, ele repetiu e repetiu a operação, até conseguir romper por completo a "carótida primitiva esquerda", com grande profusão de sangue. Mortalmente ferido, ainda parou por alguns segundos diante de um espelho pendurado na parede, para depois se dirigir ao leito. Todavia, não o pôde alcançar, indo ao chão após dar violenta pancada com a testa na borda da cama.

Foi encontrado "caído em decúbito anterior, ligeiramente lateral esquerdo", "os membros esquerdos superior e inferior em flexão ligeira; os do lado direito na extensão completa". Vestido em "camisa de dormir, camisa de seda, ceroulas, meias e sapatos rasos", imerso num grande lago de sangue, que gotejava através do assoalho de madeira no pavimento inferior, chamando a atenção da família (Nina Rodrigues, 1894).

Para efetuar a perícia do local e do corpo do barão, foi chamado o doutor Raymundo Nina Rodrigues, um dos principais nomes da medicina legal no Brasil, na época ainda em início de carreira. Lente substituto da disciplina na Faculdade de Medicina, em que sucedeu a Virgílio Damásio (que se afastara do magistério para ingressar na política), Nina Rodrigues estudou criteriosamente os indícios encontrados e concluiu que se tratava de "um caso clássico e banal de suicídio por secção do pescoço". Tão simples, o caso nem sequer seria discutido em seus aspectos técnicos, se alguns médicos não houvessem tentado impugnar os resultados do laudo pericial, talvez acreditando assim reabilitar a memória do colega ilustre. Questionaram a possibilidade de locomoção do ferido, argumentando que a morte por secção da carótida seria fulminante. Duvidavam que o hábil cirurgião precisasse ensaiar os golpes repetidos, quando com mão certeira poderia pôr fim à vida de uma só vez. Por fim, acusavam como insuficiente o corpo de delito que não praticara a autópsia completa, limitando-se à dissecção da ferida.

A resposta do perito veio na forma de palestra professada na Faculdade de Medicina daquele Estado e publicada na imprensa especializada. Dando mostras do estilo vigoroso que consagraria suas obras posteriores, o doutor Nina Rodrigues refutava ponto a ponto as críticas, referindo dados da literatura médica e casos clínicos conexos. Penitenciava-se por não ter providenciado o exame toxicológico das vísceras, conquanto inútil para explicar a produção do ferimento no pescoço, apenas para não dar margem ao questionamento. Ensinava detalhes técnicos sobre as feridas cortantes da região anterior do pescoço, evidenciando seus caracteres diferenciais no suicídio e no homicídio. Discriminava motivos que teriam levado o pranteado médico ao desespero: a idade, a fadiga, os desgostos. Jubilado da docência contra a vontade, por aposentadoria, o barão de Itapoan viu a clientela de sua clínica, outrora vasta e rendosa, debandar aos poucos para a concorrência, até desaparecer por completo, quando lhe sobreveio a surdez. Pendências de família levaram-no a recorrer às instâncias judiciais e ficaram registradas em suas disposições testamentárias. Além disso, poucos anos antes, ele havia perdido um filhinho de febre amarela, doença que ele ignorava não ser contagiosa e acreditava ter transmitido à criança, após contraí-la ao assistir um enfermo. Esses seriam os fatores que explicariam a "decadência demencial" que acometia o barão, segundo o relato de várias testemunhas, manifestando-se também por alucinações do ouvido e da visão.

Para concluir, o doutor Nina Rodrigues discorria sobre o suicídio em seus aspectos jurídicos e sociais, relacionando os argumentos de Tarde, Corre e Lacassagne, segundo os quais a loucura e a perturbação mental dirimem a responsabilidade moral do ato desesperado que incitam a cometer. Deste modo, a morte do barão deveria ser considerada mais uma lição à mocidade, sem se permitir que o drama de consternação e luto poluísse a memória do médico emérito.

Além de importante registro para a história da medicina no Brasil, o relato do doutor Nina Rodrigues tinha o mérito de relacionar os diferentes enfoques da questão do suicídio, cada um deles motivo de consideração especial por parte da medicina legal: a perícia da ferida, da arma e do cadáver, dos indícios no local, a pesquisa das motivações pessoais, a discussão sobre a responsabilidade moral e social do ato de desespero. A atuação de Nina Rodrigues no caso indicava, ainda, o sensível progresso da técnica pericial no Brasil, sua crescente capacidade em elucidar fatos criminosos ou situações misteriosas, que sem o seu concurso teriam permanecido obscuros e indeterminados.

Para ilustrar o contraste, podemos lembrar que, poucas décadas antes, o doutor José Martins da Cruz Jobim (o famoso conselheiro Jobim, diretor da Faculdade de Medicina do Rio de Janeiro e professor já aposentado de Medicina Legal) esbravejara contra os oficiais de justiça que conduziram a investigação de um caso envolvendo suspeita de suicídio. Em 1864, o corpo do escravo Rafael foi encontrado enforcado em terras de seu proprietário, Antônio da Costa Rios, no município de Pouso Alegre, Minas Gerais. O cadáver foi conduzido para a freguesia de Santa Ana do Sapucaí, sem que fossem estudadas as condições e o local em que foi encontrado.

Lá chegando, o juiz de paz (cargo que na época respondia também pelas funções de delegado) apresentou-o a duas pessoas estranhas à medicina, um capitão e um negociante, para que respondessem aos quesitos periciais: identificação do corpo, determinação da causa e data da morte, descrição de lesões internas e externas e conclusão pelo suicídio ou pelo homicídio, cuja suspeita recaía sobre o proprietário.

Cruz Jobim aproveitava a imperícia com que foi conduzida a investigação para difundir sua conhecida proposta de criação de cursos de medicina em nível secundário no Brasil. O "vergonhoso atraso" em que se encontrava a administração da justiça no interior do país só poderia ser remediado por um número crescente de peritos habilitados; e, perante a escassez de profissionais de nível superior, os "médicos de segunda" poderiam contribuir para "esclarecer" e "civilizar" o país, além de "propagar o amor das ciências naturais, que de tanto proveito nos podem ser" (Jobim, 1864).

A POLÊMICA "QUESTÃO MÉDICO-LEGAL BRAGA" E A PERÍCIA DAS LESÕES DE HÍMEN

Havia na legislação diferentes motivos para o exame médico-legal do hímen. O caso que iremos acompanhar refere-se à suspeita de defloramento. Ao definir as condições que tornavam o casamento passível de anulação, o Código Civil de 1916 considerava como "erro essencial sobre a pessoa do cônjuge" o defloramento da mulher, ignorado pelo marido.

A história se repetia invariavelmente com os mesmos elementos: após a noite de núpcias, o marido denunciava a esposa à família, acusando-a por não a ter encontrado virgem. Guiados, em geral, por uma impressão errônea de o que seria o hímen (um véu, supunham, que oporia resistência e desapareceria após a primeira cópula), muitos homens invocaram o Artigo 219 do Código Civil para solicitar a anulação de seu casamento. Depois, dependendo do resultado da perícia médico-legal, vinham desolados pedir o perdão da esposa ultrajada.

Em 1878, um desses casos suscitou grande comoção, sendo amplamente noticiado pelos jornais em todos os seus detalhes, incluindo a polêmica médica a respeito. A "questão Braga", título com que entrou para a história da medicina legal no Brasil, começou em 30 de novembro daquele ano, quando se casaram D. C., uma jovem de família abastada, e o doutor José Pedro de Sousa Braga, 33 anos, opositor de partos da Faculdade de Medicina da Bahia e, mais tarde, catedrático de Patologia Cirúrgica. Na manhã seguinte, o marido chamou os sogros e fez o escândalo que bem se pode imaginar.

Convocado a comparecer perante a autoridade policial, ele prestou depoimento demonstrando atitude, depois acusada como, no mínimo, pouco compatível com sua formação médica. Afirmou ter desconfiado da não virgindade da esposa mediante sinais absolutamente exteriores: a flacidez dos seios em uma moça de apenas 18 anos e a conformação da vulva. Procurou praticar o toque vaginal com o dedo, mas não conseguiu, segundo afirmou, efetuar uma exploração completa. Mesmo assim, sua suspeita aumentou, pois teria encontrado "abundante corrimento leucorreico". Para completar seu juízo, consumou o ato sexual, não sentindo nada que obstasse a entrada da vagina. Afirmou ainda que, após a repulsa, teria obtido da jovem uma confissão completa de sua vida pregressa.

Ainda no dia 1º de dezembro, às 10h da noite, a jovem D. C. foi examinada, a pedido do pai, pelo barão de Itapoan, famoso obstetra, e pelo doutor Francisco José Teixeira, médicos de grande projeção em Salvador. No dia seguinte, os mesmos profissionais confirmaram, em novo exame, a observação da véspera: havia o defloramento, mas o fato era recente. Ante esse dado, o pai requereu exame médico-legal ao chefe de polícia, que ordenou sua realização às 4h daquela mesma tarde. Foram nomeados pela autoridade os dois médicos indicados pelo pai da vítima e mais os doutores José Francisco da Silva Lima, Domingos Carlos da Silva e Antônio Pacífico Pereira, nomes bastante reconhecidos da medicina local, com projeção nacional. Sua conclusão não deixou margem para dúvidas: houvera o defloramento, o fato era recente, datava de aproximadamente trinta a quarenta horas.

O doutor Braga não se conformou com o laudo emitido, que o inferia como autor do defloramento, e o remeteu para apreciação de especialistas do Rio de Janeiro e do exterior. Manifestaram-se os professores Souza Lima (1878), catedrático de Medicina Legal, e Luiz da Cunha Feijó Filho, catedrático de Obstetrícia; da Universidade de Coimbra, A. Filippe Simões, médico-legista, e Lourenço de Almeida Azevedo, parteiro; da Faculdade de Paris, Paul Brouardel, famoso médico-legista, e o doutor Jean Anne Henri Depaul, catedrático de Clínica Obstétrica, presidente da Academia de Medicina da França e parteiro da Princesa Isabel.

As críticas, unânimes, foram lesivas a todos os pontos da perícia efetuada pelos médicos da Bahia, os quais teriam pesquisado pouco e concluído muito. Apesar de sua reconhecida competência nas áreas em que atuavam, os médicos baianos teriam apresentado um auto de corpo de delito que revelava sua falta de habilidade na realização desse tipo de exame, bem como seu desconhecimento quanto às funções gerais da perícia. A descrição dos pormenores observados era muito breve, o que indicava examinação insuficiente ou mal executada. Pior ainda, os poucos dados descritivos, na verdade, desautorizavam a conclusão explicitada. Exemplificava-o a expressão "tubérculos", usada pelos peritos baianos para descrever as porções rotas da membrana, a qual, todavia, era tradicionalmente empregada na prática forense para caracterizar os defloramentos antigos, cujas lesões já se encontrassem cicatrizadas.

Provavelmente atendendo a algum interesse envolvido no processo judicial que tratou do caso, a opinião dos médicos fluminenses logo extravasou a imprensa médica, ganhando os jornais e a curiosidade pública. O caso repercutiu com grande intensidade; a opinião pública inclinava-se pela falsidade da acusação. A réplica (Itapoan et al., 1878a e b) dos peritos originalmente nomeados ocupou dezenas de páginas da *Gazeta Médica da Bahia*, instilando indignação contra seus "detratores", que teriam sido desleais, por se servirem das "armas traiçoeiras dos panfletários vulgares". O problema não se reduziu em fazer do grande público juiz de uma "questão científica especial", de competência exclusivamente médica. A discussão extraprofissional de assunto tão "delicado" e "melindroso" constituiria verdadeira "imoralidade que em nenhum país civilizado se deve tolerar".

Eles procuraram diminuir a autoridade do depoimento de Souza Lima e Feijó Filho, por não terem opinado de forma isenta, mas a pedido de parte interessada – o próprio doutor Braga. Se ele não se conformava com o exame efetuado em sua esposa, sugeriam, deveria ter solicitado uma segunda observação oficial. Mas o doutor Braga teria preferido o "expediente menos eficaz, mas também menos arriscado" de contrariar o laudo original por meio de consultas que fazia publicar nos jornais de Salvador. Quanto aos médicos de Paris e Coimbra, o barão de Itapoan e seus colegas lamentavam que tivessem deixado envolver o seu prestígio, conhecendo apenas superficialmente a questão. Mais grave: eles só teriam recebido partes do laudo pericial, selecionadas pelo próprio marido que lhes solicitava a apreciação, tendo também lhes sido ocultado o depoimento do doutor Braga perante o chefe de polícia, fato que evidenciaria sua atitude indigna e de má-fé. Por meio desse expediente, ele teria logrado induzir a manifestação das autoridades médicas internacionais.

O escândalo comovera a opinião pública, a disputa apaixonou o mundo acadêmico. As partes não conseguiram desclassificar as versões opostas e, meses depois, o caso ainda comportava um grande ponto de interrogação. De qualquer modo, a polêmica fixara um importante capítulo para a história da medicina legal no Brasil: a perícia não fora executada por profissionais especificamente habilitados. A descrição foi insuficiente e insatisfatória, empregou termos impróprios, revelou a falta de prática dos peritos nesse tipo de exame.

A medicina legal para os médicos-legistas; a especialidade revestia-se de corporativismo.

A ESTERILIZAÇÃO VOLUNTÁRIA DE MULHERES E O "INVENTO ABEL PARENTE"

A reflexão eugênica sobre a esterilização humana não se limitou à proposta da aplicação compulsória de métodos cirúrgicos naqueles que se supunha menos aptos à procriação, por alegação de reduzida saúde física ou mental. A intervenção médica também foi motivo de muita consideração, em meio aos profissionais, como recurso anticoncepcional voluntário. De modo geral, pode-se dizer que os médicos não se conformaram com a livre oferta de procedimentos esterilizadores à população. Alguns, no entanto, defenderam a medida do ponto de vista ético, outros foram ainda mais longe e passaram da teoria para a prática, o que fez polêmicas acerbas envolverem a questão. É interessante notar que, apesar de ter sido sublinhada a maior facilidade da cirurgia no homem, todos os debates sobre a esterilização voluntária referiam-se única e exclusivamente à esterilização feminina.

Em especial, causou grande comoção nos meios médico e policial o assim referido "caso Abel Parente", envolvendo um médico italiano radicado no Rio de Janeiro no final do século XIX. Ele havia desenvolvido um método de esterilização feminina e vinha aplicando-o sem muitas restrições. Em vez de divulgar seus estudos e resultados na imprensa médica, como se costumava fazer, para que os colegas pudessem avaliar a virtual extensão dos benefícios de seu método, Abel Parente preferiu manter secreta sua técnica cirúrgica, o que foi motivo de muitas suspeitas e acusações.

Além disso, os critérios estipulados por ele como condições que indicavam a aplicação de seu método foram criticados como excessiva e injustificavelmente abrangentes. Esses fatores incluíam moléstias na paciente que eram curáveis ou passíveis de controle capaz de obstar a transmissão hereditária. Incluía moléstias que nem sequer eram passíveis de serem legadas. Pior ainda, avaliavam seus opositores, incluíam alegações de pobreza e idade avançada, neuroses e outros itens que supostamente causariam uma descendência "raquítica e escrofulosa". Consultado a respeito desses pré-requisitos, Paul Brouardel, o decano da medicina legal francesa, respondeu que o "esterilizador do Brasil" deveria ser excluído de todas as associações científicas por charlatanismo, que ele ignorava "as leis da herança mórbida" e que a aplicação de seu "invento" deveria ser enquadrada no Código Penal ao lado dos crimes de aborto e de castração.

Em 1893, inconformado com a atuação do médico italiano, o doutor Públio Constâncio de Mello publicou a memória "O charlatanismo: protesto contra a esterilidade da mulher pelo processo secreto do doutor Abel Parente" e dirigiu à Academia Nacional de

Medicina uma série de quesitos sobre a seriedade e oportunidade do método que, para seu julgamento, atentava contra as leis e o pudor. Para apreciar a questão, foi composta uma comissão com os doutores Érico Marinho da Gama Coelho, Francisco Fajardo, Ismael da Rocha, Alfredo Nascimento e Silva e, como relator, Agostinho José de Souza Lima, então presidente da Academia. Ante a manifestação de posições irredutivelmente contrárias em seu interior, a comissão não conseguiu chegar ao consenso. No entanto, uma medida prática resultou de seus trabalhos: como única resolução, a comissão desaconselhava o doutor Abel Parente a continuar aplicando o procedimento em suas pacientes.

A essa altura, o debate já extravasara para a imprensa diária, que estampava diversas reclamações contra o médico italiano. Ante a dimensão que o caso ia assumindo, o primeiro promotor público do Distrito Federal determinou abertura de inquérito policial sobre o assunto, para averiguar se havia ou não algum crime envolvido na atuação médica do doutor Abel Parente. O método preconizado para a esterilização consistia em cauterizações repetidas da mucosa uterina e, da mesma forma que produzia esterilidade permanente, poderia determinar abortamentos nas pacientes grávidas. De fato, no decorrer do inquérito, a Sociedade de Higiene do Brasil apresentou dois fetos que teriam resultado de abortos provocados na clínica de Abel Parente. Todavia, impedidos de depor em razão do sigilo profissional e do prejuízo que poderiam causar a suas pacientes, os médicos não conseguiram produzir provas consistentes de acusação. Com isso, o promotor público concluiu não haver motivos para o seguimento do inquérito e determinou seu arquivamento.

Entretanto, chamado a opinar sobre a matéria, o doutor Souza Lima não se contentou com solução tão ligeira. Na condição de perito nomeado pela promotoria pública e relator da comissão nomeada pela Academia Nacional de Medicina, o catedrático de Medicina Legal da Faculdade do Rio de Janeiro não aceitava deixar o caso intocado, permitindo que o médico italiano seguisse aplicando seu método. Como forma de pressão, o doutor Souza Lima também se dirigiu à imprensa diária, solicitando que a Diretoria Sanitária do Distrito Federal – que teria como uma de suas principais atribuições a fiscalização do exercício da medicina – interviesse no caso, analisando e condenando o método praticado por Abel Parente. Aquele órgão, no entanto, era dirigido pelo doutor Francisco de Castro, um dos principais defensores do médico italiano, que se manifestara francamente favorável à sua atividade clínica no opúsculo "O invento Abel Parente no ponto de vista do direito criminal, da moral pública e da medicina clínica", publicado em 1893.

A polêmica pôde ser acompanhada pelos leitores de *O País*, *Diário de Notícias* e *Jornal do Comércio*. A perspectiva de sexo sem concepção suscitava a imaginação dos leitores; a discussão provocou grande celeuma e apreciações morais contraditórias. A questão que opôs Souza Lima aos doutores Francisco de Castro, Érico Coelho e Platão de Albuquerque (que fizeram a defesa do médico italiano) durou até o ano seguinte. Até Machado de Assis chegou a se referir à polêmica em suas crônicas na *Gazeta de Notícias* dos dias 12 de fevereiro e 26 de março de 1893 e de 26 de janeiro de 1896. Os argumentos manifestaram-se em longas digressões sobre aspectos variados, envolvendo desde a dimensão moral da esterilização voluntária até a competência profissional dos contendores, desde as indicações clínicas para a esterilização até sua relação com o lenocínio. Enfim, o debate terminou como começou, com o processo arquivado e quase sem outras conseqüências, senão empanar ante seus pares a imagem de Francisco de Castro, que vinha desenvolvendo carreira de grande projeção na Faculdade de Medicina do Rio de Janeiro, onde chegou a ser considerado herdeiro e sucessor do conselheiro Torres Homem.

O doutor Abel Parente procurou manter-se afastado da polêmica, numa postura conservadora. Contudo, com a fama adquirida no episódio, passou a ocupar uma coluna na imprensa diária, constituindo-se numa espécie de "censor" da medicina brasileira. Ali, ele opinava crítica ou favoravelmente sobre diferentes assuntos médicos e sobre a atuação de vários de seus colegas. Conseguiu, desse modo, suscitar ainda mais antipatia no meio médico nacional.

Alguns anos depois, um novo episódio levou o médico italiano às páginas policiais (Nery, 1900). A senhora M. A. F. B., casada havia sete anos com o senhor J. B., com quem tivera três filhos, procurara os serviços do doutor Abel Parente sem estar doente, com o intuito de evitar futuras concepções. Voltou ao consultório por 43 vezes entre abril e outubro de 1900, conseguindo obter esterilidade irreversível pelas repetidas aplicações cáusticas no colo do útero. Nesse ínterim, foi acometida por desordens nervosas cada vez mais graves, o que provocou seu internamento com o diagnóstico de "psicose consecutiva à esterilização".

Agravando a denúncia, o doutor Augusto de Freitas, seu médico assistente, contou ter sido chamado no dia 28 de abril, para assisti-la numa crise de "nevralgia ovárica", constatando que ela estava grávida de dois meses. De fato, o próprio doutor Abel Parente teria confirmado informalmente ter iniciado seu "tratamento" ciente da interrupção do fluxo menstrual por quase três meses. Mais um indício: a paciente afirmava que, em uma das sessões de cauterização, o médico teria recolhido algum material semelhante a "bucho e peles" de seu aparelho genital, colocando-o em um vidro com álcool que preservou consigo sem maiores explicações.

Com a manifestação da psicose, o doutor Augusto de Freitas procurou o doutor Alfredo Nascimento, importante personagem da medicina nacional, pois sabia que ele era parente da paciente. Assim, o doutor Nascimento dirigiu a reação ao doutor Abel Parente, representando contra ele na Academia de Medicina e na 1ª Delegacia Auxiliar de Polícia do Rio de Janeiro. Se no primeiro processo a classe médica se dividira, dessa vez a condenação conseguiu arregimentar maior contingente. Conquanto o médico italiano insistisse em classificar o distúrbio como manifestação histérica da paciente, médicos como Oscar de Souza, Fernando de Magalhães e Márcio Nery ajudavam na instrução do processo; Carlos Seidl levava o caso aos jornais; outros, como Costa Ferraz, Nuno de Andrade e Barata Ribeiro, solidarizavam-se com Alfredo Nascimento nas sessões da Academia.

Levado a julgamento na Junta Correcional da 3ª Pretoria, o doutor Abel Parente foi considerado incurso no Artigo 306 do Decreto n.1.030, de 14 de novembro de 1890 (Código Penal), que punia com prisão celular de 15 dias a seis meses as lesões corporais causadas por imprudência, imperícia ou negligência. O processo foi tumultuado, com a intervenção de laudos periciais não oficiais e acusações de tentativas de suborno dos peritos encarregados de constatar as lesões genitais. Por falta de provas, o acusado escapou do Artigo 301 do mesmo decreto, que enquadrava com penas mais severas o aborto criminoso provocado com anuência e acordo da gestante. Tendo recebido o benefício de atenuantes penais, o réu foi condenado à pena mínima, com o ônus do processo. O resultado não desagradou de todo a seus acusadores, que ponderavam ser a pena estipulada – 15 dias de prisão – uma "desonra" que "deslustra" para sempre o profissional. Todavia, os advogados de defesa apelaram da sentença e entraram com recurso em instância superior; a tramitação do processo foi lenta e o crime acabou prescrevendo sem que a pena fosse cumprida.

Em 1904, a Academia Nacional de Medicina foi novamente chamada a se ocupar da esterilização da mulher, por meio da discussão suscitada pelo trabalho apresentado pelo doutor Oliveira Motta. Ao concluir seus estudos na Faculdade de Medicina do Rio de Janeiro, ele redigira tese comparando os diversos métodos de esterilização conhecidos e discutindo os aspectos morais da questão. O tema, entretanto, foi considerado inconveniente pela mesa examinadora, que recusou a dissertação. Tendo o caso sido levado à congregação da Faculdade, manteve-se a recusa por infração a disposições regulamentares. O formando recorreu da sentença, mas encontrou tantas dificuldades para dar seguimento ao processo, que resolveu substituir a tese por outra menos polêmica. Depois de formado, publicou a tese original, tal qual fora rejeitada pela Faculdade, e pedia a apreciação da categoria por meio da Academia Nacional de Medicina.

Para a apreciação da matéria, foi designada uma comissão composta pelos doutores Alfredo Nascimento, Fernando de Magalhães e Públio de Mello. Com a morte desse último, no mesmo ano, o trabalho foi suspenso até 1906, quando o doutor Duque Estrada foi indicado para completar a comissão. A conclusão não foi favorável ao doutor Oliveira Motta; os médicos da Academia avaliaram que seu trabalho não trazia noção alguma de interesse para a medicina. A tese sofreria das "imperfeições próprias da escrita confeccionada ao fim do tirocínio acadêmico"; havia informações errôneas sobre os procedimentos cirúrgicos de esterilização; suas indicações e contraindicações teriam sido tratadas com rapidez incompatível com a importância do assunto. Além disso, a crítica dos métodos existentes seria "infundada e insubsistente". O único valor atribuído à tese pelos acadêmicos seria o ataque individual – "nunca demasiado" – ao ginecologista italiano que ainda abusava "das condescendências da classe médica", que continuava explorando "as fraquezas do nosso meio social" (*Brasil-Médico*, Editorial, 1906).

CURANDO EM NOME DE DEUS: A POLÊMICA SOBRE OS MÉDICOS SOBRENATURAIS NO BRASIL

No final do século XIX, causou grande repercussão na imprensa a atuação de um médico empírico, que assistia os doentes com a força de sua fé. O engenheiro Eduardo Silva já era um homem de meia-idade quando se instalou no Rio de Janeiro. Pregava a humildade e a caridade, o amor ao próximo era sua divisa, a prática do bem, o recurso para a purificação da alma. Dizia-se apóstolo de Cristo e curava em nome de Deus.

Em 1882, após completar seus estudos na Inglaterra, ele foi comissionado pelo governo britânico para efetuar estudos geológicos no Marrocos e colaborar com a construção das fortificações de Tânger, Mogador e outras.

Conta-se a seu respeito que, nas proximidades do Saara, Eduardo Silva teria entrado em contato com a tribo dos kabylas. Os nativos admiraram a presença de um homem branco no deserto e o trataram com veneração, acreditando ser ele um enviado de Maomé. Os enfermos procuravam-no em busca de alívio; ele lhes impunha as mãos, como aprendera a fazer em família, e muitos saíam curados. Com a divulgação de seus sucessos, acorreram doentes de vários locais à sua procura.

De volta para o Brasil em 1891, Eduardo Silva continuou exercendo seu sacerdócio. Contratado para trabalhar na exploração de querosene, fixou-se no interior do Estado de São Paulo, em uma região desprovida de médicos. Os operários pobres das usinas e os lavradores das vizinhanças pediam-lhe tratamento para as moléstias que os afligiam e ele aplicava o mesmo método empregado na África. Conforme sua clientela crescia e sua fama se espalhava, viu-se obrigado a abandonar os trabalhos de engenharia, para se dedicar integralmente à atividade assistencial.

Em 1894, ele perdeu um de seus filhos, que morreu longe do lar. A tragédia o fez decidir estabelecer-se na capital paulista, onde a notícia de sua extraordinária força curativa repercutia com intensidade. Todavia, em 1899, a diretoria do Serviço Sanitário do Estado, responsável por fiscalizar o exercício da medicina, obrigou-o a fechar o consultório que mantinha na cidade. Com isso, Eduardo Silva retirou-se para a Tijuca, subúrbio do Rio de Janeiro, onde instalou uma clínica semelhante à que deixara em São Paulo. Em pouco tempo, as curas prodigiosas que teria realizado aumentaram seu prestígio, enquanto a imprensa apresentava-o como vítima de perseguição da classe médica.

Na capital federal, a polêmica que sua presença logo suscitou fez a 1ª Delegacia Auxiliar de Polícia abrir inquérito para apurar se havia ou não crime em sua conduta. Para examinar seu método de tratamento, bem como verificar a realidade das curas anunciadas, foram nomeados os doutores Cunha Cruz, Márcio Nery e Henrique de Sá, personalidades de grande projeção no meio médico fluminense, ligados à Academia Nacional de Medicina e à tradicional Faculdade de Medicina local.

O procedimento de avaliação foi estabelecido de comum acordo com Eduardo Silva, que se comprometeu a atender preferencialmente os doentes encaminhados pela comissão médica. Esta, por sua vez, estudaria caso a caso os efeitos do tratamento. Com essa finalidade, os médicos selecionaram cinquenta doentes afetados pelas mais distintas enfermidades. Desse total, duas pessoas não chegaram a ser atendidas, quatro abandonaram o tratamento após a primeira sessão e oito desistiram ou se esqueceram de retornar à comissão para que fosse apreciada a evolução de seu quadro clínico.

Dos 36 restantes, apenas 12 relataram algum sinal de progresso terapêutico, na maioria apenas melhora parcial. Mesmo assim, o relatório elaborado pela comissão não foi desfavorável ao pregador. Os médicos não afirmaram que o tratamento aplicado por Eduardo Silva fosse inócuo ou prejudicial aos pacientes. Ao contrário, tendo reconhecido sua habilidade em predispor favoravelmente os enfermos para a autossugestão curativa, eles concluíram que suas práticas surtiam bons efeitos:

> A sugestão, atuando sobre a esfera automática do espírito, sobre sua parte objetiva, é capaz de determinar modificações salutares em todas as funções do organismo, concorrendo destarte para produzir eliminações ou reabsorções de exsudatos, acelerar o metabolismo celular, modificar a circulação em um dado território do corpo ou em todo o organismo, de maneira a ativar as trocas nutritivas, suprimir a dor e permitir, *ipso facto*, corrigir uma outra afecção. Poderá também influir sobre os movimentos reflexos e inibitórios, levantar as condições físicas e morais do enfermo, de modo que este auxilie eficazmente a natureza ou dê tempo para que a *natura medicatrix* possa exercer a sua obscura mas infalível tarefa. Eis do que é capaz a sugestão terapêutica; aí está o mecanismo de todas as suas curas. (Nery et al., 1900)

O relatório médico recebido pela polícia e amplamente divulgado pelo *Jornal do Comércio* podia ser considerado até mesmo francamente favorável a Eduardo Silva. Apesar disso, o doutor Cunha Cruz publicou, em 1901, um volume de 235 páginas para registrar seu "voto discordante", ainda mais propício ao investigado (Nery, 1900). Em seu livro, além de explicitar suas concepções liberais em matéria de deontologia profissional, ele postulava que qualquer punição ao "curandeiro" (termo que ele mesmo empregara) seria uma repressão inadmissível à liberdade individual ou de consciência do cidadão. Alardeando os princípios da liberdade profissional pregados pelo Apostolado Positivista, o médico chegava até a solicitar modificações na Constituição da República, promulgada em 1891, para garantir que o exercício da arte de curar fosse liberado das obrigações acadêmicas ou de qualquer "título escolástico".

Ante essas manifestações, o inquérito policial foi suspenso e Eduardo Silva continuou trabalhando em seu consultório na Tijuca, sem maiores restrições. Mesmo assim, a oposição à sua atuação não se silenciou e alguns médicos contestaram as conclusões da comissão médica designada para o caso. O doutor Fernandes Figueira (1901), outro expoente médico do período, lembrava que, em alguns casos, como as formas graves da sífilis ou do paludismo, a sugestão de nada valeria; em outros, como a difteria no "período asfíxico" ou "sérios sintomas urêmicos", a falta de intervenção médica poderia determinar a morte do paciente.

Também o doutor Ângelo Simões (1902) veio a público para condenar a liberdade de ação concedida a Eduardo Silva, acusando-o de prática ilegal do hipnotismo. Como recurso terapêutico, ele afirmava, o hipnotismo seria arma tão perigosa quanto os medicamentos e deveria, portanto, ser regulamentado. Da mesma forma que os remédios eram confiados aos farmacêuticos, que só os entregavam mediante prescrição médica, também o hipnotismo deveria ser praticado apenas pelos médicos, o que aliás já teria sido previsto pelo Artigo 156 do Código Penal brasileiro (1890).

Um século nos impediria de visitar, ainda que apenas por um instante, o consultório de Eduardo Silva?

O conjunto dispunha de dois cômodos mobiliados modestamente. No gabinete de consultas, notava-se uma coleção de muletas deixadas pelos doentes que se curaram. Na sala de espera, uma torneira fornecia a "água magnetizada" que auxiliaria o tratamento. Sobre uma mesa, a Bíblia Sagrada e outros livros. Em quase todas as paredes, havia quadros com motivos religiosos; um deles mostrava Cristo curando pela imposição das mãos.

Um aviso pregado próximo à entrada insistia que a consulta deveria ser paga à vista pelo preço de dez mil réis, mas era grátis para os pobres. Um cartaz expunha as "Máximas de Cristo", com dizeres extraídos do Evangelho. Ao seu lado, outro cartaz mostrava as "Máximas do doutor Eduardo Silva", destacando, dentre outras, as seguintes frases: "A Deus se pede, mas não se exige". "É preferível morrer fazendo o bem que viver fazendo o mal." "Se vens a experimentar, te enganas. Deus não se submete a provas."

Junte-se a este ambiente muita esperança e sofrimento, um número não reduzido de pessoas à espera de se sentar na cadeira em que o místico operava suas curas. E teremos completa uma imagem que já não era de todo estranha para nós que a vimos tantas vezes repetida ao longo da história.

No mesmo período, outro "taumaturgo" despertava a ira da classe médica baiana. Faustino Ribeiro Jr. era professor diplomado pela Escola Normal de São Paulo, e exercera a profissão de inspetor escolar nessa cidade até o final do século. Deixou o cargo, quando se viu obrigado a atender, cotidianamente, um número sempre crescente de doentes que o procuravam em busca de conforto e restabelecimento da saúde. O efeito seria obtido quando ele tocava com as mãos as regiões ou pontos afetados, nos quais o paciente acusasse sofrimento mais intenso.

Mais de uma vez intimado a esclarecer os princípios de seu método, Faustino Ribeiro afirmava desconhecer os rudimentos básicos da ciência médica, os nomes e as causas das moléstias, até noções de terapêutica sugestiva. Reiterava curar por meio de "uma influência que o povo experimenta e afirma", a qual ele mesmo ignorava, embora acreditasse ser "uma manifestação de nosso Supremo Pai de infinito amor e misericórdia". Quando acusado de exercer ilegalmente a medicina, defendia-se de modo quase pueril, reivindicando nunca ter prescrito ou administrado medicamentos.

Seus problemas com os concorrentes legalmente habilitados na arte de curar tornaram-se mais graves a partir de 1903, quando se instalou em Salvador. Naquele ano, Faustino Ribeiro teria recebido uma "manifestação" da vontade divina, incitando-o a se dirigir para aquela cidade. No porto de Santos, embarcou no paquete alemão "Belgrano", passou pelo Rio de Janeiro e rumou à capital baiana. Lá chegando no dia 7 de julho, ele se instalou em uma casa de pensão, na Rua Dez de Fevereiro, onde começou a dar suas consultas. Depois, transferiu-se para uma casa na Rua Visconde de Itaparica, onde os fiéis o procuravam em tão grande número, reclamava, que lhe perturbavam o repouso e a alimentação. Em poucos dias, mobilizou ardentemente o povo e suscitou uma forte reação das autoridades judiciais e sanitárias.

O primeiro ataque lhe foi desferido no dia 8 de agosto pelo doutor Antônio Pacífico Pereira, então inspetor geral de higiene do Estado, que também respondia pela edição da *Gazeta Médica da Bahia*, importante periódico da imprensa médica nacional. Nesse dia, o famoso médico baiano representou ao secretário do Interior, solicitando providências contra o "teósofo" que, em seu entendimento, ameaçava os mais elevados valores sociais. "Superstição e fanatismo"; "prejuízo à saúde pública"; "influência moral perniciosa"; "causas mais poderosas do atraso e decadência de um povo": os termos empregados não condescendiam com qualquer possibilidade de acerto entre as partes. Sua virulência não fazia jus a seu nome de Pacífico.

Para instruir seu pedido de intervenção, doutor Pereira anexava cópia do relatório elaborado pelos médicos auxiliares da Inspetoria, que entrevistaram o "curandeiro" e inspecionaram o seu consultório. Também eles acusaram a infração à Resolução n. 112, de 14 de agosto de 1895, que regulamentava o exercício profissional da medicina no Estado, além dos Artigos 156 e 157 do Código Penal brasileiro.

Sentindo-se ameaçado, Faustino Ribeiro Jr. constituiu advogado e impetrou *habeas corpus* preventivo ao Tribunal de Apelação do Estado. Em vão: tendo sido julgado no dia 21 de agosto, não só foi negado por unanimidade o seu pedido, como a Promotoria Pública ofereceu denúncia contra ele à 1ª Circunscrição Criminal. Para agravar ainda mais sua situação, no dia 10 de setembro, o Conselho Geral Sanitário aprovou moção condenando o professor paulista e aplaudindo o inspetor-geral de higiene, que dirigira a reação institucional contra ele, fazendo ouvir sua posição no processo judicial instaurado.

A edição de novembro de 1903 da *Gazeta Médica da Bahia* (Editorial, 1903) trazia todo um dossiê sobre o caso, reproduzindo todos os documentos, relatórios e laudos condenatórios. Desse modo, o periódico tornava público quão crítica havia se tornado a situação de Faustino Ribeiro Jr. naquele momento. Supondo-se pouco provável que ele tivesse aceitado suspender suas atividades, suas opções reduziam-se a ser preso ou a se evadir da Bahia.

Independente da fórmula a ser empregada, qualquer uma dessas possibilidades parecia satisfazer às autoridades públicas baianas, para quem só interessava ver suprimido o problema que tanto parecia incomodar. De fato, após esse período, o problema representado por Faustino Ribeiro Jr. parece ter deixado de existir. O levantamento da imprensa médica da época não contém nenhum registro posterior sobre o desdobramento do episódio, o que condiz com a hipótese de que os médicos só teriam dado publicidade ao caso como recurso para reclamar alguma solução, silenciando após sua obtenção.

Apesar da falta de maiores esclarecimentos, é interessante notar os argumentos levantados pelos médicos baianos contra as atividades de Faustino Ribeiro. Seu sistema terapêutico era acusado de improfícuo, de resultados duvidosos e por vezes até negativos. A aglomeração de centenas de enfermos, tanto no consultório como nas imediações, muitos deles portando doenças "febricitantes" e outras afecções contagiosas seria um verdadeiro "atentado ao decoro público", fator de promiscuidade e insalubridade. Pior ainda, o próprio professor, passando as mãos nos doentes, de um em um, sem a devida assepsia, ajudaria a veicular os "gérmens patógenos", disseminando as mais variadas moléstias.

Todavia, os motivos de ordem sanitária não esgotavam a crítica médica. Simultaneamente aos alertas contra o risco de contágio, contra a falta de atenção médica oficial, a exposição crítica intercalava referências aos "gérmens da superstição e fanatismo", aos perigos das "neuroses epidêmicas que a história registra", que "os progressos da civilização e da higiene social varreram dos países cultos". Percebemos, então, que o modo de agir do professor, além de "sumamente nocivo à saúde pública", era também sentido como "prejudicial à tranquilidade" de uma população particularmente susceptível às "especulações" de cunho religioso.

Todos os médicos que se pronunciaram sobre o assunto destacaram sua preocupação com a manutenção da ordem social, com a virtual capacidade de dissolução da paz pública que atribuíam a Faustino Ribeiro. Em diferentes ocasiões, foi reiterada a lembrança do enorme sacrifício imposto à coletividade pela campanha militar movida contra outro líder religioso, a respeito do qual a recém implantada República não guardava boas recordações. Vejamos como, em poucas palavras, Pacífico Pereira evocava a saga de Antônio Conselheiro, uma ferida ainda aberta na sociedade baiana, como recurso para tornar mais potente e imediata a ação que solicitava contra Faustino Ribeiro: "mas como vedes, não é um simples atentado contra a saúde pública, que reclama a atenção dos poderes do Estado, ainda ressentido das duras provações que sofreu recentemente por influência de um teomano, Antônio Conselheiro" (*Gazeta Médica da Bahia*, Editorial, 1903).

A forte reação institucional contra Faustino Ribeiro Jr. na Bahia contrasta com a tolerância que Eduardo Silva cativou no Rio de Janeiro no mesmo período. Uma vez que ambos exerceram atividades bastante semelhantes, devemos procurar compreender esse contraste nos diferentes contextos da organização social baiana e fluminense.

Para esta finalidade, é interessante seguir a pista fornecida por Rosa Maria Barboza de Araújo (1993), que estudou a mudança de valores que o Rio de Janeiro experimentou na virada do século, quando os padrões de comportamento tradicional teriam aos poucos cedido lugar a formas mais modernas de convívio social. Segundo ela, o processo de transformação do estilo de vida carioca teria convergido com a intervenção governamental, para substituir a feição colonial da cidade por uma capital progressista, bem ao gosto do projeto político republicano, fortemente influenciado pela doutrina positivista.

No mesmo período, a capital baiana dava o exemplo inverso, reprimindo violentamente manifestações elementares da religiosidade popular. Desse modo, a cidade de Salvador evidenciava o caráter retrógrado de sua administração, dominada por uma elite austera e intolerante.

Recuperar os caracteres da sociabilidade fluminense e baiana durante a primeira configuração da República ultrapassa em muito o objetivo do presente trabalho. Entretanto, esse registro da dessemelhança, ainda que apenas superficialmente delineado, pode ser útil para a reflexão sobre o assunto e ajuda a entender o debate social historicamente travado a respeito da liberdade profissional em medicina. E auxilia a recuperar a memória dos médicos sobrenaturais do Brasil República.

3 CRIME

Quando se investiga a medicina do século passado – em seus textos teóricos, regulamentos e instituições – se delineia, cada vez com mais clareza, um projeto de medicalização da sociedade. A medicina investe sobre a cidade, disputando um lugar entre as instâncias de controle da vida social. Possuindo o saber sobre a doença e a saúde dos indivíduos, o médico compreende que a ele deve corresponder um poder capaz de planificar as medidas necessárias à manutenção da saúde. O conhecimento de uma etiologia social da doença corresponde ao esquadrinhamento do espaço da sociedade com o objetivo de localizar e transformar objetos e elementos responsáveis pela deterioração do estado de saúde das populações. Projeto, portanto, de prevenção, isto é, ação contra a doença antes mesmo que ela ecloda, visando impedir o seu aparecimento. O que implica tanto a existência de um saber médico sobre a cidade e sua população, elaborado em instituições – faculdades, sociedades de medicina, imprensa médica etc. – quanto a presença do médico como uma autoridade que intervém na vida social, decidindo, planejando e executando medidas ao mesmo tempo médicas e políticas. (Machado et al., 1978)

Algumas páginas atrás, mencionamos o estudo de Roberto Machado e colaboradores, *Danação da norma – medicina social e constituição da psiquiatria no Brasil*, e o qualificamos como talvez o mais completo levantamento histórico sobre a medicina pública no país. Editado em 1978, esse valioso livro logo teve sua tiragem esgotada, e hoje circula apenas através de cópias xérox dos poucos exemplares, já muito gastos, disponíveis nas bibliotecas especializadas. Além de inspiração para a pesquisa de tópicos específicos, esse livro constitui manual de referência básico, obrigatório para quem se aventura a estudar temas relacionados a história e saúde no Brasil.

Segundo suas próprias palavras, o que motivou os pesquisadores do Instituto de Medicina Social da UERJ e do Departamento de Filosofia da PUC-RJ a se deterem sobre esse campo da "história dos saberes" teria sido a necessidade de "dar conta do nascimento de um tipo de medicina característico da sociedade capitalista". Ou seja, demonstrar a "figura moderna da medicina" como "instrumento técnico-científico a serviço, direta ou indiretamente, do Estado".

Os autores constataram que é recente a incorporação de temas e questões do cotidiano à crítica social; a análise e interpretação das instituições como agências de produção, aperfeiçoamento ou orientação do comportamento. Procurando contribuir para essa crítica do presente, tentando evidenciar a dimensão histórica "dessas formas de poder contra as quais se pretende lutar", eles propuseram-se a desvelar a medicina como "discurso e prática políticos", veículo de "uma dominação de classe", "intensificação dos dispositivos de poder criados pelo capitalismo como condição indispensável à sua perpetuação". Revelar este esquema seria um projeto ambicioso, do qual o livro em questão dispor-se-ia a executar apenas uma, mas importante etapa: o reconhecimento histórico da intervenção médica no país, sob a perspectiva da "medicalização da sociedade". Em outras palavras, seu estudo procurou promover a reconstituição da história da medicina, para apontar uma estratégia de redefinição das condições em que se dão as relações de poder; estratégia conduzida por "uma fração da intelectualidade da época", preocupada em refletir e interferir sobre o espaço urbano, sobre a população e sobre as individualidades que a compõem.

Para sublinhar a singularidade do processo de "medicalização da sociedade" no século XIX, Roberto Machado e colaboradores começaram por reconstituir "a arte de curar os males na colônia". Toda a primeira parte de seu levantamento dedica-se à medicina do período colonial, para fundamentar o argumento de que o projeto de intervenção social promovido pela higiene a partir do século XIX implicou uma ruptura radical com o saber e as práticas médicas que a precederam.

À descontinuidade apreendida na evolução da medicina desde os primórdios de nossa história, teria correspondido uma modificação no caráter da ação do próprio Estado. Desse modo, na segunda parte de seu livro, na qual Roberto Machado e colaboradores estudam "a estratégia de um saber" voltado à prevenção, uma interessante analogia pôde ser registrada. Por um lado, assim como a medicina colonial visava sobretudo evitar a morte das pessoas já acometidas pelas doenças, também a administração pública pautava-se por uma intervenção *a posteriori*, recuperadora das irregularidades ou das infrações à lei. Por outro, tão logo a questão da saúde passou a ser tematizada afirmativamente, como algo a ser cultivado, também o Estado se propôs a assumir a organização positiva dos habitantes, produzindo suas condições de vida:

> A medicina social, com seu novo tipo de racionalidade, é parte integrante de um novo tipo de Estado ... Quando o Estado ... estabelece a possibilidade de um controle político individual ou coletivo que se exerça de forma contínua, a medicina nela está presente como condição de possibilidade de uma normalização da sociedade no que diz respeito à saúde, que não é uma questão isolada, um aspecto restrito, mas implica uma consideração global do social. (Machado et al., 1978)

Por fim, na terceira parte do estudo, os autores vão procurar compreender o "nascimento" da psiquiatria brasileira no seio da medicina social; isto é, no bojo de um projeto médico "que incorpora a sociedade como novo objeto e se impõe como instância de controle social dos indivíduos e das populações". Percebem o surgimento de um pensamento voltado não à prevenção das doenças mentais, mas ao isolamento preventivo do louco, como forma de reduzir o potencial desagregador de seu livre trânsito na sociedade, para obstar o efeito destrutivo que se atribuiu ao seu comportamento. Descrevem "a ofensiva médica em relação ao louco" como estando basicamente configurada "na proposta de criação de uma instituição capaz de medicalizá-lo". Tratam de recuperar a postulação médica em defesa do hospício, o estabelecimento especializado que possibilitaria inserir naturalmente a questão da loucura nos objetivos de uma "medicina do espaço social".

Seguindo a diretriz apresentada pelo estudo de Roberto Machado e colaboradores, procuramos reconstituir a medicina legal do período selecionado, apontando para sua virtual integração a um processo de "medicalização da sociedade". Com esta finalidade, destacamos a intervenção médico-legal sobre o crime e seus fatores correlatos. O levantamento consistiu basicamente na caracterização das diversas tentativas médicas de justificar ou desaconselhar o reconhecimento de diferenciações na imputabilidade penal de diferentes segmentos populacionais: as crianças, os idosos, as mulheres, os negros, os índios etc. Detivemo-nos sobre cada um desses tópicos, dispensando-lhes tratamento analítico proporcional, em volume, à consideração que lhe fora despendida pela classe médica. Completaram o levantamento a abordagem médico-legal do suicídio e da identificação judiciária, dois importantes pontos relacionados à criminalidade, que igualmente se prestaram à projeção da autoridade médica no âmbito das relações sociais mais abrangentes.

Ao acompanhar a reconstituição da intervenção médica sobre essas questões, poderemos notar que, em sua maioria, as medidas propugnadas não chegaram a ser efetivamente adotadas. Veremos que, embora tenham tentado, os médicos brasileiros não conseguiram impedir a publicação de noticiário jornalístico sobre os suicídios; não conseguiram coibir a comercialização de bebidas alcoólicas, sequer conseguiram determinar agravantes penais para os crimes cometidos sob a influência da embriaguez; não conseguiram suprimir aquilo que consideravam a brandura da lei perante o infanticídio; não conseguiram implantar atenuantes penais para os crimes cometidos por mulheres, negros, índios ou portadores de estigmas físicos. Para os loucos que cometiam crimes e para os criminosos que enlouqueciam nas prisões, os médicos conseguiram a instituição do manicômio judiciário, asilo diferenciado que permitiria mantê-los isolados sob sua tutela. Contudo, não puderam superar as dificuldades administrativas que por muitos anos impediram a difusão do estabelecimento.

Dessa perspectiva, portanto, dificilmente se poderia falar em "medicalização da sociedade". De fato, no campo da medicina legal, a intervenção social dos médicos parece não ter reproduzido o padrão apontado por Roberto Machado e colaboradores para a higiene, por não ter implicado efetivas transformações sociais. Ademais, as reformas solicitadas, além de não se terem concretizado, nem mesmo cativaram apoio unânime ou majoritário da categoria médica. Ao contrário, foram objeto de muitas controvérsias e dissensões entre os profissionais, as quais procuramos registrar no acompanhamento da imprensa especializada. Em alguns casos, inclusive, as propostas formuladas nem sequer repercutiram em meio aos próprios médicos, nem mesmo para suscitar reações em contrário. Nesse sentido, como pensar na "medicalização" como "estratégia" conduzida por "uma fração da intelectualidade da época"? De que modo caracterizá-la como fator de efetiva redefinição das condições em que se dão as relações de poder?

Cumpre, então, rediscutir o conceito de "medicalização", tendo em vista o presente esforço em reconstituir o pensamento médico-legal aplicado ao crime. Seguindo esta diretriz, e tendo em vista o levantamento realizado, seríamos levados a deixar de compreender a "medicalização" como processo de efetiva modificação social, para caracterizá-la, simplesmente, como uma nova atitude do médico perante seus objetos de estudo e de intervenção. Desse modo, a "medicalização" traduziria somente uma mudança de atitude dos médicos perante seu objeto, a inclinação desses profissionais em se dedicar não apenas aos doentes e às doenças, mas em abranger tudo o que pudesse interferir sobre a vida humana.

Com isso, a medicina estaria realizando, por meio da "medicalização", a sua vocação mais íntima, o seu projeto já delineado desde os primórdios de sua história: o de não aceitar a redução de seus horizontes ao fenômeno patológico. Constituir-se, enfim, em técnica e conhecimento sobre a vida. Ser, sobretudo, uma ciência humana.

Assim repensado o conceito de "medicalização", até mesmo as divergências de opinião registradas entre os médicos podem ser integradas à nova compreensão de sua prática profissional. Porque, independente das ideias e dos postulados, independente da posição que cada médico defendia, o que se sublinha é a postura comum de se dedicarem aos novos objetos trazidos para a consideração médica.

Nesse sentido, veremos, por exemplo, que Franco da Rocha, Enjolras Vampré e outros psiquiatras brasileiros solicitaram, no início do século, a transferência para as prisões dos "loucos criminosos" que perturbavam a rotina de funcionamento dos manicômios. E justificaram o pedido não apenas com argumentos administrativos, mas também médicos. Desse modo, entraram em confronto com uma definição tradicional do pensamento psiquiátrico, defendida por Márcio Nery, Henrique Roxo e outros, a qual postulava a adequação dos hospícios para o asilo e tratamento desta classe de doentes mentais. Do ponto de vista da nova compreensão indicada para o processo de "medicalização", menos importante que os pontos específicos em discórdia, menos importante até que a forma pela qual o impasse se resolveu, será o registro da iniciativa médica em integrar uma questão da organização social ao campo de sua atividade profissional.

Com essas considerações, podemos introduzir uma questão para acompanhar a leitura do presente capítulo. Uma interrogação que, na verdade, foi originalmente apresentada por Roberto Machado e colaboradores como a conclusão de seu trabalho já comentado: o sentido da intervenção médica sobre uma série de fatos sociais em geral, aqueles relativos ao crime em particular, teria sido o de "submeter uma população incivilizada a um modelo de dominação"? Teria sido uma forma de "o esquema de governo" operacionalizar o conhecimento para enfrentar "as dificuldades, resistências e obstáculos colocados por uma população que pretende, permanentemente, escapar a seu controle; por uma população para quem norma é danação"?

Ao refletir sobre o crime e seus vários aspectos, os médicos estiveram de fato conduzindo e executando um processo de racionalização da vida social? Estiveram voltados a um projeto de dominação? Qual o sentido da reorientação do exercício profissional da medicina ora delineada? Ao reproduzir o pensamento médico, poderemos ler os textos publicados pela imprensa especializada no período de final do século XIX ao início do XX como espaço de divulgação, definição e polêmica das teorias e práticas médicas aplicadas aos novos objetos incorporados pela medicina, ou precisaremos percebê-los inseridos em uma lógica de renovação da sociedade, lógica de modernização dos instrumentos de controle social? Enfim, devemos ver na medicina o terreno em que repercutiram os embates sociais da época ou o carro-chefe de uma transformação social pautada pela ampliação dos dispositivos de poder?

INFÂNCIA E CRIME

> O estudo da medicina legal ... a esclarecer a justiça, nos casos difíceis em que ela não pode com segurança avançar um passo, sem o auxílio das luzes que a medicina somente lhe pode fornecer. (*Gazeta Médica do Rio de Janeiro*, Editorial, 1863)

O coeficiente de mortalidade infantil é um dos principais indicadores do desenvolvimento social de uma população. Quando analisado retrospectivamente, percebe-se que os melhoramentos nas condições de vida e de saúde repercutem diretamente na redução dos valores calculados; da mesma forma, índices virtualmente elevados instruem medidas necessárias à reversão dessa tendência. Nesse sentido, o monitoramento dos coeficientes de mortalidade infantil é objeto preferencial da medicina pública e ilustra, no período considerado, as diferentes vocações dos dois ramos dessa disciplina, a higiene e a medicina legal.

Segundo os dados demográficos compulsados pela *Gazeta Clínica*, durante o ano de 1921, faleceram 93.437 pessoas no Estado de São Paulo; desse total, 47.220 tinham menos de dois anos de idade. A cifra estarrecedora era acusada pelo doutor Paulo S. Ferreira (1922), de Botucatu: como nos anos anteriores, mais da metade dos óbitos incidiram na primeira faixa etária da infância, um total equivalente à população de toda uma cidade, das de médio porte no Estado. A denúncia estava vinculada à proposta de modificar a inserção do sarampo e do tétano na legislação sanitária, prescrevendo maior rigor nas determinações profiláticas. Para o sarampo, o doutor Ferreira queria a notificação compulsória, o isolamento, a desinfecção e a quarentena por 15 dias após a cura, além do combate à noção comum de que a moléstia seria benigna e inevitável. Para o tétano, ele pedia a notificação compulsória e, nos casos de infecção no cordão umbilical, o indiciamento e a punição criminal do responsável.

A intervenção do médico paulista exemplifica a atuação dos higienistas: tendo identificado um problema de saúde pública, esses profissionais procuram apontar as modificações que devem ser introduzidas na organização social para, se não resolver o problema, ao menos mitigá-lo. No âmbito da medicina legal, no período que vimos estudando, pode ser caracterizado um procedimento análogo, no qual os fatores relativos à organização social são especificamente dirigidos à constituição moral da coletividade. O mesmo problema dos altos índices de mortalidade infantil adquire uma nova feição quando abordado por esse prisma; é o que nos mostra a memória apresentada em 1887 à Academia Imperial de Medicina, pelo doutor José Maria Teixeira, trabalho laureado com o primeiro prêmio da sessão magna daquele ano.

Para ele, o alto índice da mortalidade de crianças no Rio de Janeiro teria um fator preponderante "sem contestação possível", uma "causa de ordem social": a ilegitimidade dos filhos, ou seja, o nascimento de crianças cujos pais não consagraram sua união pelo casamento civil. O médico premiado não hesitava em postular o axioma, que seria bastante conhecido pelos "demografistas", segundo o qual "a mortalidade dos filhos naturais" seria "dupla da dos filhos legítimos". Na falta de informações mais completas sobre a situação nacional, o doutor Teixeira evocou dados comprobatórios de outros países, como França, Alemanha, Rússia, Inglaterra etc. Na Bélgica, por exemplo, apenas 6,9% dos nascimentos eram ilegítimos: no entanto, 12,3% da mortalidade infantil era devida às crianças ilegítimas com menos de um ano. Para dimensionar o problema da ilegitimidade no Rio de Janeiro, onde ele supunha que o grande número de escravos, ex-escravos e seus descendentes contribuíssem para o excesso de filhos ilegítimos, o médico procurou contabilizar o número de batismos durante um trimestre de 1885, cotejando-o com dados do registro civil e concluindo que cerca de 35,7% das crianças seriam ilegítimas:

É realmente triste que este fato pouco moral se dê no Rio de Janeiro, tanto mais quanto os dados se referem aos batizados e não aos nascimentos, sendo de presumir que a proporção ainda seria mais desfavorável se examinássemos os nascimentos, visto como naturalmente sem batismo morrem mais crianças ilegítimas do que legítimas. (Teixeira, 1887)

Acompanhemos alguns dos principais assuntos e questões que motivaram esta reflexão médica e moral sobre a infância. Em particular, passemos em revista os conceitos e as discussões envolvendo a interface entre infância e crime, que ocuparam o pensamento médico-legal no período de final do século XIX ao início do XX: o infanticídio e o tema correlato das docimasias; o debate sobre a responsabilidade criminal das crianças; o problema da contaminação venérea na infância.

Infanticídio

No dia 30 de junho de 1883, por ocasião de mais uma sessão magna aniversária da Academia Imperial de Medicina, o doutor Agostinho José de Souza Lima instava pela modificação do Código Penal, em um ponto no qual a velha lei, de 1830, revelaria "doutrina incompreensível e irracional": o infanticídio. Esse crime era proscrito com a pena de três a 12 anos de prisão (Artigo 197), punição bastante inferior àquela prevista pelo Artigo 192 para o homicídio. Conquanto a "inocência da vítima" e sua "impossibilidade de resistência" devessem servir de agravantes ao infanticídio, a magistratura parecia considerá-lo crime "menos grave e hediondo" que o homicídio. O presidente da Academia sugeria a seus colegas médicos, e a D. Pedro II ali presente, que o legislador ter-se-ia deixado levar, na distribuição das penas, pelas menores "dimensões da vítima"!

"Realmente não conhecemos nada de mais iníquo em matéria de legislação criminal" – era o comentário do editorialista da *Gazeta Médica do Rio de Janeiro* (1863), cerca de vinte anos antes, criticando o mesmo descompasso entre as penalidades, a propósito de resenha sobre o ensaio médico-legal publicado pelo doutor José Soriano de Souza, famoso especialista pernambucano. "Médico verdadeiramente filósofo", também ele teria notado "a penosa convicção de que o legislador não compreendeu bem a alta importância de sua missão" quando confeccionou o artigo denunciado.

Essas reclamações teriam surtido efeito em 1890, quando a nova edição do Código Penal atribuiu penalidade mais severa ao assassinato de recém-nascidos, tanto por omissão (recusar à vítima os cuidados necessários à manutenção da vida) como por comissão (emprego de meios diretos e ativos). O Artigo 298 prescrevia prisão celular por seis a 24 anos, equivalente à punição do homicídio simples, isto é, sem agravantes, incluso no Parágrafo 2º do Artigo 294. No entanto, uma exceção foi aberta para os casos em que o crime fosse perpetrado pela própria mãe, "para ocultar a desonra própria", circunstância em que a pena era reduzida para três a nove anos de prisão.

Nos anos seguintes, essa exceção foi motivo de novas reclamações por parte de médicos legistas. Em 1923, o doutor Leonidas Avendaño, do Peru, apresentou ao VI Congresso Médico Latino-Americano uma memória coligindo a legislação sobre o infanticídio em todos os países da América. Como preferência pessoal, ele destacava o dispositivo legal equatoriano, em que essa figura jurídica nem sequer era mencionada e o crime ficava, portanto, enquadrado como os demais homicídios. Além disso, o infanticídio era passível de punição suplementar extraordinária no Equador, em função do agravante estipulado para os assassinatos cometidos por parentes. Em todos os demais países latino-americanos, lamentava o médico peruano, impunha-se pena reduzida aos réus desse delito, aceitando como atenuantes os argumentos de defesa da honra materna e de influência do estado puerperal. Como resolução a ser adotada pelo Congresso, o doutor Avendaño propunha que todas as nações do continente restringissem as situações sujeitas à redução penal, deixando de aplicá-la aos outros parentes que não a mãe e, mesmo assim, apenas às mulheres "de boa fama", que "para ocultar sua desonra" matassem "o filho clandestinamente concebido, no momento de nascer ou imediatamente após" (Avendaño, 1923). Ainda que contrariasse o fundamento de sua intervenção, a moção proposta foi aprovada por unanimidade pelos congressistas.

Apesar das penas mais severas estipuladas em 1890 para o infanticídio, e a despeito dos médicos que reivindicaram ainda maior punição aos que cometessem esse delito, o Código Penal de 1940 voltou a considerá-lo crime de feição especial e menor quantidade política que as demais formas de homicídio. Seus Artigos 123 e 134 estipularam a detenção de dois a seis anos para as mães que, de forma ativa ou passiva, incorressem nesse ato. Concordando com a nova disposição, o doutor Flamínio Fávero, sucessor de Oscar Freire na cátedra de Medicina Legal da Faculdade de Medicina de São Paulo, convinha com a manutenção da figura jurídica autônoma e atenuada. Em seu compêndio de medicina legal, ele procurava justificar seu ponto de vista, lembrando que o infanticídio estaria sempre ligado "a uma falta sexual consequente à sedução, adultério, estupro, incesto" e seria "o epílogo de uma gravidez ilícita", havendo, em relação à mulher, "uma desonra a ocultar", uma emoção violenta "no espírito de uma infeliz" que não lhe soube ou não lhe pôde resistir.

Além da questão penal, havia outros importantes tópicos relacionados ao infanticídio, que foram objeto da reflexão médico-legal. Duas questões, em particular, mereceram ênfase especial por parte da perícia médica, em razão de sua importância para a instrução dos procedimentos jurídicos relacionados a esses casos. A primeira delas refere-se à caracterização da vitalidade neonatal da vítima, para reforçar ou desclassificar a defesa da acusada que se apoiasse em uma virtual alegação de natimortalidade. A segunda questão colocada em destaque foi a determinação do tempo de vida da criança, uma vez que o Código Penal restringia a categoria "infanticídio", de punição mais leve que o homicídio, ao assassinato de recém-nascidos.

A fórmula empregada pela lei de 1830 era vaga e imprecisa, apenas "recém-nascido", sem outras especificações explicitadas. Em 1890, foi estabelecido o prazo de até sete dias após o nascimento, o que gerou novas críticas quanto à amplitude demasiado dilatada. A solução adotada em 1940 suprimia ambos os inconvenientes, imprecisão e amplitude, e expressava formalmente o infanticídio como a agressão ou a omissão mortal perpetrada pela mãe contra "o próprio filho, durante o parto ou logo após". Do ponto de vista da perícia, a determinação mais complicada dizia respeito aos sete dias após o nascimento. Não existindo um único critério diferencial, era necessário apreciar em conjunto uma série de fatores: queda do cordão umbilical, situação de seu ponto de inserção, comprimento e peso da criança, o ponto a que corresponde a metade de seu corpo, presença e tamanho de cabelos, o desenvolvimento do fígado, a existência ou falta de mecônio no intestino grosso, os diferentes diâmetros da cabeça, o grau de união entre as porções dos ossos do crânio etc.

Quanto à caracterização da vitalidade neonatal das vítimas de casos suspeitos de infanticídio, um primeiro ponto polêmico residia na própria necessidade de sua verificação pericial. Para o doutor José Soriano de Souza, a agressão e a omissão de socorros ao feto natimorto deveriam ser admitidas como infanticídio e punidas com o mesmo rigor dispensado ao infanticídio. Em seu livro de 1863, ele procurava apoiar essa proposição na literatura médica estrangeira. Seu entendimento, no entanto, não prevaleceu na jurisprudência nacional e a verificação da vida extrauterina do feto na autópsia foi considerada pré-requisito essencial para a comprovação do crime de infanticídio, sendo objeto de vários estudos médico-legais. A denominação comum de docimasia, do grego *dokimasia* (experiência, prova), foi aplicada a diferentes procedimentos bioquímicos, histológicos e de outros tipos, que visavam habilitar deduções médico-legais quanto a diferentes questões periciais; em especial, comprovar ou afastar a hipótese da vitalidade neonatal dos fetos autopsiados. Outro tradicional campo de aplicação das docimasias médico-legais, com vasta repercussão na literatura especializada, foi a determinação necroscópica de sinais que evidenciassem se a morte foi súbita ou precedida de agonia.

Docimasias eram, portanto, testes laboratoriais que permitiam verificar se uma criança chegara a viver ou se já nascera morta. O desenvolvimento técnico da medicina legal nesse campo pôde ser medido pelo trabalho do doutor Ernesto Nascimento Silva (1917), sucessor de Souza Lima na cátedra da disciplina, na Faculdade de Medicina do Rio de Janeiro, que descreveu 26 espécies diferentes de docimasias passíveis de aplicação na prática judiciária. Eram demonstrações periciais das modificações provocadas pela respiração nos tecidos pulmonares; análises de outros elementos do aparelho respiratório; docimasias do aparelho circulatório; docimasia do osso fêmur etc.

A comprovação da vida extrauterina, o diagnóstico da causa de morte e a determinação do tempo vivido pelo recém-nascido foram os três fatores associados ao crime de infanticídio que projetaram um grande desenvolvimento tecnológico para a medicina legal, em suas funções e tarefas periciais. Desse modo, ajudaram a modificar a feição da disciplina no Brasil, veiculando sua aproximação com as práticas laboratoriais; um caminho que a medicina experimental vinha trilhando com muito êxito, desde alguns anos antes, indicando-o como diretriz para o desenvolvimento das demais especialidades médicas.

Imputabilidade criminal da criança

A criminalidade infantil foi abordada de diferentes ângulos pela medicina legal no Brasil. Os distúrbios psiquiátricos característicos da faixa etária, os malefícios diretos e indiretos da intoxicação alcoólica em crianças, sua pretensa vocação inata para a mentira, os cuidados que a sociedade deveria dirigir à imprensa para evitar que os jovens se corrompessem: estes foram alguns dos tópicos discutidos. Unificava essas diferentes temáticas uma preocupação comum com a infância, com sua necessidade intrínseca de serviços sociais diferenciados em geral, a assistência médico-legal em particular.

Em 1896, o doutor Márcio Nery, um dos expoentes da psiquiatria nacional, estudava a "loucura da puberdade", perturbação mental que afetaria indivíduos entre 15 e 16 anos, idade em que "as ideias e as excitações sexuais" precipitar-se-iam "subitamente sobre o espírito", determinando-lhe "uma espécie de caos". O mesmo tema foi estudado pelo doutor Mário Leal em sua tese inaugural, de 1902, sobre a "demência precoce da puberdade", "psicose degenerativa" que ele denominou "hebefrenia", para caracterizá-la como "processo mórbido distinto" e apontar-lhe os fatores etiológicos.

No mesmo período, a Sociedade Científica Protetora da Infância (*Gazeta Clínica*, Editorial, 1903) analisava os efeitos do alcoolismo em crianças e seu papel na produção de retardamento físico e intelectual. E acusavam a "incúria" dos governantes, que nada fizeram contra um perigo capaz de promover "a degeneração da nossa raça, a constituição de indivíduos fracos física e moralmente, que sem nenhuma energia vital não poderão prestar serviços à pátria".

Em 1911, o médico e moralista doutor Plínio Olinto, em consulta dirigida à Sociedade de Neurologia, Psiquiatria e Medicina Legal, relacionava a infância à mentira, pela falta de memória das crianças, sua dificuldade de raciocínio, irritação, consciência fraca e imaginação exaltada. Essas características seriam imanentes às crianças, o que tornava a verdade "mero acaso" para elas, se não "a exceção frequente de uma regra que, aliás, ainda não ficou estabelecida". No III Congresso Brasileiro de Higiene, realizado em 1926, o médico paulista doutor Eurico Branco Ribeiro reforçava o papel da imprensa na "formação de hábitos sadios nas crianças", para postular sua regulamentação sanitária, seu controle por consultores técnicos especializados em higiene, psicologia, sociologia e jornalismo, que zelassem para impedir os jornais de se constituírem em veículos da degradação moral.

O reconhecimento da infância como estado de carência de atenções especiais por parte da sociedade tinha duas consequências importantes do ponto de vista médico-legal. Em primeiro lugar, caberia a esses especialistas instruir as instâncias jurídicas quanto à idade em que o ser humano adquire a imputabilidade criminal e pode, portanto, ser responsabilizado penalmente por seus atos. E, em segundo lugar, eles teriam muito a dizer quanto aos cuidados especiais que deveriam ser dirigidos às crianças, seja para impedi-las de incidirem no crime, seja para recuperar os delinquentes.

Em seu estudo comparativo sobre a legislação de diversos países, publicado em 1894, o doutor Rodrigues Doria definia a imputabilidade criminal como "o conhecimento da existência do dever e da natureza do ato, a compreensão de que o ato teve por índole a violação do direito, e a liberdade de praticá-lo ou não". E reconhecia como dificílima a apreciação desse tipo de discernimento em cada caso; a demonstração da existência de dolo ou má-fé nos atos praticados por crianças seria "uma perícia delicadíssima". Para evitar esse inconveniente, poupando "controvérsias e delongas do processo", a legislação penal fixava uma época para o começo da responsabilidade criminal. No Brasil, o Código Penal de 1890, em seu Artigo 27, estabelecia o parâmetro de nove anos completos, o que o doutor Doria avaliava como cruel e desumano, além de um retrocesso em relação à lei de 1830, que não reconhecia imputabilidade criminal até os 14 anos. Como consequência, ainda meninos eram levados à prisão, "onde os perversos encontrariam mais perversos ainda", afundando-se no caminho do crime.

Quanto à recuperação dos "menores" infratores, o doutor Rodrigues Doria propunha que "o tratamento a aplicar" para "a cura deste tão grande mal social" devesse se pautar por três "indicações capitais": "a educação, o trabalho e a moralidade". Introduzir os jovens na moral, educá-los e fazê-los trabalhar – para essa finalidade, o conhecido médico qualificava como "magnífica" a instituição dos "reformatórios", designação italiana para estabelecimentos de atenção aos "meninos vagabundos e delinquentes". Ali, as crianças encontrariam "todos os cuidados higiênicos precisos, trabalho assíduo, quer industrial, quer agrícola, a instrução literária indispensável e conveniente, além da educação moral e religiosa".

A solução institucional para o problema da criminalidade infantil parece ter merecido a preferência dos médicos que se pronunciaram sobre o assunto. Tirar as crianças da cadeia e colocá-las em estabelecimentos diferenciados, especialmente adaptados à finalidade de sua reabilitação, eram objetivos recorrentemente expressos. Em 1903, o doutor Franco da Rocha saudava a criação de um instituto correcional em São Paulo, o qual viria preencher "uma lacuna muito sensível". Ainda que "alguns tarados" ali recolhidos não tomassem o "bom caminho", "pesadamente pela má herança", dizia o famoso psiquiatra, decerto "se salvarão muitos que se perderiam só pela vadiagem e pela miséria". "É o lado prático da questão, que já está sendo compreendido pelos nossos legisladores."

Por ocasião de sua gestão como presidente da Academia Nacional de Medicina, o doutor Joaquim Pinto Portella também pôde se pronunciar sobre o tema, durante a sessão magna de 30 de junho de 1904. Ele denunciava como triste e desoladora, "anti-humanitária, imprópria de um país civilizado", a situação das "crianças moralmente abandonadas e criminosas", presas nas ruas e levadas ao "xadrez", onde entravam em contato com os presos adultos, "foco de infecção física e moral". O doutor Pinto Portella reivindicava que o Estado – "órgão assecuratório da vida social" – fizesse valer sua "função preventiva" e sua "influência moralizadora" regulamentando o "pátrio poder" e as obrigações sociais da família. Para que as "vítimas da orfandade ou do abandono familiar" não incidissem no crime e para recuperar os pequenos infratores, o presidente da Academia de Medicina somava a sua voz àqueles que apregoavam o estabelecimento de reformatórios:

> E como, meus senhores, a repressão da criminalidade infantil deve revestir caráter de verdadeira proteção ou assistência, eu termino o meu mandato nesta casa, pedindo à Academia Nacional de Medicina e aos poderes públicos do meu país a criação de asilos apropriados e de colônias agrícolas para as crianças moralmente abandonadas e criminosas. (Portella, 1904)

É interessante notar que, embora elogiada no início do século XX como solução para o problema da infância abandonada e criminosa, o recolhimento asilar de crianças havia sido condenado, poucos anos antes, pelo doutor Souza Lima, quando aplicado ao ensino secundário ministrado nos "internatos". A supressão desses estabelecimentos de instrução pública havia sido solicitada às autoridades pelo então presidente da Academia Imperial de Medicina, em sua sessão magna aniversária de 30 de junho de 1885. "Nada de vida comum nos colégios" – o médico acusava os "asilos de meninos" e instituições congêneres como fonte de propagação de "certos vícios genitais", "focos públicos de manuelismo solitário ou recíproco, e ainda pior".

Embora admitisse ser impossível prescindir absolutamente dos asilos, "amparo providencial de tão avultado número de infelizes desvalidos, que sem eles seriam votados à miséria e de todo completamente perdidos para a sociedade", o médico pedia o fim do "aquartelamento de meninos", quando este não fosse um "mal necessário", como no caso dos internatos. Quem pudesse deveria fazer instruir os filhos sob os próprios olhos, ele afirmava, as crianças nada perderiam por serem "enviadas tarde para a corrupção dos colégios, dos liceus, dos internatos e outras casas de educação", onde "a pretexto de latim e de grego, a carne e o espírito se atrofiam":

> O menino que entra para o colégio, aí encontra um foco de contágio que dentro em pouco se estende até ele, porque o mal tem se estabelecido com caráter endêmico, e se transmite sem interrupção dos veteranos aos calouros e a seu tempo todos pagam mais ou menos o tributo destas iniciações pérfidas. O vício germina espontaneamente sobre este estrume insalubre do colégio; como sistema ou regime de clausura e aglomeração, o internato é fatal às inclinações honestas e virtuosas. Todos os melhoramentos que se puder aí introduzir serão inúteis. (Souza Lima, 1885)

Infecção venérea na infância

Em sua sessão de 9 de junho de 1917, a Sociedade de Medicina Legal e Criminologia da Bahia (*Gazeta Médica da Bahia*, Editorial, 1917) discutiu um caso de atentado ao pudor de uma criança de seis anos, com contaminação venérea. O doutor Alfredo Magalhães, que relatara o episódio, diagnosticara "orquite gonocócica", uma verdadeira curiosidade clínica, e repetiu a descrição que o pequeno lhe fizera sobre as práticas libidinosas de que fora vítima, para elucidar como se transmitira a moléstia. Uma vez contada a história, ele pedia orientação sobre a assistência médico-legal a ser prestada ao doentinho, "para não deixar impunes fatos de tal ordem".

Ele foi informado que, do ponto de vista judiciário, a questão da punição estaria plenamente contemplada pelo Artigo 266 do Código Penal (1890) e pela Lei n. 2.992, que estipulavam pena de um a oito anos de prisão celular para o culpado. Além disso, foi-lhe sugerido pesquisar se havia ocorrido desídia ou perversidade dos pais com o filho, circunstâncias em que o "Juiz de Órfãos" deveria ser notificado para destituir o "pátrio poder", nomeando tutor ao "menor ofendido e abandonado". O doutor João Garcez

Fróes, presidente da associação, sugeria que a questão seria ainda mais complexa, no que tange à conduta do médico, que estaria obrigado a não denunciar o caso, "preso como está pelo segredo profissional"; ainda mais, lembrava, baseado em um único testemunho, "um testemunho de menor".

Retrucou-lhe o doutor Oscar Freire, que sublinhou a obrigação deontológica em suspender o sigilo e proceder a denúncia, para "evitar mal maior", a impunidade e a reincidência no crime. Aproveitando o assunto abordado, Oscar Freire solicitou à Sociedade que se mobilizasse para conseguir dos poderes públicos "uma aparelhagem administrativa e judiciária capaz de proteger real e eficazmente a infância desamparada".

O pedido de Oscar Freire foi levado pelo doutor Alfredo Magalhães (1923) ao I Congresso Brasileiro de Proteção à Infância, alguns anos depois, em que apresentou memória defendendo a necessidade de se ir além da punição aos "algozes culpados de atentados ao pudor de crianças", amparando "cabalmente" as vítimas, "preservando-as definitivamente, encaminhando-as para o bem e para a conquista da dignidade humana". Também neste ponto esboçava-se a solução asilar para uma classe da infância carente. De fato, no mesmo evento, o famoso jurista Evaristo de Moraes (1923) propugnava medidas para atenuar o problema da prostituição na infância. Ele pedia a "proteção oficial" às crianças abandonadas, substituindo o Estado à "família faltosa"; deveriam ser fundados "recolhimentos" especialmente destinados a meninas pobres, para internar as órfãs e as abandonadas, as que pertencessem a famílias indignas e as que estivessem entregues à corrupção das ruas.

Também o doutor Alberto Farani (1917) relatou um caso de dupla infecção venérea (gonocócica e sifilítica) adquirida na infância. Tratava-se de uma garota de seis anos assistida na Policlínica Geral do Rio de Janeiro, a qual fora contaminada por "um miserável coinquilino da habitação coletiva" em que morava com a família. Examinando a paciente, ele constatou que, apesar do pus abundante, de placas mucosas e outros sinais locais, tanto a vagina como o ânus apresentavam-se íntegros, sem "o menor indício de efração". Concluíra que o agressor praticara o "coito *interfemo-*

ra", guiado não pela "impulsão satirisíaca", mas pelo intento planejado de vitimar uma "virgem infante", transmitindo-lhe a doença da qual acreditava, assim, estar se livrando pelo meio mais rápido. O "preconceito estúpido e prejudicial", a "crença revoltante", foi registrado em uma página pungente da imprensa médica, na qual o doutor Farani constatava a urgente necessidade de educação sexual, para "tornar higiênica a prática genésica" e para ensinar ao povo os meios de prevenção e tratamento das doenças venéreas.

Outro problema relativo à contaminação venérea de crianças foi exposto em 1892 pelo doutor Nina Rodrigues, em lição professada na Faculdade de Medicina da Bahia e reproduzida na *Gazeta Médica* daquele Estado. Naquela ocasião, ele discutia a natureza e o valor médico-legal das "vulvovaginites" e advertia os ouvintes sobre os erros de interpretação a que costumavam conduzir. Ao perceber nas crianças corrimento purulento da vulva, alguns médicos poderiam concluir, sem investigações complementares, pelo crime de defloramento; os próprios pais constrangeriam a menina, para saber "quem brincou contigo?", "quem te sentou no colo ultimamente?". Se, além do corrimento, houvesse ligeira ulceração nos órgãos genitais, a suposição ficaria mais forte, assim como a pressão sobre a criança, para confessar um crime que poderia não ter existido. O que o médico maranhense queria ressaltar era a existência de outras vias para a comunicação da doença. A infecção vaginal, assim como a oftalmia, poderia ser adquirida no parto e mantida em estado crônico durante a infância. O contato direto ou indireto, por meio das mãos, roupas, esponjas e "objetos de toalete" poderia produzir o mesmo efeito. Também banhos tomados em comum poderiam veicular os "germes da moléstia". Daí se poderia inferir que a "vulvite das meninas" resultava, muitas vezes, de um contágio doméstico, talvez derivado da própria "alcova materna". E terminava relatando cinco casos em que a perícia médico-legal conseguira reconstituir a forma pela qual se dera a contaminação, desfazendo a suspeita de sevícias.

Nos anos seguintes, o caminho aberto por Nina Rodrigues foi seguido por outros médicos, como as doutoras Francisca Praguer Fróes (1903) e Antonieta Dias Morpurgo (1908) e o doutor Monteiro Vianna (1904). Seus trabalhos foram favorecidos pelo avanço das técnicas laboratoriais, uma vez que os novos métodos bacteriológicos permitiram apurar a diferenciação entre a blenorragia, cuja etiologia estaria mais fortemente associada aos contatos sexuais, e as demais infecções purulentas da vagina. Também neste campo de aplicação da medicina legal, a perícia adquiriu contornos formais mais bem delineados ao se associar à medicina experimental, evoluindo de procedimento interpretativo baseado na investigação dos testemunhos para os recursos da dedução laboratorial.

LOUCURA E RESPONSABILIDADE CIVIL

> Para estes casos oferece o Código Civil o remédio jurídico da tutela com que é protegida a incapacidade relativa do paciente. (Abreu, 1928)

A crítica ao "conceito vulgar de consciência" foi estampada no *Brasil-Médico* em 1923, pelo doutor Fábio Sodré, médico do Hospício Nacional de Alienados e editorialista do periódico. Para ele, "consciência" seria figura apenas admitida pelos "espiritualistas", "em terreno de pura fantasia". A definição deste conceito seria mais um obstáculo metafísico à compreensão do "mecanismo do pensamento". Arauto defensor daquilo que chamou "psicologia positivista, determinista", o médico fluminense classificava o conceito de consciência como "o pesadelo dos psicólogos de todos os tempos".

Fábio Sodré queria que a capacidade de pensar fosse focalizada como reduzida, de fato, a "percepções e memorizações associadas". Até mesmo os qualificativos "consciente" (distinguindo os pensamentos que se desenvolvem orientados pelas impressões externas imediatas) e "inconsciente" (designando os processos mentais elaborados sem solicitação ou apoio externo) deveriam ser suprimidos. Outro elemento tradicionalmente associado à consciência, a sensação de continuidade do psiquismo seria desvelada como mero reflexo de nossa percepção da continuidade do meio exterior.

Apesar de sua pregação positivista, a recusa radical ao emprego de moções e temas acusados como metafísicos parece não ter prevalecido no pensamento psiquiátrico brasileiro. Um dos expoentes da disciplina no Brasil, o doutor Henrique de Brito Belford Roxo promoveu estudos e publicou diversos artigos sobre "vontade" (1911), "memória" (1909), "consciência" (1907), "raciocínio" (1916) e "afetividade" (1915), tanto nos indivíduos saudáveis como nos alienados. Sucessor de Márcio Nery na cátedra de Clínica Psiquiátrica e Moléstias Nervosas da Faculdade de Medicina do Rio de Janeiro, ele postulava que todos esses conceitos eram passíveis de definição e explicações no "campo da medicina científica", prescindindo das "doutrinas filosóficas controversas", sem que fosse preciso recorrer às "doutrinas da metafísica".

Para o doutor Henrique Roxo (1904), a psiquiatria teria como objeto os "atos psíquicos", compreendidos, em síntese, pelo sentir, pelo pensar e pelo querer. Abstrações filosóficas? Ele asseverava que não, fazendo repousar suas observações psicológicas sobre uma descrição meticulosa da neurofisiologia humana. Explicava o funcionamento do "arco diastáltico", que veicularia as excitações externas desde a periferia até o centro do sistema nervoso, a forma pela qual essas excitações seriam captadas pelo cérebro e a reação que provocavam, determinando as ações motoras. Desse modo, os atos psíquicos eram decodificados em termos de processos biológicos específicos, e o médico podia examinar fatores como a participação dos "gânglios espinais das raízes posteriores", do "mielencéfalo", dos "pedúnculos cerebrais", da "camada cortical do cérebro" na transmissão e recepção dos impulsos nervosos.

Para Belford Roxo, a vontade seria "o ato psíquico que representa a tendência ao movimento, depois de haver percebido uma dada sensação". Esse atributo poderia ser quantificado nos indivíduos segundo seus graus variáveis, desde a saúde mental até os diferentes estados de perturbação psíquica. Assim, ao se medir a "energia volitiva", poder-se-ia encontrá-la diminuída ("abulia" ou "hipobulia") nos casos de "confusão mental", "demência apática" e alcoolismo, nos quais a falta de impulso para a ação não permitiria o domínio das ideias mórbidas que porventura se apresentassem, e aumentada ("hiperbulia") "na paranoia e nos estados maníacos".

Quanto à consciência, "a noção do fato psíquico", fator responsável pela integração dos atos psíquicos em um único todo mantido coeso (a "personalidade"), poder-se-ia projetar escalas quanto à sua "intensidade" – capacidade individual em concentrar a atenção; "clareza" – nitidez com que se consegue perceber as sensações; e "extensão" – poder de apanhar maior quantidade de fenômenos e apreender seus elementos.

Essa incursão à psiquiatria emprestou à medicina legal os instrumentos de quantificação da consciência e da vontade, com os quais a perícia médica iria avaliar a responsabilidade civil e penal dos suspeitos de perturbação mental. Esses recursos foram acionados inúmeras vezes para verificar a sanidade de pessoas que cometeram crimes hediondos, de outras, cujos atos se queria impugnar e daquelas que se temia pudessem agir contra seus próprios interesses, mormente os pecuniários, ou de seus familiares.

Focalizemos, então, o debate médico e psiquiátrico sobre "consciência" e "vontade", do ponto de vista da incorporação desses conceitos pela medicina legal nas perícias de responsabilidade civil dos supostos insanos e nos temas correlatos dos testamentos e testemunhos. Veremos que também os médicos doutrinariamente mais próximos de Fábio Sodré, como Nina Rodrigues e Franco da Rocha, efetuaram perícias de avaliação da capacidade civil, o que equivalia a quantificar a "consciência" e a "vontade" em suas manifestações civis (testemunhos, testamentos, autonomia para dispor de seus próprios bens etc.), apesar de criticarem esses conceitos como arcaicos e metafísicos, superados pelas novas ideias do determinismo biológico.

Interdição civil de supostos alienados

> De todas as moléstias que afligem a humanidade, a loucura me parece a mais deplorável: ela é uma das tristes consequências que pode trazer a encarnação do ser espiritual, e depende da destrutibilidade dos órgãos que, no trabalho do pensamento, a inteligência é forçada a empregar. (Magalhães, 1873)

A digressão foi proposta em 1873 pelo conselheiro V. F. de Magalhães, médico baiano, quando intimado pelo juiz a dar seu parecer sobre a capacidade civil de um homem de sessenta anos, supostamente alienado. Após examiná-lo, junto ao doutor Silva Lima, julgou que o paciente não estava louco e conservava as faculdades mentais em perfeito estado. Muitos anos depois, em 1921, o doutor Franco da Rocha (1921a) emitiu um parecer análogo, sobre um "capitalista" inglês residente no Brasil, de 73 anos de idade. Conquanto "neuropata, sujeito às oscilações de depressão psíquica e abulia", ele não seria louco, nem sequer apresentaria "um só sinal de loucura", podendo "perfeitamente administrar seus haveres por si só ou por preposto de sua confiança".

A mesma sorte não teve outro indivíduo, brasileiro de 41 anos, casado e residente em São Paulo. Após examiná-lo, a pedido do magistrado, Franco da Rocha (1921b) solicitou sua interdição, "para proteger os bens do paciente, ameaçado de ruína pela exploração dos amigos". O exame somático registrou "tendência para o abuso de álcool"; "abuso do onanismo"; vários "estigmas físicos de degeneração"; "saúde geral frágil" e "desenvolvimento retardado". A avaliação do estado mental verificou "inteligência fraquíssima"; "compreensão difícil" e "capital intelectual muito escasso, quase nulo". "Teimosia egoística"; "estado afetivo indiferente ou facilmente colérico, quando o contrariam". Tratava-se de um "fraco de espírito", em uma palavra – para usar "expressão rigorosamente científica" –, um "imbecil". Assim, o doutor Franco da Rocha concluía o seu laudo recomendando que fosse decretada a incapacidade do "examinando" para gerir sua pessoa e seus bens, enquanto vivesse.

Por várias vezes, neurologistas, psiquiatras e médicos-legistas foram judicialmente convocados para avaliar a capacidade civil de supostos alienados. Muitos deles reproduzidos nas revistas profissionais, os laudos preparados apresentavam uma sugestiva regularidade. Em geral, pesquisava-se a sanidade de pessoas relativamente idosas e abastadas, dotadas de pelo menos alguns recursos, cuja gestão fosse motivo de discórdia em família. Além disso, supunha-se a manifestação de distúrbios comportamentais ou atitudes que justificassem a disputa, servindo de matéria para a apreciação médica. As descrições clínicas não eram matizadas por nuanças e semitons; ao contrário, não podendo dar margem a dúvidas para a apreciação jurídica, os relatos médicos ou bem desclassificavam a importância dos indícios de loucura relatados, ou afirmavam peremptoriamente a perturbação mental da pessoa examinada.

Nos casos em que foi chamado a opinar, o doutor Nina Rodrigues (1894a e b) sublinhou a natureza delicada e complexa desse tipo de determinação, ensinando como preencher os laudos em questão. Em 1894, graças à sua intervenção, reverteu-se o erro judiciário de que teria sido vítima Manoel Ivo da Rocha, 49 anos, oficial de justiça, que fora declarado incapaz pela suposta existência de um "delírio de perseguição". Em 1904, o famoso médico maranhense resolvera outro caso complicado, provocando a interdição da pessoa e dos bens de um paciente com "loucura lúcida", "loucura circular de tipo raciocinante", com "episódios delirantes". Em cada perícia, ele procurava apontar os defeitos de pareceres anteriores, estipulando critérios para o exame dos peritos oficialmente designados. Desse modo, conseguiu reforçar a especialidade, imprimindo-lhe contornos corporativos mais nítidos.

De sua experiência no assunto, resultou o livro *O alienado no direito civil brasileiro* (1901), no qual Nina Rodrigues insistia na necessidade de se estabelecer tópicos especiais de legislação civil para os alienados no Brasil. O volume fora redigido motivado pela discussão que se travava no Congresso e na sociedade sobre a reformulação do Código Civil. Em particular, o autor quis demarcar sua oposição ao famoso projeto apresentado por Clóvis Bevilacqua, nos itens relativos à interdição civil dos alienados. Nina Rodrigues queria a instituição dos conselhos de família, para gerir a pessoa e os bens dos interditados, um dispositivo emprestado à lei francesa de 1838. Além disso, ele se opunha aos termos empregados pelo jurista – "loucos de todo o gênero" e "alienados de qualquer espécie" –, considerando-os muito fortes para abranger casos mais brandos de "inconsciência mórbida" de interesse para o direito civil. E propunha a adição da frase "incluídos entre eles os fracos de espírito", para que se pudesse interditar aqueles que se entregavam à "embriaguez habitual", à "prodigalidade", ao "jogo inveterado", além dos casos de "afasia", de "fraqueza mental" e de "estados transitórios de insanidade mental".

Tendo falecido precocemente, aos 43 anos em 1906, Nina Rodrigues não acompanhou a promulgação da nova versão do

Código Civil, dez anos depois, no qual as suas sugestões, apesar de bem recebidas no meio médico, não foram aproveitadas.

No que se refere à expressão "loucos de todo o gênero", enfim consagrada no Código Civil, coube ao doutor Juliano Moreira, em 1920, representar ao Congresso protestando contra a fórmula e solicitando sua substituição por "alienados e deficientes mentais" (*Brasil-Médico*, Editorial, 1920). Além das vantagens apontadas por Nina Rodrigues, a nomenclatura proposta teria a qualidade de incluir "os casos em que a ignorância possa constituir motivo cabal de interdição parcial e temporária".

Este foi mais um ponto em que os médicos quiseram, mas não conseguiram ir mais adiante. A reivindicação de maior amplitude para a interdição civil não deixava de ser uma forma de postular a projeção social dos médicos responsáveis por esse tipo de perícia. O viés corporativo, no entanto, nunca foi expresso nos discursos médicos defendendo a medida. Vejamos com que argumentos o doutor Franco da Rocha divulgava a proposta de Nina Rodrigues para o meio médico paulista, em 1901:

> A interdição completa para *loucos de todo o gênero*, sem a modificação adequada aos casos diversos que se apresentam, põe o médico perito em sérios embaraços; de um lado o leito de Procustes, de outro a necessidade de proteção a uma fortuna periclitante. Como sair destes apuros de consciência? É uma barbaridade sem nome, um procedimento odioso, lançar a interdição completa sobre um indivíduo que está no gozo de suas faculdades, com perfeita consciência do estigma que lhe é lançado nesse processo público, simplesmente porque um ligeiro abaixamento do nível intelectual, com lesão mais pronunciada da memória, pode levá-lo a prejuízos pecuniários ... Não há dúvida, a interdição, tal como se processa atualmente, é uma medida vexatória, e as famílias por demais extremosas preferem sofrer prejuízos irremediáveis a lançar mão de tal meio contra uma pessoa que, embora as ameace de ruína, se apresenta com todas as aparências de inteligência lúcida. (Rocha, 1901) (grifos do autor)

Testamentos

Mas a perturbação mental não foi o único motivo de diminuição da capacidade civil, objeto da avaliação médico-legal. A perícia também se voltou ao estado mental dos moribundos, interpretando a proximidade da morte como fator de alteração dos níveis de consciência e vontade. A configuração de uma psicologia dos moribundos interessou diferentes campos de aplicação da medicina legal. Por exemplo, poder-se-ia desdobrar considerações sobre uma séria questão de deontologia, relativa ao momento, à conveniência e à obrigação médica em revelar a um doente terminal a gravidade de seu estado. Também com base nesse conhecimento, poder-se-ia nutrir a polêmica em torno da eutanásia. Mas o ponto que parece ter chamado mais a atenção dos médicos-legistas foi a realização de testamentos.

O interesse e a curiosidade médica pela caracterização do estado mental durante a agonia que precede a morte podem ser medidos pela reprodução, nas páginas da *Gazeta Médica da Bahia*, em 1884, de um conto de Villièrs de l'Isle Adam, chamado "O segredo do cadafalso", narrando o acompanhamento médico a um guilhotinado. Apresentado pelo periódico a título de reflexão para a categoria médica no momento em que mais três execuções eram realizadas na cidade de Salvador, o texto narrava uma experiência médica para detectar manifestações da consciência no instante derradeiro, em que a cabeça já houvesse sido destacada do corpo. Ao pedir que o supliciado piscasse o olho direito três vezes, conforme combinado, a pálpebra se abaixa uma única vez, enquanto a vida se extingue e o leitor se enche de terror com a narrativa literária.

Entretanto, a "crise da noite escura", "crise das crises" ou "crise final" da existência humana, como a descrevia o doutor Victor Godinho (1910), não mereceu maior consideração por parte da medicina legal, senão quando sua investigação auxiliava a compreensão da "penúltima crise", a velhice e a proximidade da morte. Porque essas seriam as ocasiões em que as pessoas costumavam fazer ou alterar seus testamentos. Como registros da consciência e da vontade, os testamentos tiveram questionada sua validade em pendências jurídicas, levantadas precisamente em razão de dúvidas sobre o estado mental no período agônico.

A atenção que a medicina legal despendeu ao assunto visava interferir na aplicação da justiça, na perspectiva de orientar a solução dessas disputas. Em 1896, em resposta a uma interpelação judicial, o doutor Aurélio Vianna, da Faculdade de Medicina da Bahia, procurou estabelecer uma "classificação científica" das perturbações psicológicas experimentadas pelos moribundos, sublinhando as psicopatias que alterariam sua integridade mental a ponto de se recomendar ao magistrado a invalidade dos atos civis por eles praticados, muitas vezes o testamento.

Mas quem melhor formulou a crítica ao Código Civil nesse ponto, "deficiente e insuficiente sobre a questão da validade e da nulidade dos testamentos", afirmando a capacidade médica em avaliar pericialmente o domínio sobre a consciência e a vontade no momento de sua elaboração, foi o doutor Josino Corrêa Cotias, primeiro substituto de Nina Rodrigues na cátedra de Medicina Legal da Faculdade baiana:

> A medicina, apoiada sobre a observação rigorosa dos fatos e guiada pela luz actínia da experimentação, vai desfibrando pouco a pouco o córtex do cérebro humano e desvendando assim os misteriosos arcanos do campo estreito da consciência humana, onde como em um espelho cristalino e límpido vêm se refletir os momentos volitivos da vontade soberanamente livre ou as impulsões doentias de uma vontade enfraquecida ou abolida. (Cotias, 1907)

Não, os moribundos não poderiam testar. Para Josino Cotias, só os "sãos de espírito" poderiam, aqueles que gozassem da "unidade absoluta de sua personalidade", algo que não poderia ser dito "em tese científica" sobre os doentes em fase terminal. Qualquer que fosse a sua moléstia, qualquer que fosse o seu estado mental, o moribundo seria sempre "um homem de vontade enfraquecida", "de sugestionabilidade fácil", "de volições desassociadas e influenciadas pelos reflexos cerebrais muito debilitados, pelo influxo nervoso quase abolido". Para regulamentar a capacidade civil dos moribundos, distinguindo dentre os doentes quem poderia testar, quando e como fazê-lo, o médico baiano reivindicava a adoção de disposições legislativas similares às do Código Civil francês, só aceitando como válidos os testamentos escritos ou ditados por pessoas "em plena integridade de sua personalidade" e "em profunda paz de espírito".

A condição *sine qua non* para a validade dos testamentos seria "a vontade soberanamente livre, guiada e iluminada por uma consciência pura, tranquila, forte e justa", algo que, para ele, só o médico poderia constatar com segurança. Tendo procurado estabelecer os "termos matemáticos" da faculdade de testar, o doutor Josino Cotias reforçava o campo de intervenção da perícia médico-legal, solicitando, na prática, maior poder para sua categoria, aquela única que, com base nos "estudos modernos da psicofisiologia", poderia medir com precisão "a influência do físico sobre o moral", tanto na doença como na saúde.

Testemunhos

Mas não foram apenas as questões pecuniárias que atraíram a medicina legal para a discussão sobre a capacidade civil dos indivíduos virtualmente diminuídos em seus níveis de consciência e vontade. Quando se pretendeu desclassificar testemunhos apresentados em juízo, alegando-se a falta de equilíbrio mental do depoente, um novo campo se abriu para a perícia médico-legal. E, com isso, a psiquiatria forense era novamente convocada para instruir a aplicação da justiça.

Em São Paulo, no final do século XIX, um desses casos repercutiu com especial intensidade, provocando sérias disputas entre médicos e advogados. Antonietta Cornazzani, italiana, 18 anos de idade, havia sido internada no Hospício de Alienados da Capital no dia 22 de agosto de 1896, com quadro de "excitação maníaca" e "fraqueza de espírito". Lá, ela teria sido violada por um indivíduo, ao qual acusou, conforme descrição médica, sem adicionar "circunstâncias agravantes e perigosas, à guisa das histéricas", nem "malevolência ou intriga". Tendo sido instaurado processo judicial, o acusado foi incurso no Artigo 268 do Código Penal, que classificava os crimes de estupro, com base no parecer elaborado pelos doutores Claro Homem de Mello e Amâncio de Carvalho (1899), que atestaram pericialmente dispor a vítima das "faculdades mentais da atenção e da memória" em quantidade suficiente para relatar o que de fato lhe ocorrera.

Além de tentar impugnar o parecer médico-legal, o advogado do réu publicou seus argumentos no *Correio Paulistano*, refutando não só o valor do testemunho de uma alienada, como a própria capacidade da medicina em proceder a esse tipo de avaliação. Desse modo, conseguiu despertar uma forte reação na categoria médica, registrada na imprensa especializada, por meio de cartas de seus mais ilustres representantes, Souza Lima, Nina Rodrigues, Márcio Nery, Carlos Eiras, Teixeira Brandão, em apoio unânime aos peritos judicialmente designados.

A análise psiquiátrica sobre o valor do testemunho foi considerada por Juliano Moreira (1907) como um dos mais importantes capítulos da psicologia forense. O conhecido médico baiano propusera que, além de verificar a real capacidade dos alienados testemunharem, a perícia médico-legal deveria pesquisar o mesmo para as pessoas idosas, só aceitando seu testemunho após submetê-las a um exame psicológico. Com base em suas observações, Juliano Moreira deduzia haver inúmeros casos de falsas acusações formadas sobre lacunas de memória dos "anciões". Para as pessoas idosas, afirmava, o pensamento "treme como seus músculos", ou seja, "a atenção espontânea é cada vez menos ativa e a voluntária custa cada vez mais a se fixar".

O valor médico-legal dos testemunhos foi objeto de muitos estudos por parte da literatura médica e jurídica internacional. Expondo e analisando esses trabalhos, Demétrio Tourinho (1931) e Waldemar de Almeida (1931) focalizaram os fatores inconscientes que poderiam suscitar a inexatidão dos testemunhos. De acordo com "criminalistas" e "psicólogos", havia causas "resultantes de circunstâncias estranhas à vontade do depoente", as quais poderiam falsear seu testemunho: a "sugestão hipnótica" e a "sugestão moral"; os "defeitos no mecanismo da atenção"; o "estado d'alma"; o cansaço e a fadiga; a semelhança entre indivíduos; o decurso de tempo entre o fato observado e o depoimento; as falhas da memória; o desconhecimento dos significados das palavras etc. Sobre todas essas variáveis, os autores apontavam a necessidade de uma orientação segura, do ponto de vista do conhecimento médico, para que a justiça não fosse levada a "erros lamentáveis".

Ainda que se limitasse a esse tipo de consideração, a medicina legal teria demonstrado, no que tange aos testemunhos, seu "alto interesse em matéria civil e criminal". Mas os estudiosos do assunto quiseram ir ainda mais longe e procuraram dirigir o seu conhecimento também aos depoimentos dolosamente falsos, aqueles feitos com intenção de fraude. Em 1915, a *Revista Siniátrica* trouxe um interessante editorial discutindo a psicologia da mentira, "assunto de viva e perene atualidade", hábito que dificultaria as questões políticas, sociais, jurídicas e domésticas. Embora assumisse a dificuldade em reconhecer o mentiroso, uma vez que alguns deles dissimulavam habilmente o seu vício, o editorialista propunha ser a análise psicológica eficaz em detectar os indícios da fraude:

> Entre eles sobressai, talvez, o olhar hesitante. Em regra, não é amigo da verdade o homem que evita o olhar do interlocutor, como não observa um respeito absoluto às suas leis as pessoas que revelam uma modéstia exagerada ou se mostram dotadas de uma afabilidade excessiva. São manifestações contrárias à sinceridade ... A regra continua, a despeito das exceções, a confirmar a sentença popular, que diz ser "mais fácil apanhar um mentiroso do que um coxo". (*Revista Siniátrica*, Editorial, 1915)

LOUCURA E RESPONSABILIDADE PENAL

> Terminando, proponho que a Sociedade de Medicina e Cirurgia de São Paulo empregue todos os meios ao seu alcance, para que seja rápida a hospitalização dos alienados, e nomeie uma comissão que estude os meios de acabar de vez com o encarceramento dos pobres e infelizes insanos. (Vampré, 1911)

Nascido no Amazonas, o doutor Márcio Nery estudou medicina no Rio de Janeiro, onde fixou residência poucos anos depois de formado, para lecionar a disciplina de Clínica Psiquiátrica e Moléstias Nervosas. Antes de ser admitido como lente da Faculdade de Medicina, ele retornou ao Estado natal e organizou o Serviço de Saúde Pública de Manaus, cuja direção exerceu até se estabelecer definitivamente no Rio de Janeiro. Na capital da República, Márcio Nery conquistou grande projeção no meio médico nacional, exercendo ainda outras funções: médico do Pavilhão de Observações do Hospício Nacional de Alienados; professor do *Pedagogium* e da Escola Nacional de Belas-Artes; membro da Academia Nacional de Medicina; colaborador efetivo do *Brasil-Médico*.

Em 1895, o já conhecido médico apresentava às páginas desse periódico um trabalho recém-publicado em São Paulo, intitulado "Fragmentos de psiquiatria", escrito por um "inteligente alienista" (Nery, 1895) em início de carreira, "um dos mais notáveis internos de clínica psiquiátrica" egresso da Faculdade de Medicina do Rio de Janeiro. Profissional que se dedicava "com afinco" ao estudo e à observação dos enfermos; que atuava como médico no Hospício da Várzea do Carmo, instalado na capital paulista, estabelecimento que viria a dirigir a partir de abril do ano seguinte, embrião institucional do futuro Hospício do Juqueri. Tratava-se de Francisco Franco da Rocha.

Em sua nota ao veículo de comunicação médica, Márcio Nery descrevia sucintamente o conteúdo da obra publicada, de maneira cordial e explicitamente favorável ao jovem médico paulista. Ao concluir a resenha, ele se valeu da crítica ao Código Penal, apenas delineada por Franco da Rocha nesse texto, para reforçar suas próprias considerações sobre o caráter "desumano e incriterioso" da inserção da loucura no dispositivo legal. O tempo, contudo, viria mostrar que as críticas dos dois médicos não eram as mesmas; ao contrário, pressupunham concepções díspares sobre os problemas atinentes à interseção entre crime e loucura.

Nesse tópico, procuramos reproduzir as diferentes concepções médicas sobre como prestar assistência clínica e judicial àqueles que incidiam ao mesmo tempo na loucura e no crime. Pelas polêmicas travadas ou apenas sugeridas, acompanhamos a configuração das correntes do pensamento psiquiátrico brasileiro e sua diferenciação progressiva. Além disso, procuramos abordar os confrontos médicos envolvendo a gestão político-administrativa dos estabelecimentos de atenção aos "loucos criminosos". Veremos também que a diferenciação doutrinária nas perícias médico-legais aplicadas ao direito penal implicaram contrastes, confrontos e conflitos mais agudos que aqueles correlatos ao direito civil.

Márcio Nery e Franco da Rocha: diferentes correntes psiquiátricas

As constantes tentativas de fuga verificadas nos estabelecimentos psiquiátricos foram objeto de muita consideração e estudos por parte dos médicos responsáveis pela direção dessas instituições. Além do episódio envolvendo Custódio Serrão, descrito anteriormente, houve, em 1896, a evasão de outros internos do Hospício Nacional, dentre eles, mais um acusado por assassinato. A imprensa aproveitava essas fugas para mobilizar a opinião pública, reclamando medidas que tornassem mais sólida a reclusão dos loucos criminosos. Nessa ocasião, o doutor Márcio Nery veio a público manifestar sua inconformidade com o emprego associado de duas ideias que para ele seriam antagônicas: crime e loucura. Ou bem o indivíduo era louco e deveria ser tratado, explicava, ou era criminoso e deveria ser punido. As duas palavras repelir-se-iam e não deveriam ser pronunciadas juntas "por lábios de médicos nem de juristas" (Nery, 1896).

As pessoas alienadas poderiam atentar contra a própria existência ou a de seus próximos, em virtude de forças superiores a suas vontades. Essas forças as impeliriam irresistivelmente, impedindo-as de dirigir suas ações com base no livre-arbítrio. O doutor Márcio Nery esclarecia que essas forças poderiam ser determinadas por dois fatores: uma "grave desordem sensorial", que perturbaria inteiramente sua mentalidade, fazendo-a apreender erroneamente as sensações, ou por um "defeito em sua organização cerebral", defeito possivelmente congênito, cuja consequência seria a "inaptidão para as aquisições éticas, para o desenvolvimento dos sentimentos afetivos", e que daria lugar às "aberrações da esfera moral". O médico citava vários exemplos para ilustrar sua definição; referiu o caso da mãe que matara o filho ao jogá-lo pela janela, acreditando assim salvá-lo de um incêndio imaginário; descreveu os terrores e a veemência das alucinações e "ilusões da vista e da sensibilidade" a que estariam sujeitos os alienados. Muitas vezes visitados por "demônios ou entes sobrenaturais", procurando livrar-se de um tormento maior, num supremo esforço, o alienado "mata-se ou mata a um terceiro".

Assim seriam os indivíduos loucos, afirmava Márcio Nery. Seria incorreto tratá-los como "simples criminosos", porque o crime implicaria "o conhecimento do ato delituoso e a liberdade moral para evitá-lo". Como essas condições não se verificavam para os alienados, seria "uma desconsideração para esses infelizes" atribuir-lhes o "estigma infamante" de criminosos. Nesse sentido, o sentimento humanitário de Márcio Nery opunha-se até mesmo à construção de edifícios exclusivamente destinados a loucos criminosos. Em nome dos ideais médicos da assistência universal aos doentes, ele postulava que os hospícios devessem se equipar para abrigar convenientemente todos os alienados, inclusive os que se revelassem, de algum modo, perigosos.

Ao contrário do que possa parecer, Márcio Nery não era partidário de um liberalismo excessivo na assistência institucional aos doentes mentais. O que ele pretendia era firmar, acima de tudo, a competência médica sobre esse objeto. Suas intervenções na imprensa especializada estiveram voltadas a afastar a ingerência de juristas nos estabelecimentos psiquiátricos, a submeter os alienados à autoridade médica, mesmo os que ainda não houvessem sido levados aos hospícios. Em 1897, o médico amazonense fez uso de sua coluna no *Brasil-Médico* para protestar contra a emissão de *habeas corpus* em favor de uma paciente internada no Hospício Nacional (Nery, 1897). Dois anos depois, quando um requerimento análogo deu entrada na 1ª Pretoria do Rio de Janeiro, Márcio Nery (1899) voltou à imprensa para protestar e reivindicar a nomeação de uma comissão médica que estipulasse parecer de instrução para a decisão judicial. Além disso, ele interpelou a Sociedade de Jurisprudência Médica e Antropologia, instando-a a se pronunciar, com urgência, se era lícito juízes concederem *habeas corpus* para indivíduos recolhidos em estabelecimentos médicos (Nery, 1900).

Em São Paulo, o doutor Franco da Rocha lidou com o problema dos loucos criminosos de outra forma, seguindo orientação diferente. Ele criticava as perícias médico-legais que tomavam o delito como objeto de suas análises e procuravam verificar se a loucura poderia ou não ser uma de suas causas. Sem nomear interlocutores, sem apontar os médicos que teriam incorrido em erro, o médico paulista afirmava considerar essa concepção duplamente incorreta. Primeiro, porque as "enfermidades psíquicas" não existiriam de fato, apenas os "enfermos psíquicos" deviam ser considerados pelas perícias psiquiátricas, com seus fatores orgânicos associados aos "elementos cósmicos e sociais" importantes na "produção do fenômeno da delinquência". E, segundo, porque o estudo das causas do crime seria outra armadilha imposta pela "psicologia metafísica", uma "inocente incongruência" ligada à "ultrapassada doutrina do livre-arbítrio" em criminologia. Assim desvinculados do crime, os doentes mentais passavam a ser objeto de uma classificação psiquiátrica que os diferenciava em diversas categorias, de ordem nosológica, comportamental etc. Dentre essas categorias, Franco da Rocha sublinhou o destaque atribuído por José Ingegnieros, famoso psiquiatra e médico-legista de Buenos Aires, para "loucos perigosos e não perigosos" (Rocha, 1901).

Em outros termos, o problema persistia: como tratar os loucos perigosos? Para o doutor Franco da Rocha, em 1901, isto ainda não era motivo de preocupação. O novo hospício de Juqueri estava sendo construído em pavilhões separados e com bastante espaço para permitir o isolamento dessa classe de doentes. Além disso, o médico sugeria que fossem mais bem apreciados os estudos de P. Naecke, psiquiatra alemão, que propunha "a castração como meio mais seguro e menos dispendioso de impedir a propagação da espécie degenerada". Para Franco da Rocha, os resultados práticos da "assexualização" logo poderiam ser avaliados, pois alguns Estados norte-americanos vinham-na adotando oficialmente. Quem sabe, ele arriscava, os loucos perigosos não ficariam "mais mansos" depois dessa operação, como ocorre como os animais domésticos?

Em 1903, todavia, a situação havia se modificado. O Hospício de Juqueri já estava funcionando e o conhecido médico que o dirigia viu-se às voltas com "quatro criminosos" que manifestavam "uma argúcia incrível e tenacidade inabalável" em procurar meios de fuga. Franco da Rocha agora reclamava que o hospício não era cadeia: "as grades são frágeis e as ocasiões de fuga são múltiplas". A atividade desses internos era motivo de "constante sobressalto" para o estabelecimento; seus administradores precisavam desviar seus esforços de todas as demais tarefas, para atender a esse "receio contínuo". Perante esse quadro, o doutor Franco da Rocha (1903) não hesitou em solicitar a transferência dos quatro para a penitenciária.

Como se procurasse somar argumentos para justificar sua nova atitude quanto à assistência aos loucos perigosos, o psiquiatra afirmava que o tratamento médico seria "impotente" para esses "fracos de espírito, degenerados". Na cadeia haveria mais segurança e os doentes poderiam ser contidos sem a grave perturbação que causavam ao hospício. Havia "alienados criminosos" que não atrapalhavam a ordem do hospício; estes poderiam e deveriam permanecer ali internados, beneficiando-se dos tratamentos disponíveis. Para a reclusão dos que incomodavam, Franco da Rocha agora solicitava ao governo a construção de um edifício anexo à penitenciária, "como meio de transição para um sistema mais completo e correto".

Enquanto Márcio Nery tentava projetar a autoridade médica diferenciando suas áreas de competência, em particular, preservando os estabelecimentos psiquiátricos das ingerências jurídicas, Franco da Rocha seguia o mesmo objetivo procurando estender a influência médica sobre os estabelecimentos penais. Havia uma divergência, no seio do pensamento médico brasileiro, quanto aos meios que deveriam ser empregados na assistência aos loucos que cometiam crimes e aos criminosos que enlouqueciam. Em 1903, Franco da Rocha expressava o seu ponto de vista da seguinte maneira:

> A sociedade tem direito de se prevenir diante dessa gente; eles são irresponsáveis perante o Código, mas não o são perante a sociedade. Um indivíduo comete um assassinato em estado de alienação mental transitória, vai ao júri e é absolvido em virtude da moléstia, porque logo depois do crime foi recolhido a um hospício e reconhecido como louco. Cura-se da loucura no fim de um mês de tratamento e é posto em liberdade. Pergunta-se: é isso justo? Quem garante que dentro de um ano não cometerá ele outro assassinato? Se ele ficar louco para sempre será mantido no hospício, não há dúvida. Mas o caso apontado, que temos visto por mais de uma vez, não é esse. Só resta para esse caso um recurso: ficar no hospício, mesmo sem estar louco. Aí temos um hospício transformado em cadeia, um absurdo! Que fará o diretor de seu hospício cheio de criminosos perturbando-lhe a ordem, distraindo-lhe a atenção? Fará o que eu fiz: pedirá a remoção deles para a cadeia. (Rocha, 1903)

As diferentes concepções psiquiátricas sobre crime e loucura, até agora referidas e sintetizadas à luz das personalidades de Márcio Nery e Franco da Rocha, desenvolveram-se com o tempo, amplificando o seu mútuo contraste. Em São Paulo, o doutor Franco da Rocha contou com o apoio do doutor Enjolras Vampré, seu assistente na direção do Hospício estadual, numa longa e profícua carreira, com marcante presença na imprensa especializada. No Rio de Janeiro, a morte precoce de Márcio Nery subtraiu-o das discussões e decisões posteriormente tomadas pelos alienistas fluminenses.

Nina Rodrigues e Juliano Moreira: confronto político-administrativo

A solução encontrada por Franco da Rocha para o problema da assistência aos alienados criminosos repercutiu no meio psiquiátrico fluminense como uma verdadeira ameaça aos avanços jurídicos conquistados a tão duras penas pela medicina no Brasil e no exterior. Ameaça tanto mais grave, quando se verificava que a proposta de segregar os loucos criminosos nas prisões condizia tristemente com a realidade nacional durante o período, pois eram poucas as cidades em condições de diferenciar, dentre seus criminosos, quais seriam alienados, sendo ainda em menor número os Estados capazes de dispor os recursos necessários para a instalação de manicômios. E, o que era ainda pior, em várias localidades, sem as instituições adequadas, era comum prender-se até mesmo os supostos loucos que não houvessem cometido crimes, apenas para suprimir a perturbação à ordem pública que o seu comportamento eventualmente provocava.

Mais próximos à esfera decisória governamental, os alienistas do Rio de Janeiro conseguiram a aprovação de um dispositivo legal sobre o assunto, não só regulamentando as atividades de atenção aos loucos segundo sua própria orientação, como determinando a subordinação dos estabelecimentos psiquiátricos ao controle e fiscalização do Distrito Federal.

O Decreto Legislativo n.1.132 foi promulgado em 22 de dezembro de 1903, dispondo medidas gerais e específicas para a assistência aos alienados de todo o território nacional. A importância desse documento legal, não só para a organização da assistência aos loucos, como para a constituição da psiquiatria no Brasil, pode ser avaliada pela seguinte apreciação de Roberto Machado e colaboradores:

> Em 1903, Teixeira Brandão é eleito deputado, conseguindo no mesmo ano a aprovação da lei dos alienados. Esta lei faz do hospício o único lugar apto a receber loucos, subordina sua internação ao parecer médico, estabelece a guarda provisória dos bens do alienado, determina a declaração dos loucos que estão sendo tratados em domicílio, regulamenta a posição central da psiquiatria no interior do hospício, subordina a fundação de estabelecimentos para alienados à autorização do ministro do Interior ou dos presidentes ou governadores dos Estados, cria uma comissão inspetora de todos os estabelecimentos de alienados. Esta lei faz da psiquiatria a maior autoridade sobre a loucura, nacional e publicamente reconhecido. (Machado et al., 1978)

No que tange à questão dos alienados delinquentes, o texto legal deixava patente o objetivo de enquadrar o procedimento judicial e a ação psiquiátrica em todos os Estados. O Artigo 10º proibia expressamente a manutenção de alienados em cadeias públicas ou entre criminosos, obrigando as autoridades locais a providenciar alojamentos especiais provisórios para os doentes mentais, até que eles pudessem ser transferidos. O Artigo 12 formava uma comissão diretamente vinculada ao Ministério do Interior, para "a suprema inspeção de todos os estabelecimentos de alienados, públicos e particulares, existentes no país". E o Artigo 22 estabelecia penas de prisão de até oito dias e multa de 500$000 a 1:000$000 para os infratores dessa lei, além de cassar a autorização para funcionamento dos hospícios cujos diretores reincidissem na transgressão dessas determinações.

Na Bahia, o doutor Nina Rodrigues (1904) não recebeu de bom grado a nova lei. Não por discordar de suas "louváveis intenções"; também ele queria que os Estados melhorassem a assistência que prestavam aos alienados. No entanto, ele não se conformava com a unificação dos serviços de assistência aos alienados sob a direção do governo federal, decisão política "incongruente", a qual, ele acusava, só traria benefícios para os serviços da capital federal.

Durante o período imperial, os serviços públicos assistenciais e de saúde estiveram subordinados ora ao poder central, ora ao poder local. Ambos os esquemas administrativos enfrentaram dificuldades para se desincumbir de suas obrigações; nenhum teve efeitos considerados plenamente satisfatórios. Conquanto estivessem vinculados às municipalidades, reclamava-se pela falta de coordenação entre as ações, apontavam-se o despreparo e a indisposição das autoridades municipais para esse tipo de atividade. Conquanto ficassem centralizadas na Corte, acusavam-se os serviços de saúde por não conseguirem irradiar seus benefícios até as localidades mais afastadas.

Reconhecendo esses problemas, a primeira Constituição da República (1891) procurou inovar na matéria, designando os Estados, instâncias intermediárias entre o poder central e os municípios, como entidades autônomas juridicamente responsáveis pela gestão dos recursos destinados à saúde. Nos poucos anos em que o esquema vinha sendo experimentado, foram contabilizados indicadores de saúde favoráveis, graças sobretudo à introdução da microbiologia e seu impacto no combate às epidemias. Entretanto, criticava Nina Rodrigues, o serviço de fiscalização sanitária dos portos e embarcações, o único que permanecera diretamente vinculado ao governo federal, estaria funcionando em péssimas condições.

Nina Rodrigues reclamava que as disposições do Decreto Legislativo n.1.132, "francamente inconstitucionais", não teriam "outra virtude na prática senão a de criar conflitos e dificultar ainda mais a organização da assistência estadual". Seria "pueril", ele afirmava, imaginar que algum governador de Estado fosse preso por até oito dias ou multado por não construir e organizar os estabelecimentos requeridos pela lei. Tampouco se poderia conceber que os diretores dos hospícios estaduais sofressem qualquer sanção por descumprirem essas disposições. Os estabelecimentos oficiais criados pelos Estados, ao contrário dos órgãos existentes no Distrito Federal, não estariam sujeitos à fiscalização do Ministério do Interior; nem sequer poderia a justiça federal, por força do Artigo 62 da Constituição, intervir em questões submetidas aos tribunais dos estados, para anular, alterar ou suspender as decisões ali tomadas.

Enfim, o Decreto Legislativo n.1.132 não poderia causar impacto favorável sobre as condições de reclusão e assistência às pessoas alienadas, sendo ainda menos efetivo para modificar a situação dos loucos criminosos. Concebido no Rio de Janeiro, sob a dupla inspiração da vocação centralizadora do poder federal e dos parâmetros ideais ditados pelos psiquiatras fluminenses, o texto não teria considerado a realidade específica de cada Estado, não teria respeitado sua autonomia, não teria consultado os médicos que ali atuavam, não teria programado estratégias de implantação progressiva. Desse modo, concluía Nina Rodrigues, o documento legal estaria destinado a se tornar letra morta, impotente para atingir "os Estados desidiosos dos seus deveres de assistir os loucos".

A réplica a Nina Rodrigues foi apresentada por outro médico de ilustre memória, internacionalmente reconhecido por seu labor no campo da psiquiatria e cultuado como o "Pinel-brasileiro": Juliano Moreira (1907). Nascido na capital baiana, ele se graduou pela Faculdade de Medicina daquele Estado, onde veio a lecionar poucos anos depois de formado. Nesse período, chegou inclusive a conviver com Nina Rodrigues, com quem partilhou parceria em diversas atividades psiquiátricas. No início de 1903, o doutor Juliano Moreira retirou-se para o Rio de Janeiro, a pedido do conselheiro Rodrigues Alves, então presidente da República, que o nomeara para dirigir o Hospício Nacional de Alienados. Sua atuação naquele estabelecimento foi saudada por seus coetâneos como tendo sido tão importante para a psiquiatria nacional como a contribuição de Oswaldo Cruz para a medicina experimental. Dentre as várias medidas que promoveu para a modernização do antigo manicômio da Praia Vermelha, destacou-se a supressão dos coletes e camisas de força.

Tão logo soube da crítica de Nina Rodrigues, Juliano Moreira sentiu-se obrigado a defender, perante o meio médico, a lei que ele mesmo tanto pedira e ajudara a obter das autoridades públicas. Na verdade, ele temia que a imperfeição da lei, sua virtual inconstitucionalidade, o caráter fragmentário das soluções propostas e os demais pontos sublinhados por Nina Rodrigues levassem o dispositivo legal ao descrédito, favorecendo a inércia dos Estados na assistência à loucura. Todavia, tendo se ausentado do país por mais de um ano, percorrendo várias cidades e estudando os avanços recentes de sua ciência, Juliano Moreira perdeu a oportunidade de responder, pois não tomou conhecimento da publicação original do trabalho de Nina Rodrigues na *Revista dos Cursos da Faculdade de Medicina da Bahia*. Quando o artigo foi transcrito pelo periódico fluminense *Arquivos Brasileiros de Psiquiatria* e enfim chegou às mãos de Juliano Moreira, então na cidade de Helouan, no Egito, o professor Nina já havia falecido, em um transe súbito que comoveu todo o meio médico nacional.

Com isso, Juliano Moreira viu-se na incômoda posição de ter que refutar os argumentos de alguém que respeitava e, em suas palavras, admirava como amigo, mas não podia mais contra-argumentar. Lamentou não poder "apelar de sua erudição para a serenidade de seu tino oportunista", que decerto "deixar-lhe-ia ver que, mesmo defeituosa, a lei de 22 de dezembro foi um serviço de valia prestado pelo Congresso Nacional à causa dos alienados no Brasil".

Que o decreto legislativo fosse imperfeito era assunto sobre o qual ele não queria se deter, pois todos os países europeus já teriam se compenetrado da impossibilidade de uma lei perfeita, que não precisasse ser emendada com o tempo, para regular a assistência aos alienados. Mesmo sem essa pretensão, a lei teria atingido "o melhor de seu escopo": comunicar a todo o país "o movimento generoso" em favor dos doentes mentais, garantindo-os contra as reclusões carcerárias em vigor e criando uma fiscalização até então inexistente sobre os estabelecimentos assistenciais. Ainda que desprovida de mérito como peça jurídica, a lei em questão teria "o grande valor de ser um impulso inicial para a reforma definitiva de nossos costumes em matéria de assistência a alienados". Em razão do dispositivo legal, vários Estados mandaram representantes ao Hospício Nacional para estudar a fundação ou melhoramentos dos manicômios locais; no Maranhão, o próprio governador se pronunciara a respeito, prometendo a construção do hospício estadual.

Quanto à crítica de inconstitucionalidade, o doutor Juliano Moreira retorquia sublinhando a distinção entre o poder legislativo e o poder executivo, algo que o doutor Nina Rodrigues não teria apurado, incorrendo em "sofisma". O dever dos Estados em cumprir as leis promulgadas por seus representantes no Congresso

Nacional deveria ser equiparado à obrigação do poder executivo central em relação ao Distrito Federal. Conquanto o Decreto Legislativo n.1.132 abrangesse todo o território nacional, a regulamentação baixada pelo poder executivo em 1º de fevereiro de 1904 referia-se apenas ao Rio de Janeiro, uma vez que caberia aos Estados estabelecerem seus próprios regulamentos, em conformidade com as disposições da lei que a todos era comum. Ao mesmo tempo em que denunciava a intromissão do decreto legislativo nas atribuições dos Estados, o doutor Nina Rodrigues reclamava do regulamento de 1º de fevereiro, que apenas proveu recursos para os estabelecimentos do Distrito Federal, o que Juliano Moreira considerava uma flagrante contradição do artigo escrito pelo colega.

Quanto ao caráter fragmentário do decreto, que não teria satisfeito a necessidade de uma "solução harmônica e de conjunto", Juliano Moreira apontava como bastante eloquente o fato de o conhecido médico-legista não ter ele mesmo proposto um projeto de lei que julgasse capaz de preencher esses requisitos. Também em seu trabalho anterior, assinalava Juliano Moreira, no qual Nina Rodrigues criticava o projeto de reforma do Código Civil elaborado por Clóvis Bevilacqua (O *alienado no direito civil brasileiro*, 1901), ele não teria se aventurado a delinear suas próprias fórmulas jurídicas. "É que a crítica sempre foi mais fácil que a ação", era a prédica que Juliano Moreira enviava do Egito, lamentando mais uma vez por discordar do notável colega recém-falecido. Para ele, mais valia uma lei simples produzindo "efeitos salutares", que uma lei "teoricamente perfeita", mas inexistente ou "não exequível por desproporcionada ao meio em que a quisermos adaptar".

Assistência médico-legal aos loucos criminosos na Bahia

No mesmo trabalho em que criticava as disposições legislativas recém-promulgadas, o doutor Nina Rodrigues (1904) sumariava a precária situação dos loucos criminosos no país, em uma página antológica da literatura médica nacional, várias vezes citada em estudos psiquiátricos posteriores. Seu diagnóstico fora produzido como resposta a um questionário circular proposto pelo doutor Pactet, alienista-chefe do Asilo de Villejuif, na França, e encaminhado a médicos especialistas de todo o mundo.

No Brasil, as prisões estariam repletas de alienados. Muitos teriam enlouquecido durante a pena, mas a maioria deles já teria enfrentado o tribunal no estado de alienação mental. A responsabilidade de reconhecer esses doentes caberia aos médicos da prisão; estes, no entanto, praticamente desconheciam os princípios básicos da psiquiatria e da clínica de moléstias nervosas. Nina Rodrigues estava convencido de que, no futuro, seria usual o exame do estado mental de todos os detentos; mas, enquanto isso não acontecia, os alienados poderiam permanecer detidos indefinidamente, sem que a sua doença fosse consignada.

Embora não existissem estatísticas a respeito, o médico destacou as doenças mentais que mais afetavam os detentos, de acordo com a sua observação na Bahia. Dentre os presos que enlouqueceram na cadeia, "delírios de perseguição" e outras formas de "demência precoce". O mais comum seria a "confusão mental" em virtude da "psicopolineurite" provocada pelas péssimas condições de salubridade das prisões, onde reinavam o "paludismo" e o "beri-beri". Dentre os loucos condenados, seriam mais repetidos os casos de "delírios de perseguição" de origem "paranoica" ou "alcoólica", as "manifestações psíquicas da epilepsia" e os "débeis" ou "fracos de espírito".

Em trabalho apresentado em 1895 à Sociedade de Medicina e Cirurgia da Bahia, o doutor Tillemont Fontes sumariava a péssima situação da assistência à loucura em seu Estado, que só contava com o Asilo São João de Deus, vinculado à Irmandade da Misericórdia. Com isso, a Casa de Correção mantinha encarcerados mesmo os loucos que não haviam cometido crime algum, numa proporção que teria oscilado, no período, em torno de 10% do número total de presos.

Anos mais tarde, o doutor Eutychio Leal (1911), diretor do agora "Hospício" São João de Deus (já desvinculado da Santa Casa de Misericórdia e incorporado à administração estadual), relatava o funcionamento precário do estabelecimento e constatava que, enquanto Rio de Janeiro e São Paulo caminhavam "emparelhados pela senda larga do progresso", a Bahia teria se imobilizado, no que se refere à assistência pública, para "usufruir" os "títulos já muito estragados" que lhe deram as antigas gerações.

O médico baiano reclamava uma série de providências para melhorar o atendimento psiquiátrico em seu Estado. Pedia a instalação de oficinas de trabalho no manicômio, como sapataria, colchoaria, horta, marcenaria, tipografia e encadernação, as quais reverteriam em benefícios para os próprios internos, além de ocupar o seu tempo ocioso. Chegou ainda a propor a implantação progressiva do regime *open door*, o qual permitiria que os pacientes saíssem para colher as impressões da cidade, deixando como garantia de seu retorno apenas o compromisso assumido. Mas o mais importante, insistia o diretor do estabelecimento, era garantir meios terapêuticos que atuassem sobre as condições físicas dos alienados, que lhes facilitassem a nutrição, que lhes corrigissem os maus hábitos. Sem isso, o hospício não poderia assumir plenamente seu perfil hospitalar e não deixaria de ser apenas mais uma instância carcerária:

> Ainda que o otimismo acomodatício dos nossos homens se dê pressa em acoimar de exagerado o áspero conceito, quase é verdade que em pleno século XX, por um estranho fenômeno de reversão intelectual, vivemos em uma época bem semelhante àquela que precedeu a de Pinel. Embora a noção da loucura já se tenha emancipado da esfera do mistério, o modo de assisti-la entre pesadas paredes e grossos ferros, atentando contra a moralidade de todos os princípios de humanidade e de justiça, ainda é o mesmo para essa centena de infelizes que a nossa sociedade depositou como uma carga imprestável nos cubículos da casa-forte do Hospício São João de Deus. (Leal, 1911)

Em 1917, o doutor Alfredo Britto voltou à questão dos alienados delinquentes. Tendo examinado 217 detentos em Salvador, ele detectou dez indivíduos "manifestamente alienados", classificando-os nosologicamente e de acordo com o crime cometido. Para tanto, ele enfrentou dificuldades de todo tipo: a absoluta falta de dados sobre a vida pregressa dos presos; o "laconismo" do ofício com que eram encaminhados à penitenciária; a dificuldade de acesso aos autos dos processos. O autor concluía que "a causa única da condenação de alienados" seria a falta de perícia médico-legal sobre os réus e os detentos, algo para o qual ele requisitava atenção prioritária. Mesmo nos casos em que o juiz requeria exame de sanidade mental, não era rara a nomeação de "clínicos de muita competência e grande ilustração", mas completamente desprovidos de conhecimentos psiquiátricos. Desse modo, pode-se dizer que, quando solicitou uma aplicação mais criteriosa do Artigo 27 do Código Penal, que isentava os alienados da responsabilidade penal, o doutor Alfredo Britto também esteve atento às preocupações corporativas de sua especialidade, a psiquiatria forense.

Quanto à solução do problema dos alienados criminosos, as sugestões dos médicos da Bahia pouco diferiam das propostas no Rio de Janeiro e em São Paulo. Nina Rodrigues queria a instalação de "manicômios criminais" e a organização de serviços psiquiátricos nas prisões brasileiras. Enquanto isso não se concretizasse, ele aceitava, como medida provisória, a criação de pavilhões de alienados criminosos anexos às penitenciárias. Desse modo, no que se refere à administração dos estabelecimentos de assistência aos alienados, a intervenção do doutor Nina Rodrigues aproximava-o das colocações e do modo de agir do doutor Franco da Rocha em São Paulo. Sua oposição aos médicos fluminenses, nesse ponto, já fora expressa anos antes, por ocasião das discussões públicas sobre o caso Custódio Serrão, quando ele criticou a direção do Hospício Nacional por não haver suprido a devida proteção legal aos alienados.

Mais permeável às diretrizes psiquiátricas difundidas no Rio de Janeiro, o doutor Alfredo Britto não reconhecia a necessidade de transferir os alienados criminosos para a penitenciária e se dizia convicto da conveniência que havia em tratá-los indiferenciadamente nos manicômios, como quaisquer outros doentes mentais. Todavia, fazia uma ressalva, para os internos que se revelassem perigosos, ameaçando agredir companheiros ou funcionários, tentando fugir, perturbando a ordem do estabelecimento, deveria ser instalada uma seção especial, diferenciada, porém integrada ao próprio hospício.

É interessante notar que, divulgando o trabalho de Alfredo Britto ao público especializado no Rio de Janeiro, o doutor Henrique Roxo (1917), sucessor de Márcio Nery na Faculdade de Medicina, não admitia sequer esta possibilidade. Para ele, uma seção diferenciada seria ideia pouco prática, uma vez que quase todos os alienados deveriam ser considerados perigosos, pelo menos durante uma fase do tratamento. Em pouco tempo, dizia ele, essa seção estaria repleta e, como nas prisões, seria prejudicial a promiscuidade entre os que se tornaram criminosos e os que talvez nunca o fossem.

As psicoses provocadas pela prisão

O estudo da prisão como fator privilegiado de produção das doenças mentais foi outro tradicional tema abordado pela psiquiatria forense. Tanto no Rio de Janeiro como em São Paulo, a questão foi contemplada pelos estudiosos com uma preocupação cognitiva direcionada à situação vivenciada pelas penitenciárias locais.

O doutor Alfredo Nascimento (1920) relatou a visita à Casa de Correção do Distrito Federal, realizada por uma comissão médica de que ele participou junto aos doutores Carlos Seidl, diretor-geral de Saúde Pública; Juliano Moreira, diretor do Hospício Nacional; Zepherino de Faria, mordomo da Santa Casa de Misericórdia; Vieira Souto; Nascimento Gurgel e outros. Apesar de constatar os avanços administrativos que a direção do estabelecimento pretendera demonstrar com o convite feito aos médicos, o doutor Alfredo Nascimento não deixou de criticar "os malefícios do sistema de prisão celular" ainda em vigor, além de acusar o encontro de um detento "manifestamente paranoico, em pleno delírio de perseguição", reconhecido pelo doutor Juliano Moreira como ex-hóspede do Hospício de Alienados. Para esses casos, o médico fluminense reclamava a medida preconizada por Nina Rodrigues: o exame médico-legal de cada detento, com a imediata transferência para o manicômio dos doentes protegidos pelo Código Penal.

Do Hospício de Juqueri já na primeira metade da década de 1930, veio o estudo do doutor Luiz Pinto de Toledo (1932), acompanhando 52 casos de manifestação de doenças mentais provocadas pela prisão. A maioria deles era constituída, quanto à ocupação, por lavradores e operários; quanto ao tempo de prisão, por recém-chegados até dois anos de pena cumprida; quanto à nosologia, por portadores de "demência precoce" e "parafrenia". Quanto à idade e ao estado civil, os casos distribuíam-se proporcionalmente nas categorias propostas. Além da descrição dos quadros clínicos apresentados pelos pacientes, o autor sintetizou a literatura internacional sobre o assunto, mostrando as múltiplas influências da prisão sobre a atividade psíquica dos reclusos. Confusão mental, emoções violentas, paixões irresistíveis: a consolidação de várias tabelas procurava evidenciar associações entre os desequilíbrios psíquicos e as reações comportamentais de diferentes tipos.

O médico paulista não esteve preocupado em propor medidas de impacto ou redirecionar a atividade administrativa dos estabelecimentos penais. Ao contrário, o objetivo de seu estudo parecia estar restrito à configuração positiva do fenômeno da "psicose carcerária". Nesse sentido, pode-se dizer que sua pesquisa já refletia, no campo da psiquiatria forense, uma nova orientação epistemológica, antecipando para a classe médica paulista alguns parâmetros da abordagem sociológica convencional.

Durante o início do século XX, vários médicos dedicaram-se ao estudo das penitenciárias, focalizando em especial as reações comportamentais dos detentos. Em 1909, o doutor Escragnolle Doria apresentou memória ao IV Congresso Médico Latino-Americano, discutindo a assistência pública aos egressos da prisão, para evitar a reincidência no crime. No mesmo ano, o I Congresso Médico de Pernambuco contou com várias intervenções abordando os temas do crime e da loucura, como o trabalho do doutor Joaquim Loureiro (1909), intitulado "A psicose dos detentos".

No mesmo certame científico, o assunto também foi objeto do trabalho apresentado pelo doutor Alcides Codeceira (1909): "Da profilaxia da loucura". Além de identificar as causas mais comuns da loucura em Pernambuco – "o alcoolismo, a sífilis, a prisão, a herança, as ideias religiosas e o misticismo (feitiçaria e espiritismo)" –, ele se dedicou à profilaxia da "psicose dos detentos", postulando a adoção de três iniciativas: manter um médico psiquiatra nas casas de detenção para o exame prévio de todos os condenados e para dispor a assistência necessária; banir da legislação "o severo sistema de prisão celular", "vizinho da pena de morte"; confiar a direção das penitenciárias a "homens de reputado valor científico", capazes de compreender sua "importante missão junto aos encarcerados".

O doutor Fernando de Sá (1909) apresentou memória inspirada no aspecto mais controvertido dos estudos de Cesare Lombroso no campo da antropologia criminal. Desprovido de base empírica sobre a realidade de seu Estado, o trabalho se resumia à exposição das ideias do famoso médico-legista italiano, muito criticadas na França e também no Brasil, sobre os estigmas físicos virtualmente associados à loucura e ao crime. Para terror dos estrábicos, dos prognatas, dos portadores de "protuberâncias faciais" e dos "feios" em geral, sua tese, destacada em epígrafe, rezava que "o conjunto dos caracteres anátomo-fisiológicos, quando constitui um desvio do tipo normal, aliado à expressão da fisionomia, traduz anomalias psíquicas".

Também seguindo a orientação da escola italiana de antropologia criminal, o doutor Gouveia de Barros (1909), ex-médico do Asilo de Alienados de Recife, queria a conversão da Casa de Detenção em "Instituto Médico Criminal". Em outras palavras, um estabelecimento que estudasse "o crime como doença", não como ação sujeita ao "anacronismo do livre-arbítrio", e que tratasse "o criminoso como doente". Para ele, os presídios deveriam ser como hospitais, onde os internos fossem dispostos de acordo com "a natureza de seu estado degenerativo" e não segundo a intensidade da pena. Ao trocar sua situação de criminoso pela de louco, os internos receberiam "o conforto moral e material" necessário à sua regeneração; este seria o caminho seguido pelos países em que "os progressos da ciência são utilizados em benefício da humanidade". No Brasil, ao contrário, os presídios estariam organizados como asilos para o cumprimento de penas e castigos, os quais degradavam ainda mais a situação dos condenados e eram quase sempre infrutíferos, do ponto de vista dos objetivos almejados. Conquanto o crime cometido já indicasse a predisposição do criminoso para a loucura, a temporada na prisão apenas reforçava essa tendência, estimulando a reincidência e o aprendizado no crime, além de promover a conhecida "psicose dos detentos".

Heitor Carrilho e o Manicômio Judiciário do Rio de Janeiro

Nem para a prisão, nem para o hospício. Sabe-se que seria fundada uma instituição diferenciada, com atribuições específicas, para a qual seriam encaminhados os loucos criminosos: o manicômio judiciário. Não era original a solução enfim adotada para os problemas gerados pela reclusão dos criminosos que enlouqueciam na prisão e dos loucos que cometiam crimes. Ao contrário, como em vários outros aspectos da administração pública nacional, o novo estabelecimento representava importação tardia de medida há muito em vigor nos Estados Unidos e em vários países europeus.

No Brasil, o primeiro manicômio judiciário foi mandado instalar no Rio de Janeiro, em 1920, por Alfredo Pinto, então ministro da Justiça e dos Negócios Interiores, a quem estavam subordinadas as ações sanitárias da União. A intervenção governamental foi precipitada por uma rebelião que agitou o Hospício Nacional em janeiro daquele ano, demonstrando as dificuldades e a insuficiência da instituição em lidar com pacientes desse tipo. O movimento teria começado com uma tentativa de fuga, quando um interno, "alcoólatra inveterado", alçou-se ao telhado e começou a atirar telhas e pedras para todos os lados. Dominado, ele foi recolhido à Seção Lombroso, que o hospital destinava para o isolamento dos loucos considerados perigosos. Sua chegada teria catalisado o ânimo de seus companheiros, que se congregaram em verdadeira revolta, da qual resultaram 11 guardas feridos e muitos estragos no estabelecimento.

Os amotinados cometeram toda sorte de depredações. Arrebentaram as grades, quebraram camas, atearam fogo em colchões e investiram contra a Seção Pinel, para onde se dirigiram aqueles que tentavam fugir de sua devastação. Para fazer frente à multidão exaltada, foi convocado o assédio de vinte praças da Brigada Policial, 45 soldados do 56º Batalhão de Caçadores e uma estação de socorros do Corpo de Bombeiros. Depois de controlada a rebelião, o doutor Heitor Carrilho (1920), médico responsável pela Seção Lombroso, determinou os reparos necessários, além de solicitar ao desembargador-chefe de polícia a remoção dos principais revoltosos, em número de 16, para a Casa de Detenção.

A rebelião no hospício havia ocorrido no dia 27 de janeiro; em menos de três meses foram tomadas as providências necessárias à instalação do manicômio judiciário e, em 21 de abril, acontecia a solenidade de lançamento da pedra fundamental do novo estabelecimento, em terreno aos fundos da Casa de Detenção do Distrito Federal, onde seria construído o seu edifício. Como interpretar o surgimento desta instituição no campo da assistência médico-legal à loucura? Mais uma conquista médica na esfera jurídica? Ou retomada, por parte dos homens da lei, de uma fração da competência já tradicionalmente delegada à categoria médica?

Nem uma coisa, nem outra. Desdobramento da configuração institucional anterior, o manicômio judiciário veio a representar mais uma instância para os embates sociais entre as diferentes correntes do pensamento psiquiátrico, mais um espaço para a projeção da atividade médica. É verdade que, do ponto de vista do sentimento corporativo da categoria, pode ter parecido um retrocesso a retirada dos loucos perigosos dos hospícios gerais, contra a opinião muitas vezes reiterada pelos alienistas fluminenses no passado. Contudo, para esse mesmo sentimento corporativo, teve um sabor de vitória constatar que a organização e a direção do novo estabelecimento seriam confiadas à orientação médica.

Já na solenidade de lançamento da pedra fundamental, Juliano Moreira (1920), então cumprindo seu 17º ano de mandato como diretor do Hospício Nacional, proferiu discurso ressaltando sua convicção no papel de relevo reservado à medicina pelo futuro manicômio judiciário. Para ele, a criação de um asilo diferenciado para os que incidiam simultaneamente no crime e na loucura seria "o primeiro e grande passo" em direção à solução sempre reivindicada pelos alienistas brasileiros, indo ao encontro das solicitações que ele mesmo teria dirigido ao governo federal. Além disso, pouco mais de um mês após a cerimônia, outra solenidade de lançamento de pedra fundamental reunia o ministro da Justiça aos psiquiatras nacionais, demonstrando que os médicos não se ressentiam da nova atitude governamental quanto à atenção à loucura antes, procuravam se beneficiar dela: no dia 29 de maio, iniciava-se a construção da Colônia de Alienados de Jacarepaguá, no

Guerenguê, para substituir o asilo que vinha sendo precariamente mantido na Ilha do Governador.

Ainda em maio de 1920, o doutor Heitor Carrilho apresentou comunicação à Sociedade Brasileira de Neurologia, Psiquiatria e Medicina Legal, explicando os fundamentos médicos e jurídicos da repressão aos loucos criminosos. Conquanto o critério de sua irresponsabilidade penal viesse revestindo a ação policial de "um evidente cunho de hesitação e incerteza", as novas tendências do Direito Penal deveriam encarecer o critério da "temibilidade" para justificar essa repressão. Ainda mais, esse critério implicava outras vantagens no que tange à situação jurídica dos loucos criminosos: por meio dele, poder-se-ia estabelecer "a indeterminação e a individualização da pena", garantindo a reclusão do paciente por tanto tempo quanto ele representasse perigo para a coletividade.

O médico sublinhava a inconveniência de indivíduos alienados permanecerem reclusos em estabelecimentos penais, pois era mais do que sabido que "a vida das prisões" agiria, para eles, "como um verdadeiro mordente para a sua evidência nosológica". Tampouco seria factível ou desejável sua manutenção nos "hospitais comuns de alienados", cujo regime de *open door* era incompatível com a sua permanência. Concluía pelo "asilo de segurança" ou manicômio judiciário como o estabelecimento mais adequado para receber os "anômalos morais perigosos", reservando aos "verdadeiros bioantropologistas" e psiquiatras a elaboração da "ficha psicológica" dos detentos e dos alienados, para a caracterização de sua real "temibilidade".

O doutor Heitor Carrilho encerrava sua comunicação descrevendo casos de sua observação pessoal na Seção Lombroso do Hospício Nacional, sobre pacientes homicidas, para corroborar suas palavras. Com esse trabalho, o médico e professor catedrático da Faculdade Fluminense de Medicina mostrava-se qualificado para ocupar o posto de diretor do Manicômio Judiciário do Rio de Janeiro, cargo para o qual ele foi de fato designado. Anos depois, em outro artigo, ele propagandeava as vantagens da associação entre médicos e juristas e, a título de uma ação conjunta entre as categorias, propunha algo que não deixava de ser mais uma tentativa de estender o controle médico sobre as instituições penais:

A compreensão da necessidade do exame psicológico e médico de todo delinquente vem resultando da evidência de verificações positivas que já não admitem discussões. As penitenciárias e as Casas de Detenção convertem-se, assim, em centros de indagações rigorosas, dentro da técnica psicoantropológica e médica e seus métodos auxiliares, visando surpreender não só as diferentes taras ou desvios da normalidade que gravam os delinquentes, mas também os seus males físicos, capazes de valer como fatores desencadeantes dos delitos ... Assim, terá o psiquiatra ainda uma vez oportunidade de demonstrar que, com as suas investigações, com os seus estudos e pesquisas, com as suas observações minuciosas dos culpados é, sem dúvida, o maior auxiliar do magistrado, fazendo a caracterologia dos delinquentes, orientando a Justiça sobre o conhecimento da sua personalidade predisposta e indicando cientificamente os íntimos aspectos individuais e patológicos da determinação dos crimes. (Carrilho, 1939)

Franco da Rocha e Enjolras Vampré: a "nova escola penal" no Brasil

Ao contrário dos alienistas fluminenses, Franco da Rocha e Enjolras Vampré, em São Paulo, sempre defenderam algum tipo de imputação penal aos loucos criminosos e seu isolamento em instituições mistas de hospício e prisão. As ideias expressas por Heitor Carrilho a partir de 1920 podem ser interpretadas como índice de sua aproximação intelectual à assim chamada Escola Italiana de Antropologia Criminal. No caso de Franco da Rocha, contudo, a adesão a esta corrente do pensamento médico foi anterior e mais incisiva.

O famoso psiquiatra nascido em Amparo, São Paulo, já explicitara essa adesão em 1905, quando publicou *Esboço de psiquiatria forense*, livro de 481 páginas, no qual refletia sobre 15 anos de sua prática clínica e ensinava as dificuldades técnicas das perícias médico-legais no campo de sua especialidade. A obra foi divulgada no Rio de Janeiro pelo doutor Juliano Moreira (1905), que a noticiou no *Brasil-Médico*, com uma avaliação bastante favorável. Para reforçar os adjetivos elogiosos que imprimira em sua resenha, o diretor do Hospício Nacional afirmou que "os louvores" eram "insuspeitos", porque partiam de alguém que discordava "profundamente" e "em vários pontos" do autor.

Inspirados nas formulações de Cesare Lombroso, os representantes da "nova escola penal" no Brasil centravam sua pregação na incongruência que haveria em se focalizar o crime em abstrato, isolado do sujeito que o cometera. Para eles, a abordagem jurídica e médico-legal deveria ser dirigida à pessoa que comete o crime – esse "ente anormal", cuja anomalia muitas vezes transpareceria sob a forma de loucura. Tampouco a pena deveria ser abordada em abstrato, mas sim aplicada ao delinquente individualmente, "graduada pelo perigo que este oferece à sociedade". Os alienistas paulistas procuravam deslocar o eixo da discussão sobre a responsabilidade penal dos loucos criminosos para a busca de um equilíbrio entre a pena a ser aplicada e a temibilidade dos réus:

> se ouve frequentemente do público meio letrado um conceito mui falso da doutrina positiva. "Essa tal doutrina de Lombroso, diz ele, considera todos os criminosos como loucos. É boa! O indivíduo comete um crime e ainda deve ser muito bem tratado num hospital! Não faltava mais nada!" Eis aí o conceito em que é tida a escola criminal positiva, sempre caluniada pelos que lhe não conhecem os princípios essenciais. Ela preceitua exatamente o contrário daquilo que falsamente se supõe. Cada delinquente deve ser examinado individualmente, com cuidado extremo, a fim de lhe ser aplicada a pena que convém ao seu estado ... Não creiam, pois, os que não conhecem bem a nova escola penal, que ela tenha por intuito o deixar em liberdade todos os criminosos a pretexto de doença; muito longe disso, seu único objetivo é tornar efetiva a defesa da sociedade. (Rocha, 1909)

Franco da Rocha reforçava "as relações íntimas entre delinquência e anomalia mental" – a pedra angular da escola positiva –, contabilizando mais de cinquenta alienados criminosos recolhidos ao Hospício do Juqueri. Mas o que o psiquiatra paulista queria não era separar uma parcela dos criminosos com o estigma da loucura, a pretexto de sua inimputabilidade penal. Todo seu esforço para ampliar e fortalecer a intervenção médica na esfera jurídica dirigia-se a tentar espraiar sobre todos os criminosos, indistintamente, o poder pretensamente regenerador de sua ciência.

Franco da Rocha não esteve sozinho em sua campanha contra o célebre princípio de Cesare Beccaria, que já no século XVIII determinara a proporção entre os delitos e as penas. No esforço de renovar a tradição jurídica, ele foi secundado por Enjolras Vampré, médico assistente, seu colega no Hospício de Juqueri. Em diversas ocasiões, o doutor Vampré veio a público difundir o preceito de defesa da sociedade para impugnar o critério da "inimputabilidade jurídica e social" dos insanos.

Em 1910, por exemplo, ele interveio no parecer elaborado pelo doutor Carlos Penafiel, médico-legista da Polícia Judiciária e ex-catedrático da Faculdade de Medicina de Porto Alegre, sobre um homicídio cometido por um indivíduo acometido por epilepsia. Em vez de discutir a influência da doença sobre a consumação do ato criminoso, como propunha o perito oficial (para daí deduzir se o acusado podia ou não ser responsabilizado pelo crime), Enjolras Vampré (1910a) reivindicava que o assassino fosse imediatamente detido, para evitar que o drama se repetisse.

Mas onde detê-lo? No hospício ou na cadeia? No mesmo ano, o doutor Vampré (1910b) voltava ao assunto para solicitar das autoridades a imediata instalação de um pavilhão diferenciado, dentro do Hospício de Juqueri, especialmente preparado para receber e isolar essa classe de pacientes. Nessa ocasião, o número de loucos criminosos no manicômio do Estado já chegava a 73, quantidade mais do que suficiente, afirmava, para justificar a instalação de um pavilhão separado. Além de separar as "pessoas inofensivas e dóceis" dos "indivíduos perigosos, maus e perversos, gente toda ruim", o doutor Vampré (1911a) aproveitava o ensejo para também reivindicar a instalação de um pavilhão especial para os portadores de moléstias transmissíveis, em razão dos vários casos de tuberculose e disenterias, inclusive lepra, "felizmente um único caso".

Em 1911, o doutor Enjolras Vampré esteve comissionado em Berlim, pela Faculdade de Medicina da Bahia, para estudar a assistência aos alienados na Alemanha. Em seu relatório de viagem, lido perante a Sociedade de Medicina e Cirurgia de São Paulo, ele destacou a existência de uma seção de moléstias mentais na prisão de Moabit, para onde eram removidos ainda no início de sua afecção os alienados delinquentes das prisões de Berlim, Brandenburg, Sonnenburg, Luckau e Cottbus. Ali, os detentos permaneciam em observação por até cinco meses, podendo retornar à prisão ou, caso se prolongasse seu estado de alienação mental, serem enviados ao asilo colônia de Dalldorf ou outros manicômios de segurança. Mesmo assim, caso recebessem alta do hospício, essas pessoas eram reencaminhadas para a Seção de Moabit para novo período de observação e, de lá, eram devolvidas aos presídios, para cumprir o prazo que lhes restasse da pena.

Também na Inglaterra havia asilos de segurança. O doutor Vampré afirmava que sua criação fora determinada por uma lei promulgada em 1800, visando reparar e impedir que se repetissem os atentados que o rei George II havia sofrido em 1786, 1790 e 1800 por indivíduos alienados. Desde então, os loucos criminosos poderiam passar toda a sua vida nesses estabelecimentos, mas não eram postos em liberdade enquanto durasse seu estado de perturbação mental.

Ao descrever a assistência médico-legal que outros países prestavam aos indivíduos que incidiam simultaneamente no crime e na loucura, o doutor Vampré (1911b) perseguia duas finalidades. Primeiro, reforçar a necessidade da hospitalização precoce dos alienados em São Paulo. Conquanto o Estado contasse com o Hospício de Juqueri, "instituição de grande valor e honra", sua capacidade era limitada e a assistência geral era deficiente. Os postos policiais estavam repletos de insanos, em flagrante desobediência à lei de 1903. Ali, o médico acusava, os insanos permaneciam "acumulados numa lastimável promiscuidade", sem os cuidados de que precisariam. E, segundo, propugnar alterações no Código Penal, em particular no Artigo 27, parágrafo 4º, que dirimia a responsabilidade criminal de quem cometesse crime "em estado de completa privação dos sentidos e da inteligência".

No mesmo período, entre 1908 e 1911, o doutor Franco da Rocha esteve dirigindo ataques, pela imprensa, contra a medida que a própria categoria médica tanto se empenhara em impor à coletividade – a inimputabilidade penal dos insanos. Por várias vezes, ele valeu-se das páginas de O *Estado de S. Paulo* e da *Gazeta Jurídica* para divulgar suas ideias e combater "a causa única do mal, o núcleo perturbador", "essa velharia já aniquilada pela ciência", que teria orientado o Código Penal nessa matéria: a doutrina do livre-arbítrio.

Em 1912, o famoso psiquiatra representava à Sociedade de Medicina e Cirurgia de São Paulo, a propósito de uma sentença proferida pelo Tribunal de Justiça. Tratava-se de um rapaz residente em Franca, que se embriagava com frequência e, nesse estado, praticava diversas atrocidades. O "terror de Franca", como era conhecido, foi preso quando cometeu um homicídio, dando origem ao processo criminal em questão. Transcorrido o procedimento jurídico, concluiu-se pela enfermidade mental do acusado. Desse modo, o réu foi pronunciado irresponsável e encaminhado para internação no Hospício de Juqueri, para grande insatisfação de seu diretor.

"Não estou penetrando em seara alheia" (Rocha, 1912), admoestava o médico, lembrando estar em melhor posição que qualquer outra pessoa para falar sobre os loucos criminosos, em razão de seu contato tão estreito com esses indivíduos. "Cabe-me por isso o dever de dar o grito de alarme." Alarme que não se dirigia ao juiz, obrigado a aplicar a disposição legal "defeituosa", mas ao poder legislativo, a quem caberia reformar o Código Penal de 1890, fazendo-o acompanhar a "evolução do direito criminal".

O sentido de seu apelo já era bem conhecido da classe médica. As penas atribuídas na legislação não deveriam ser compreendidas como castigos ou represálias contra os atos criminosos, mas sim como medidas de segurança que a sociedade empregaria para se defender da conduta antissocial de alguns de seus membros, evitando a repetição dessa conduta. Por isso mesmo, a pena deveria ser graduada de acordo com "a temibilidade do delinquente" e não de acordo com a gravidade do ato criminoso, como estabelecia o Código Penal.

A pregação de Franco da Rocha cativou muitos seguidores dentre seus colegas. Vários médicos-legistas e psiquiatras recorreram às reuniões científicas e à imprensa especializada para expressarem sua adesão à "nova escola penal". Além dos já citados trabalhos apresentados em 1909 ao I Congresso Médico de Pernambuco, outros exemplos poderiam ser mencionados. Em 1920, a *Folha Médica* divulgava a crítica do doutor Fábio de Barros, determinista, à tese que o doutor Mário Studart apresentara sobre Patonímia à congregação da Faculdade de Direito do Rio de Janeiro, na qual defendia a intransigência dos princípios doutrinários derivados do livre-arbítrio. Em 1921, a título de relatar três casos de sua observação clínica sobre doentes mentais que cometeram crimes, o doutor Castro Valente, do Hospício de Alienados do Pará, revelava-se seguidor de Lombroso, Garofalo e Ferri, para pedir o sequestro desses indivíduos, em defesa da sociedade.

Em 1922, o doutor Oscar Drummond Costa expunha para a Sociedade de Medicina Legal e Criminologia de São Paulo o debate jurídico entre as correntes "espiritualista" e "materialista", procurando definir o papel do médico nas perícias de responsabilidade penal de acusados virtualmente insanos, independentes da polêmica em andamento. E, em 1928, também na Sociedade de Medicina Legal e Criminologia de São Paulo (*Gazeta Clínica*, Editorial, 1928), assistiu-se ao debate envolvendo o doutor Soares de Mello, discípulo confesso de Franco da Rocha, e seu suposto "contraditor", o doutor Flamínio Fávero.

Mais que assinalar a difusão da "nova escola penal" no meio médico nacional, os apontamentos dos trabalhos acima expostos mostram que, pelo menos até 1930, esteve acesa a polêmica entre as diferentes correntes do pensamento psiquiátrico.

MEDICINA E MODIFICAÇÃO DA RESPONSABILIDADE PENAL

> Daqui resulta a evidência de quanto a medicina, investigando e estudando com esmero, pelos meios a seu alcance, todas essas questões que são do seu domínio, pode auxiliar com seus conselhos e experiência o legislador na confecção das leis penais, contribuindo para estabelecer penas equitativas e apropriadas às diversas condições do homem social, uma vez que são elas feitas para regular os seus atos, quer no sentido de garantir-lhe os direitos que lhe são devidos, quer no de prevenir e reprimir os crimes e atentados que possa ele cometer com ofensa de seus semelhantes ou da sociedade. (Rego, 1872)

Responsabilidade e imputabilidade. O doutor Rodrigues Doria (1929) ensinava a diferenciar as duas expressões do Direito Penal. Apesar de serem usadas como quase sinônimos, sendo uma a consequência da outra, haveria uma diferença: imputabilidade seria um atributo do sujeito e portanto objeto do conhecimento médico, enquanto responsabilidade seria delegação da sociedade e portanto matéria para a formulação jurídica.

Para ilustrar, o médico referia a metáfora comercial: uma seria o crédito de que goza o indivíduo, outra o débito efetivamente lançado. A imputabilidade penal representaria a capacidade da pessoa responder por seus atos, arcando com suas consequências legais; uma descrição de suas qualidades individuais, "um conjunto de predicados ou faculdades psíquicas". Já o conceito de responsabilidade penal, entendido como "o efeito ou a resultante da imputabilidade", poderia ser definido como aquilo que a sociedade atribui a cada um de seus membros, em função do reconhecimento de seu discernimento e livre-arbítrio.

Em face da forma como esses conceitos foram difundidos, no âmbito das teorias clássicas do Direito Penal, os médicos vieram a público, tanto no Brasil como no exterior, para solicitar atenuantes e agravantes penais, modificação e até suspensão da responsabilidade criminal de diversos segmentos sociais que não correspondiam ao perfil imputável. Nos itens anteriores, vimos como as crianças e os loucos tornaram-se alvo desse tipo de consideração por parte da classe médica.

Veremos agora que os médicos também se voltaram para outras categorias sociais com um raciocínio semelhante. Em especial, procurou-se avaliar a maior ou menor propensão para o crime das mulheres, dos negros e dos índios, das pessoas idosas, dos alcoólatras, dos atávicos e dos portadores de estigmas físicos. Mais do que justificar biologicamente a ampliação do rol dos inimputáveis, os médicos estiveram preocupados em interferir no debate jurídico e na legislação penal. Encontraremos vários deles postulando novas bases – como a "defesa social" – para a repressão ao crime e aos criminosos. Encontraremos outros reivindicando a instituição de estabelecimentos asilares diferenciados, especificamente preparados para o isolamento daqueles cujo comportamento, mesmo inimputável, fosse considerado uma ameaça à paz social.

Imputabilidade penal da mulher

No final do século XIX, a medicina legal quase não tinha base experimental no Brasil. Foi, portanto, com dados e literatura colhidos no exterior, que o doutor José Rodrigues da Costa Doria (1894) expôs seus argumentos em prol de uma tolerância bastante peculiar com as mulheres: a imputabilidade criminal diminuída e a mitigação da pena. Anos depois reproduzida em seus livros, a proposta baseava-se na convicção de que, ao contrário do que se poderia imaginar, a diferenciação da responsabilidade penal de homens e mulheres não era inovação, nem carecia de fundamentos jurídicos. Por um lado, já as leis romanas consideravam o sexo feminino como condição de presunção de menor dolo; por outro, as legislações de todos os países, inclusive o Brasil, sempre diferenciaram a mulher no que se refere ao direito civil, ainda que não estendessem essa prerrogativa ao direito penal. Por que tratá-las com dois pesos e duas medidas? – perguntava o doutor Rodrigues Doria, numa reflexão ilustrativa dos conceitos que se fazia sobre as mulheres e sobre seu papel na vida social.

Para justificar sua proposição, o lente de Medicina Pública da Faculdade Livre de Direito da Bahia reuniu argumentos de natureza diversificada; a multidisciplinaridade era uma característica da medicina legal no período. Sua fundamentação teórica apoiava-se na integração analítica de diferentes perspectivas: uma profusão de estatísticas expressas em termos de suas virtuais consequências sociopolíticas; uma concatenação minuciosa entre a antropologia médica, tão em voga no período, e sua interpretação psicológica.

A diferença entre os sexos era fato mais que comprovado do ponto de vista fisiológico. Já se sabia que vários ossos e vários órgãos guardavam uma impressão do sexo, servindo para distingui-los. A diferenciação comportamental entre homens e mulheres seria igualmente patente para o doutor Doria:

> Seus passos são menores, mesmo em igualdade de estatura, e o andar é ondulante. É frugívora e assimila melhor do que o homem. É mais excitável, benévola e menos inteligente; é mais moral cem vezes do que o homem, e seu máximo de criminalidade é aos 30 anos, ao passo que o dos homens é aos 25. A elas não pertencem grandes descobertas, nem o primeiro posto nas artes e, se há exceções, confirmam a regra geral de sua menor potência intelectual. De outro lado, é destinada ao parto e ao aleitamento, e não poderia ser à ciência: se o fosse, o que deveria fazer o homem? Está, pois, dividida a tarefa: à mulher a geração do homem; ao homem a geração das ideias. (Rodrigues Doria, 1894)

Como correlacionar a diferenciação fisiológica à diferenciação comportamental? O autor não se demorou na comparação de caracteres anatômicos bastante conhecidos. Dirigiu seu enfoque para um aspecto que teria mais alto grau e importância, algo que ele chamou "sistema nervoso", mas que se reduzia à análise de três fatores: peso do cérebro, volume dos lobos cerebrais e irrigação sanguínea intracraniana. Seguindo qualquer um desses elementos, poder-se-ia concluir pela superioridade masculina.

Diversos levantamentos teriam comprovado que, na média e respeitando-se as faixas etárias, o cérebro da mulher é menos pesado que o do homem. Mesmo quando se levasse em consideração sua menor estatura, procedendo-se uma correção proporcional, aquilo que seria o "déficit" cerebral da mulher em relação ao homem permaneceria em torno de 4%. Empregando conceitos emprestados da frenologia de Gall, o doutor Rodrigues Doria notava que as mulheres teriam a região posterior do cérebro, supostamente relativa às funções sensoriais, mais desenvolvida em volume que os homens. Em compensação, eles teriam os lobos parietais maiores, a porção anterior do cérebro, virtual preposta da vontade, do conhecimento e dos processos "ideomotores". Para o estudo da irrigação sanguínea, o médico comparava o diâmetro da carótida interna e o da artéria vertebral, cuja soma alcançava valores mais elevados para indivíduos do sexo masculino. Além disso, ele sublinhava, o sangue das mulheres seria mais pobre, com cerca de 10% menos "corpúsculos" por milímetro cúbico.

De tal argumentação biológica, a ilação era uma só. Rodrigues Doria concluía, com Spencer, que a mulher podia, até certo ponto, ser considerada como um homem não de todo desenvolvido. Para reforçar a dedução supostamente baseada no biótipo feminino, o estudioso evocou citações eruditas, de Paolo Mantegazza, antropologista, a Madame de Staël; dos médicos-legistas Topinard e James Crichton-Browne a Arthur Schopenhauer:

> Às semelhanças físicas entre a mulher e o menino correspondem semelhanças psíquicas, possuindo a primeira muitos dos característicos dos segundos, como sejam a timidez, a percepção rápida e ligeira, a imaginação intensa e inclinada à superstição, as emoções fáceis, a volubilidade, passando rapidamente do choro ao riso e vice-versa; ela,

arrastada pelos impulsos do momento, sem a devida reflexão e força de vontade, procura sempre proteção e simpatia, que dispensa também facilmente às crianças e aos animais. (Rodrigues Doria, 1894)

Por suposto menos apta às atividades que requerem poder intelectual mais vigoroso, a mulher também seria menos afeita ao crime. Uma curiosa estatística, divulgada em 1906 pela *Gazeta Médica da Bahia*, mostrava que, apesar de as mulheres serem maioria absoluta da população francesa, a participação feminina nos índices de criminalidade relativos aos anos de 1900, 1901 e 1902 foi bastante inferior à masculina, numa proporção de quase um para seis. Morache, o pesquisador que levantara esse dado, teve o cuidado de subtrair o infanticídio tanto da taxa feminina de criminalidade como da masculina, pois tinha razões para crer que as mulheres estivessem socialmente mais propensas a cometer esse crime, pelo abandono a que se relegava aquelas que se tornavam mães. Em consequência, a proporção, já francamente negativa para os homens, pendia ainda mais desfavoravelmente, superando a marca de um para sete.

Ao solicitar menor imputabilidade criminal para a mulher e atenuantes penais, sobretudo para os períodos de gravidez, puberdade, menstruação, puerpério e menopausa (nos quais ela estaria mais susceptível aos distúrbios comportamentais), o doutor Rodrigues Doria delineou como clara, evidente e acentuada a diferença de estrutura orgânica e das atitudes físicas e psíquicas nos dois sexos. De acordo com ele, essa diferença só não implicava "o estado de escravidão" da mulher ao "sexo forte", porque ela teria sido emancipada pela "religião sublime do amor, pregada pelo grande mártir do cristianismo". Mesmo assim, ressaltava, a emancipação absoluta da mulher não passaria de utopia "desmentida pela história, e que só pode ter acolhimento de entusiasmo socialista".

Na verdade, o autor nem sequer procurou camuflar a ideia de que as mulheres deveriam continuar sendo reconhecidas como categoria subalterna e submissa aos homens. Sob uma camada muito estreita de aparência liberal, de tratamento pródigo à condição feminina, Rodrigues Doria empenhava-se em justificar, ante os colegas médicos e a classe dos juristas, o não acesso das mulheres ao voto e à participação política, aos cargos públicos e a diversas profissões.

Já no início do século, o doutor Rodrigues Doria esteve ainda mais bem colocado para aplicar suas concepções quanto à desigualdade dos sexos. Entre 1908 e 1911, ele ocupou o cargo de presidente de Sergipe, uma antiga designação para o título de governador de Estado. Naquele período, as professoras da instrução pública – categoria profissional tradicionalmente suprida pela mão de obra feminina – não puderam gozar de licença maternidade, uma prerrogativa que só muito tempo depois seria introduzida na legislação trabalhista brasileira. Durante anos, isso serviu de motivo para as críticas de seus adversários políticos, até que, em 1916, o doutor Rodrigues Doria resolveu justificar sua atitude à sociedade, numa "tertúlia" realizada no Instituto Histórico e Geográfico da Bahia, no dia 12 de novembro. Ele defendia-se afirmando nunca ter obstado o afastamento das puérperas, apenas teria obrigado a suspensão concomitante de seus vencimentos, pois – o mote ficou famoso – "gravidez não é moléstia", nem tampouco, argumentava, constituía "situação independente da vontade" (Rodrigues Doria, 1926).

A pregação de Rodrigues Doria não expressava perspectiva meramente individual. Antes, refletia e reforçava concepções de uso corrente sobre a mulher e as atividades femininas. Durante muitos anos, a despeito dos avanços feministas, ideias bastante parecidas foram repetidas na imprensa médica, sob pretextos variados. A título de exemplo, poderíamos destacar o discurso que o doutor Plínio Olinto (1922), médico da Assistência a Alienados do Distrito Federal, proferiu perante a Sociedade Brasileira de Neurologia, Psiquiatria e Medicina Legal, criticando o movimento feminista e reforçando os arquétipos masculino e feminino. Ou o texto do doutor Cássio de Rezende (1906), publicado no *Brasil-Médico*, discorrendo de forma pejorativa sobre a mulher que não se casa, que não quer ou não consegue reproduzir em sua existência os padrões socialmente valorizados.

Até 1930, ainda se discutia se a determinação do sexo na gestação seria característica morfológica dos óvulos provenientes de cada um dos ovários (*Gazeta Clínica*, Editorial, 1930a) ou se seria transmissão hereditária associada ao elemento masculino (*Gazeta Clínica*, Editorial, 1930b). Já em 1909, o doutor Saul de Avilez constatava que, caso a procriação obedecesse ao voto dos progenitores, só viriam homens ao mundo, talvez uma única mulher a cada dez nascimentos, só pelo "prazer da variedade". E louvava a natureza, "mais sábia que a sabedoria", que não se deixava profanar, preservando seu segredo impenetrável para a ciência. Seu alerta contra a "calamidade inominável" que seria um mundo sem mulheres não demoveu a *Gazeta Clínica* de publicar, em 1925, um método prático para a escolha do sexo dos filhos, baseado no prazo transcorrido entre o dia da concepção e o início do fluxo menstrual precedente. Vejamos em que termos o periódico paulista convidava seus contemporâneos a testarem o método:

> E como não pode causar mal a nenhum casal fazer uma experiência, sujeitando-se às três regras indicadas, seria bem curioso saber daqui a algum tempo, de um ou de outro, qual o resultado obtido, lembrando especialmente aos nossos agricultores de que o Brasil precisa de braços de homens; e não se devem zangar conosco as mulheres, pois quanto mais homens houver, menos moças ficarão sujeitas à triste e penosa condição de velhas solteironas. (*Gazeta Clínica*, Editorial, 1925)

Imputabilidade penal das raças humanas

No mesmo ano em que o doutor Rodrigues Doria divulgara sua proposta de diferenciar a imputabilidade penal de acordo com o sexo, em suposto benefício das mulheres, o doutor Nina Rodrigues (1894) desenvolvia um raciocínio semelhante, aplicado às raças humanas. Em especial, ele esteve preocupado em demonstrar que o Código Penal, tanto em sua versão de 1890, quanto a anterior (de 1830), incorria em erro ao não diferenciar brancos, negros, índios e mestiços quanto à imputabilidade penal. Sua intervenção foi constituída por conferências ministradas na Faculdade de Medicina da Bahia, durante todo o ano de 1893, período em que ele substituía o doutor Virgílio Clímaco Damásio, que se elegera senador, na cadeira de Medicina Legal.

Para recuperar sua reflexão, um primeiro ponto a apreender diz respeito à inexistência de um substrato comum a todo o gênero humano, algo que ele desclassificou como "concepção espiritualista de uma alma de mesma natureza em todos os povos". A suposição de uma inteligência de mesma capacidade em todas as raças teria sido "irremissivelmente condenada em face dos conhecimentos científicos modernos". Como consequência, não se poderia esperar que as "raças inferiores" viessem a atingir "o elevado grau de cultura mental das raças superiores".

Para o médico, que teria sido sagrado por Lombroso como o "Apóstolo da Antropologia Criminal no Novo Mundo" (segundo informação de Afrânio Peixoto, ao prefaciar um de seus livros), o desenvolvimento mental dos povos estaria submetido a leis gerais caracterizadas por seu "mecanismo filogenético". Dessas leis derivaria a impossibilidade orgânica e material de "os representantes das fases inferiores da evolução social" passarem bruscamente, sem transição lenta e gradual, ao "grau de cultura mental e social das fases superiores". Desse modo, dada a heterogeneidade de "nossa agremiação social", seria incorrer em "flagrante absurdo" postular uma aplicação universal do princípio do livre-arbítrio como base da responsabilidade penal. Ao contrário, o doutor Nina Rodrigues definia que a cada raça "antropologicamente distinta" corresponderia "uma criminalidade própria, em harmonia e de acordo com o grau do seu desenvolvimento intelectual e moral".

O Brasil teria, no insucesso da catequese dos indígenas, um bom exemplo da "incapacidade orgânica, cerebral" que impediria a incorporação dos membros das "raças inferiores" à "civilização". Mas se a fundamentação de sua maneira de interpretar as diferenças entre as raças era antropológica, as consequências eram jurídicas. Para os "evolucionistas", como ele mesmo se reconhecia, as ideias abstratas de direito e justiça somente se teriam formado no intelecto mediante um "aperfeiçoamento social, extremamente moroso e demorado, da humanidade". Acreditar que essas ideias e os sentimentos correlatos fossem universais equivaleria a desconsiderar "três quartas partes da humanidade", admoestava o médico-legista.

Descartar a "velha doutrina" da interioridade e uniformidade das noções de bem e mal, do justo e do injusto em todos os cérebros, implicaria abandonar também aquilo que fora tomado como critério e fundamento para a imputabilidade penal: o princípio da vontade livre, "questão metafísica e insolúvel". Porque a vontade, tal como a estudava a "psicologia científica", estaria igualmente submetida às contingências do "desenvolvimento evolutivo da mentalidade humana":

> Pode-se exigir que todas estas raças distintas respondam por seus atos perante a lei com igual plenitude de responsabilidade penal? Acaso, no célebre postulado da escola clássica e mesmo abstraindo do livre-arbítrio incondicional dos metafísicos, se pode admitir que os selvagens americanos e os negros africanos, bem como os seus mestiços, já tenham adquirido o desenvolvimento físico e a soma das faculdades psíquicas suficientes para reconhecer, num caso dado, o valor legal do seu ato (discernimento) e para decidir livremente a cometê-lo ou não (livre-arbítrio)? Porventura pode-se conceder que a consciência do direito e do dever que têm essas raças inferiores seja a mesma que possui a raça branca civilizada? Ou que, pela simples convivência e submissão, possam aqueles adquirir, de um momento para o outro, essa consciência, a ponto de se adotar para elas conceito de responsabilidade penal idêntico ao dos italianos, a quem fomos copiar o nosso código? Responder alguém a estas inquirições pela afirmativa seria empenhar em sério compromisso o bom conceito dos seus conhecimentos em ciências biológicas. (Nina Rodrigues, 1894)

Um dado curioso cerca a divulgação das lições professadas por Nina Rodrigues sobre o tema da responsabilidade penal das raças humanas. Na última semana de abril e na primeira de maio de 1894, o periódico *Brasil-Médico*, de tiragem semanal, publicou os dois primeiros capítulos da série, levando ao conhecimento do meio médico fluminense as concepções da antropologia criminal. Nesse trecho inicial, entretanto, o autor apenas estabelecia algumas definições e discutia a literatura internacional, a título de estágio preliminar ou subsídio para propor medidas práticas ainda não formuladas.

Entretanto, mal ele estabelecia as premissas de uma conclusão à qual prometia continuar perseguindo, a revista médica suspendeu a publicação dos artigos que dariam continuidade ao seu trabalho. Por que isso teria ocorrido? O que teria motivado a suspensão de uma série que já vinha sendo levada ao público? O periódico teria escolhido agir assim? Ou isso teria decorrido de iniciativa do próprio autor? O *Brasil-Médico* não deu nenhuma satisfação a seus leitores nos fascículos subsequentes; nenhum registro ficou impresso em suas páginas para ser recuperado pela pesquisa histórica.

Tendo assumido pouco tempo antes o cargo de lente substituto na Faculdade de Medicina, o doutor Nina Rodrigues contava apenas 31 anos quando suas opiniões sobre o assunto começaram a ser divulgadas. Muito jovem, o médico-legista ainda não gozava do reconhecimento e destaque com que seu nome veio a ser cultuado em meio aos intelectuais brasileiros. Na verdade, foi justamente por meio de trabalhos como este, no qual ele discutia com Sílvio Romero e Tobias Barreto, que Nina Rodrigues se qualificou como interlocutor no campo da medicina forense. Talvez os editores do *Brasil-Médico* tenham preferido, na ocasião, não projetar seu nome no cenário médico; talvez não tenham aprovado a linha que seus argumentos seguiam. Sabe-se que suas ideias divergiam das concepções mais fortemente arraigadas no pensamento médico; no Rio de Janeiro, em especial, a "antropologia criminal" e a "nova escola penal" encontraram maior resistência intelectual que na Bahia e em São Paulo, cativando menos adeptos. Nesse sentido, é possível que o doutor Nina Rodrigues tenha sofrido alguma oposição, mesmo que velada.

De qualquer modo, em julho de 1894, ele reunia todo o volume de suas conferências e o publicava como livro, intitulado *As raças humanas e a responsabilidade penal no Brasil*. Nessa edição, além de desenvolver sua análise das diferenças raciais e suas implicações no que tange à imputabilidade penal de cada uma delas, ele converge para a proposta de uma solução prática ao problema delimitado: a regionalização de toda a legislação criminal.

O núcleo de sua proposta era a constatação da falência dos princípios doutrinários da "escola clássica", em especial aquele que fazia assentar no livre-arbítrio o fundamento da responsabilidade criminal. Em seu lugar, ele gostaria que os códigos de processamento penal se baseassem no princípio da "defesa social" – parâmetro tradicionalmente associado à "escola antropológica" ou "positiva" da criminologia, que ele repetidas vezes postulara como critério para a graduação das penalidades. Por defesa social, Nina Rodrigues compreendia, literalmente, a defesa da "civilização ariana", representada no Brasil por uma "fraca minoria da raça branca", obrigada a se defender não apenas dos atos antissociais ou crimes cometidos por seus próprios representantes, como por aqueles cometidos pelas "raças conquistadas ou submetidas". Como não era possível unificar a população por força de lei, o ideal seria distribuir códigos penais específicos às regiões, adaptados às características populacionais brasileiras, "pelo menos nas suas quatro grandes divisões regionais".

Essa proposta de regionalização do Código Penal também pode ser compreendida como parte de um projeto, explícito ou não, de projeção da autoridade médica na sociedade brasileira. Afinal, uma vez que as particularidades de cada dispositivo legal deveriam atentar para as demandas locais, voltar-se às características populacionais de sua área de abrangência, quem melhor que os médicos, de preferência aqueles com formação antropológica, que inclusive formularam a proposta, para instruir a produção desta matéria jurídica regionalizada? Além disso, há de se considerar que, distante do Rio de Janeiro, o doutor Nina Rodrigues quase não tinha acesso à esfera legislativa federal, mas poderia intervir com maior vigor em nível regional, caso conseguisse que as leis penais fossem descentralizadas.

Entretanto, duas palavras devem ser ditas em defesa do doutor Nina Rodrigues, no mesmo momento em que se consigna sua inaceitável convicção quanto à desigualdade entre as raças.

Enquanto as primeiras formulações relativistas já emanavam da Europa (no campo da antropologia cultural), no Brasil, o preconceito racial era corrente no mundo acadêmico e nos círculos científicos, para não lembrar outros setores de uma sociedade que mal abolira a escravidão. Aceita como ponto pacífico, a superioridade da raça branca foi uma convicção só questionada vários anos depois. A própria imprensa médica registrou, no período, intervenções muito mais acerbas que as do médico-legista, demonstrações de desmedida presunção quanto à pretensa vantagem de uma cor de pele. Nesse sentido, pode-se dizer que Nina Rodrigues não foi original em sua concepção racista; ao contrário, apenas partilhava e reproduzia noções de seu tempo e sua época.

Ainda mais: deve ser lembrado que foi com essas mesmas ideias que Nina Rodrigues produziu uma extensa relação de trabalhos sobre a colonização negra no Brasil, se não a principal, uma das obras mais importantes sobre o assunto, com livros ainda hoje consultados e reeditados. Além disso, sabe-se que sua existência depunha contra esse preconceito: como Karl Marx, o doutor Nina Rodrigues era descendente próximo de negros sefardins, que vieram ao Brasil fugindo da perseguição aos judeus na Península Ibérica. Nesse sentido, pode-se pensar sua brilhante inteligência e sua vasta obra como signos do valor da colonização negra no Brasil.

Também do ponto de vista de uma "sociologia criminal" chegava-se à conclusão de que as diferenças entre as raças implicariam a maior predisposição de algumas para o crime, em especial aquelas às quais se reputava menor valor. Em seus livros, o doutor Rodrigues Doria partia da observação das formações sociais africanas e dos negros no Brasil, para deduzir a propensão criminosa das "raças atrasadas":

> É manifesta a tendência de certas raças para o crime, tendência tanto mais acentuada quanto mais atrasada é ela. As raças atrasadas são particularmente inclinadas ao furto e às ofensas sexuais ... O negro, o caboclo, assim como outras raças atrasadas, são o produto de um sistema social simples e relativamente comunista que lhes faz partilhar ideias muito rudimentares acerca da propriedade. (Rodrigues Doria, 1929)

Assim entendia o médico, político e professor. Apesar disso, ele não desdobrava seu pensamento em medidas práticas de intervenção na legislação penal. Ao expor suas concepções racistas, o doutor Rodrigues Doria tinha apenas o intuito pedagógico de explorar mais um fator de possível modificação da responsabilidade criminal.

Estigmas do criminoso nato

Tendo fugido da escravidão em 1828, Lucas teria organizado e chefiado uma quadrilha de salteadores, acusada de muitos crimes – roubos, estupros e assassinatos – no sertão da Bahia. Em

1844, quando a cabeça de um de seus companheiros, morto pela polícia, foi trazida à Vila de Feira de Santana, a população teria festejado por três dias seguidos. Alguns anos depois, novas festas públicas se verificaram, quando Lucas foi executado, após muito tempo de perseguição.

Filho de africanos trazidos cativos ao país, Lucas fora assim descrito por Nina Rodrigues (1891), a partir de relatos por ele coligidos e do exame necroscópico de seu crânio: "alto, espadaúdo, corpulento, preto, rosto comprido, entradas, barbado, olhos grandes e afumaçados, nariz chato, boca grande, peito cabeludo, orelhas pequenas, pés e mãos pequenos", "canhoto" etc. Preso em janeiro de 1848, ele tivera um braço amputado, em decorrência de grave ferimento por arma de fogo. Dos muitos crimes que lhe acusavam, confessou apenas três homicídios, rapto e defloramento de várias jovens, além de confirmar ter se mantido à custa de assalto a mão armada. Negou com veemência a maioria das acusações, rejeitando sobretudo a existência dos cúmplices que a opinião pública lhe atribuía. Não incriminou pessoa alguma; foi sentenciado e enforcado em setembro de 1849, na praça da vila. Durante décadas, uma cruz indicou o local.

Cinco ou seis anos depois, seu crânio foi exumado pelo doutor José Francisco da Silva Lima, importante nome do meio médico baiano, que garantiu sua conservação no gabinete de anatomia descritiva da Faculdade de Medicina. Desse modo, a "peça anatômica" teria chegado às mãos do doutor Nina Rodrigues em 1892, para a realização de estudos craniométricos integrados à pesquisa em antropologia criminal. Tal estudo consistiu de uma série de determinações: medições de todas as suas partes, pesagem, projeção do volume; "largura alveolar externo máximo"; "índices faciais de Topinard"; largura, altura e profundidade das órbitas; idem para o nariz; largura "biastérica", "bimastoidiana" etc. Todas as medidas eram apresentadas ao lado dos valores simétricos encontrados pela média de outros quatro crânios de homens negros de mesma idade; alguns valores podiam ser cotejados com dados sobre homens brancos, coligidos na literatura internacional.

Qual o objetivo de todo esse trabalho? Diferenciar morfologicamente o criminoso? Evidenciar seus caracteres congênitos? Selecionar aqueles que fossem singulares? Ou que diferenciassem seu portador, correlacionando a compleição física com a constituição moral? Descobrir sinais biológicos que pudessem ser associados à sua conduta?

O doutor Nina Rodrigues não ia tão longe. Preferia não se manifestar sobre a questão doutrinária do criminoso nato que, em sua época, dividia a medicina legal. De um lado, havia quem postulasse uma "antropologia criminal", para o estudo dos estigmas físicos dos criminosos, acreditando que esses sinais seriam índices da vocação inata de seus portadores para o crime. De outro, postavam-se os defensores de uma "sociologia criminal", rejeitando o "determinismo" que pautaria a relação da biologia individual com a delinquência na versão de seus opositores. Dentre os "médicos sociólogos", postava-se, por exemplo, o doutor Rodrigues Doria, que nesse período inicial de sua carreira, divergia de Nina Rodrigues quanto a doutrinas e concepções, além de disputar espaço e cargos na Faculdade de Medicina (*Brasil-Médico*, Editorial, 1895). Por sua vez, Nina Rodrigues saudava a discussão como o motivo de tantos fatores do crime estarem sendo submetidos a novos estudos científicos.

De sua parte, ele apenas se propunha a trazer uma contribuição no "terreno positivo da observação", algo raro nessa área da produção médico-legal brasileira. Um estudo prático, de reconhecimento da realidade empírica, sem arriscar inferências polêmicas. Apesar disso, Nina Rodrigues não escondia a "solicitude" com que acompanhava o "progressivo aperfeiçoamento" da antropologia criminal e confirmava o "grande entusiasmo" que lhe despertava a "escola italiana", motivo e inspiração deste seu estudo.

Seu trabalho foi publicado originalmente na *Gazeta Médica da Bahia*; depois, ampliado sob a forma do livro *Nègres criminels au Brésil*, recebeu, em 1895, uma edição na Itália e outra na Bélgica. Embora este tenha sido um dos poucos estudos do gênero no Brasil, com tantos dados antropométricos, a imprensa médica nacional acompanhava com interesse os avanços e retrocessos da antropologia criminal no exterior. Em particular, quando morriam personalidades ilustres, a pesagem de seu cérebro era saudada ora como sucesso (quando se constatava peso acima da média), ora como perplexidade (como no caso de Gambetta, cujo cérebro teria pesado menos que os de deficientes com microcefalia), até que, com o passar do tempo, deixou-se de atribuir valor para esse critério, por falta de dados comprobatórios cabais.

Em *Os sertões*, Euclides da Cunha nos conta que também o crânio de Antônio Conselheiro teria sido recolhido em Canudos pelo Exército, para as observações antropométricas de Nina Rodrigues (que também estudou os acontecimentos no sertão da Bahia como manifestações de "loucura das multidões"). No Rio de Janeiro, Zopyro Goulart (1913) divulgava pesquisa realizada na Europa, analisando a estatura dos criminosos portugueses. Em São Paulo, Franco da Rocha (1901) discutia o valor médico-legal da grafologia e declarava textualmente que "a escrita pode ser considerada como a *materialização do caráter*" (grifado no original).

O doutor Carlos de Castro (1927) recuperou um tratado suíço do século XVIII, para sublinhar um aspecto curioso, vizinho da teoria antropológica. A "fisiognomonia" – ciência da observação originalmente descrita por Lavater – seria "a arte de conhecer o homem pela interpretação de sua fisionomia". Bem-humorado, o médico paulista se divertia sumariando a correlação estabelecida pelo autor entre os sinais faciais e os defeitos de personalidade, para, em seguida, analisar o retrato de seus colegas médicos, em textos curtos, periodicamente reproduzidos pela *Gazeta Clínica* de São Paulo.

O doutor Rodrigues Doria (1929) decididamente não podia ser contado entre os seguidores de Lombroso no Brasil. Mesmo assim, em suas aulas de Medicina Pública nas Faculdades de Medicina e de Direito da Bahia, ele expunha o curso das ideias do médico-legista italiano, dando-lhes o caráter de teorias já ultrapassadas. E descrevia os "sinais gerais" e os "sinais locais" que os antropologistas procuraram estabelecer como elementos de correlação entre o físico dos delinquentes e sua suposta vocação congênita para o crime: altura e peso; conformação craniana; análise do encéfalo, da face e dos olhos; cor, quantidade e disposição dos cabelos e dos pelos; feição ou fisionomia; tórax e busto; braços, mãos e membros inferiores; órgãos sexuais; funções orgânicas.

Além do físico dos criminosos, também seu "espírito" seria objeto da investigação antropológica. O doutor Rodrigues Doria sintetizava pesquisas realizadas na Europa sobre a religiosidade dos criminosos, em geral exacerbada; sobre sua inteligência e sensibilidade moral reduzidas; seus vícios e instabilidade emocional; vaidade e egoísmo; o emprego de gíria, alcunhas e tatuagem; sua "genitalidade" – ardor ou indiferença sexual, onanismo, pederastia etc.

De todas as hipóteses sobre quais estigmas físicos melhor revelariam o potencial criminoso de seus portadores, o doutor Rodrigues Doria destacava o atavismo como uma das primeiras a ser aventada, também das primeiras a ser descartada. Conceito associado às teorias de Darwin, o atavismo significava um movimento de regressão na evolução das espécies, por meio do qual alguns de seus portadores poderiam reproduzir características primitivas, próprias de seus ancestrais. Os supostos casos de atavismo despertaram a curiosidade médica; a imprensa especializada sempre divulgava informes do gênero, reproduzidos do noticiário internacional. Os "homens cães" (*Gazeta Médica da Bahia*, Editorial, 1874), pai e filho com pilosidade facial, em Paris; os "rapazes macacos" de Lisboa (Castro, 1928), três irmãos com feições simiescas, filhos de um casal sem estigmas, com outros filhos normais. A possibilidade de um casal caucasiano gerar uma criança negra sem suspeitas de adultério. Esses e outros casos despertavam a curiosidade do meio médico no período.

Eram raras as manifestações de atavismo bem configuradas, com certeza menos frequentes que o crime. Assim, era fácil compreender que esse estigma não poderia ser o marco biológico denunciador do criminoso nato, pelo menos não o único. Mas nem por isso o fenômeno perdia interesse para a medicina forense. Afinal, pautada pelos avanços da antropologia criminal na Europa, a imprensa médica difundia as convicções de Lombroso sobre o criminoso nato, explicando que sua vocação para a delinquência seria não apenas produto de uma determinação patológica de sua compleição física, mas fruto típico do atavismo. Desse modo, poder-se-ia caracterizar o impulso irrefreável para o crime como mais um elemento representante do passado selvagem. Igualmente fruto, portanto, do atavismo, este veículo que traria para o presente tanto os estigmas físicos como os defeitos morais.

Alcoolismo e responsabilidade criminal

Do final do século XIX ao início do XX, a imprensa médica acompanhou as pesquisas realizadas no exterior sob a inspiração de Cesare Lombroso e seus seguidores da escola italiana de antropologia criminal. O público brasileiro pôde se informar sobre as polêmicas hipóteses propostas, pôde rever os debates e as discussões suscitadas. Mediante pronunciamentos em reuniões científicas e nos periódicos médicos, vários profissionais mostraram-se influenciados pelas novas ideias da medicina legal. Todavia, salvo a honrosa exceção do doutor Nina Rodrigues, o meio médico nacional quase não promoveu estudos originais sobre o atavismo e os estigmas físicos dos criminosos, sobre a correlação entre degenerescência biológica e degradação moral, sobre outros temas correlatos.

Também a velhice, como fator de possível modificação da imputabilidade penal, foi assunto pouco abordado pelos médicos brasileiros. O doutor Rodrigues Doria (1894) lembrava que a legislação dirimia a responsabilidade de quem praticasse crime acometido pela demência senil. Mas lamentava que os estados intermediários de inconsciência, provocados pela idade avançada, não houvessem sido considerados para fins de atenuação penal.

Com relação a outro fator de modificação da responsabilidade penal – o alcoolismo –, entretanto, os periódicos médicos registraram uma profusa intervenção da categoria no Brasil. Ora alertando para os perigos da intoxicação alcoólica, ora pedindo reformas sociais para conter esses abusos, nomes de primeira grandeza no meio médico nacional pronunciaram-se a respeito: Miguel Couto, Belisário Penna, Afrânio Peixoto, Rubião Meira e tantos outros. No início da década de 1920, o doutor Cyro Vieira da Cunha, de São Paulo, proferiu inúmeras palestras, redigiu artigos e organizou bibliografia sobre o tema. Também de São Paulo, pronunciaram-se os doutores Vieira de Moraes, Eduardo Monteiro, Firmino X. Pereira dos Santos, Ponciano Cabral, Nicolau de Moraes Barros; do Rio de Janeiro, Plácido Barbosa, Oscar Clark, Ernani Lopes, Henrique Roxo; de Pernambuco, Augusto Lins e Silva, Jorge Bonfim Bittencourt. Para não estender demasiado uma lista com vários outros nomes, lembremos que até o conselheiro Torres Homem, um dos decanos da medicina no Brasil, publicou, em 1882, suas lições de clínica médica sobre o alcoolismo crônico.

Em 1907, o doutor Rodrigues Doria apresentou memória ao VI Congresso Brasileiro de Medicina e Cirurgia, realizado em São Paulo, com o título "Toxemia e crime", depois publicada sob a forma de folheto. Na ocasião, ele afirmava que a embriaguez alcoólica seria muito mais "violenta e ruidosa" que a também perigosa embriaguez provocada pelos narcóticos e entorpecentes – cocaína, morfina, tabaco, cânhamo, ópio –, outro vasto campo para a aplicação do conhecimento médico-legal, já naquele período.

Ao abordar o álcool como um dos coadjuvantes do crime, o médico alertava para os perigos da intoxicação alcoólica. Uma das mais frequentes causas da loucura, elemento estreitamente interligado ao vício, o álcool produziria perturbações nervosas e degeneração do organismo, conduzindo ao "enfraquecimento da vontade" e à "perda do senso moral", o que explicaria "os impulsos criminosos nos indivíduos que dele abusam".

"A propaganda em favor da temperança, o melhoramento das condições de vida no proletariado e a educação literária, moral e física" seriam medidas preventivas, de elevado valor para a redução dos excessos no consumo de álcool, também importantes para restringir a participação da bebida nas taxas de criminalidade. Mas para o "tratamento" da "doença social" representada pelo alcoolismo, a "condição essencial" seria a imposição de "medidas repressivas da liberdade de embriagar-se", coibindo sobretudo a venda das bebidas alcoólicas.

No mesmo período, outras medidas iam sendo lembradas no meio médico: criação de impostos de exceção para as bebidas; dotação de recursos para abrigos e ligas antialcoólicas; proibição absoluta de fabricação, importação e venda desses produtos; controle das casas de comércio; difusão do vinho para combater a aguardente etc. Em 1912, Alberto Seabra fazia um adendo à pregação antialcoólica de Rubião Meira na Sociedade de Medicina e Cirurgia de São Paulo, propondo a criação de manicômios criminais especialmente designados para o asilo de alcoólatras. Justificando a "reforma social" demandada, ele classificava o álcool como "criminogênico", "porventura o maior fator da criminalidade contemporânea":

> O crime do homicídio, por exemplo, é uma sequência lógica da psicologia mórbida do alcoólatra. Produz-lhe o tóxico a insinstabilidade mental. O seu meio interior, a sua vida íntima se povoa de perturbações psico-sensoriais, de ilusões e de alucinações múltiplas, intensas, móveis, variáveis, aterradoras, mais frequentemente noturnas. São inimigos que o perseguem, vozes que o injuriam, visões de animais, visões fantásticas de toda a sorte. Que admira que ele organize a sua legítima defesa? Que se arme contra esses inimigos, que mate alguém supondo matar um rato, como Hamlet? Como poderá resistir a essa voz misteriosa, incessante, que o persegue, que o obseda, imperativa como no sacrifício de Abraão: mata teu filho! (Seabra, 1912)

Em 1910, o doutor Benjamin Moss apresentou extensa comunicação ao VII Congresso Brasileiro de Medicina e Cirurgia, realizado em Belo Horizonte, analisando o alcoolismo do ponto de vista médico-legal, civil e criminal. Compulsou a legislação de vários países, para comparar os diferentes tratamentos jurídicos dados à questão alcoólica. Sob que condições a embriaguez poderia servir de pretexto para a atenuação penal? A caracterização médica do estado ébrio: habitual ou ocasional? posterior ou anterior ao crime cometido? por premeditação? por negligência?

Ele criticava o Código Penal brasileiro, que aceitava como dirimentes penais os múltiplos casos de "psicoses, delírios e manias", mesmo quando estes houvessem sido produzidos pela intoxicação alcoólica, não configurando, portanto, situação independente da vontade. O médico mineiro igualmente rejeitava a disposição da "embriaguez não habitual" como circunstância atenuante dos crimes cometidos sob esse estado. E, o que seria ainda mais grave, o texto legal não previa a "embriaguez intencional" como agravante penal, não aumentava a punição dos criminosos que beberam com o intuito de se encher de coragem para perpetrar o delito:

> Parece, à primeira vista, salvo mau entendimento nosso, que o Código Penal brasileiro foi feito exclusivamente para dar guarida ao crime autorizado pelo vício ... Classificar a embriaguez, principalmente no início, sem perda do juízo, sem perturbação mental, como

dirimente do crime, é claramente falando aproveitar-se de um fato imoral e clandestino, repreensível e evitável, dando-se-lhe o cunho de decência e legitimidade, emprestando-se-lhe a presunção de acidental e natural, para dele fazer um baluarte de defesa do delito cometido e proclamarem-se as imunidades da embriaguez por tal forma, tão abertamente, é semear o pavor pela debilidade das leis penais, proteger o assassínio, impor o luto, bendizendo o vício repreensível e asqueroso. (Moss, 1912)

O doutor Moss concluía seu trabalho propondo as medidas de praxe: alteração das penas dos delitos, "campanha tenaz e sem tréguas contra a embriaguez", criação de colônias agrícolas, efetiva propaganda e educação antialcoólica, criação da "Liga Brasileira Contra o Alcoolismo". E saudava Hermes da Fonseca, presidente da República, e Júlio Bueno Brandão, presidente do Estado de Minas Gerais, fazendo votos para que as autoridades públicas não permitissem que fossem vãos os esforços empregados "na confecção deste modesto e resumido trabalho".

Os médicos-legistas preocupados com a questão alcoólica no Brasil parecem ter dedicado uma atenção especial à não caracterização da embriaguez como circunstância agravante dos delitos cometidos sob sua motivação. Como fosse difícil modificar o texto da lei ou aprovar adendos ao Código Penal, o doutor Philippe Aché Júnior (1933), de São Paulo, propôs que a embriaguez procurada como meio para animar a ação criminosa deveria ser enquadrada no Artigo 39, Parágrafo 17, que aumentava a pena dos delitos cometidos "com o auxílio de diversos meios". Nesse sentido, a intoxicação alcoólica passaria a ser interpretada como uma arma, um instrumento para o crime.

Para os casos em que fosse involuntária a associação entre alcoolismo e conduta ilegal, para os indivíduos que, quando embriagados, evidenciassem sua tendência para o crime, enfim, para os ébrios de comportamento antissocial, o estudioso reivindicava a solução do recolhimento asilar. Em estabelecimentos adequados, os internos poderiam ser "alvo de uma observação lenta e minuciosa", ao mesmo tempo em que ficavam "espurgidos" da sociedade. Assim, ainda que não fosse, por si só, classificada como ação criminosa, a embriaguez deixaria de ser considerada motivo de atenuação da responsabilidade penal, podendo até justificar a reclusão de quem se lhe entregasse. Isto viria ao encontro do desejo dos médicos que, como o doutor Aché, achavam o alcoolismo algo "indesculpável" e avaliavam como ainda tímido o Decreto n.4.294, de 6 de julho de 1921, que permitia proceder a internação compulsória dos alcoólatras, para tratamento, por um período de três meses a um ano.

A associação entre alcoolismo e criminalidade, um verdadeiro lugar-comum do pensamento médico brasileiro, sempre foi abordada como ponto pacífico, fartamente comprovada por estatísticas europeias e norte-americanas. Para o editorialista da Revista Siniátrica (1921), por exemplo, o "laboratório científico" teria comprovado que "o uso do álcool, seja em que quantidade for, desintegra o caráter moral, alterando o raciocínio, ofusca o espírito, enfraquece a vontade, ao passo que estimula as paixões e liberta a força bruta do homem das restrições artificiais da disciplina social".

No mesmo artigo, o articulista saudava os norte-americanos, "povo de resoluções fortes, prontas e radicais", que por meio da "lei seca" – proibição terminante à comercialização e uso do álcool – teria suprimido "de vez" esse mal. Sabe-se que, no Brasil, por mais que se tenham empenhado nesse sentido, os propagandistas antialcoólicos nunca conseguiram aprovar medida do mesmo teor.

Concausas médicas

Dois exemplos clássicos foram muitas vezes repetidos para introduzir a discussão médico-legal das concausas. No primeiro, um indivíduo diabético é ferido superficialmente por alguém que ignorava a existência de sua doença. Por si só sem gravidade, o ferimento se complica em virtude da moléstia preexistente e o sujeito vem a falecer. No segundo, o ferimento superficial provocado em um indivíduo sadio não recebe os devidos cuidados e atenções; sobrevém a infecção tetânica e também ele morre. Esses fatores que adicionam seus efeitos aos da lesão produzida pelo agressor constituem aquilo que se convencionou chamar "concausas", isto é, causas concomitantes, podendo ser "preexistentes", como no primeiro exemplo, ou "supervenientes", como no segundo.

Em casos como esses, por mais que o agressor não desejasse a morte da vítima como desdobramento de seu ato, ele não deixaria de responder judicialmente pelo acontecido. Afrânio Peixoto atentava para o fato de que o Artigo 295 do Código Penal de 1890 previa atenuação penal para os crimes de homicídio sobre os quais incidissem concausas médicas. A pena de seis a 24 anos (homicídio simples) ou 12 a trinta anos (homicídio qualificado por circunstâncias agravantes) era reduzida para quatro a 12 anos, se a morte houvesse resultado "não da natureza e sede da lesão, e sim de condições personalíssimas do ofendido" (concausas preexistentes), ou dois a oito anos, se o desfecho fatal fosse devido a "ter o ofendido deixado de observar o regime médico-higiênico reclamado por seu estado" (concausas supervenientes).

As concausas configuravam, portanto, mais um espaço de intervenção da medicina no direito. Mais um fator médico de modificação da responsabilidade, uma vez que caberia à perícia médico-legal constatar, nas vítimas de agressão, a existência de estado mórbido prévio ou as complicações inesperadas posteriores. Entretanto, o registro das concausas médicas no presente capítulo não passa de um adendo aos demais temas abordados, porque sua inserção no Código Penal foi, de modo geral, bem aceita pela categoria médica e quase não suscitou polêmicas, discussões ou propostas de alteração. Por esse motivo, a imprensa médica só dedicou à questão um número reduzido de artigos, alguns expondo didaticamente os procedimentos técnicos para sua detecção, outros explicitando o resultado de perícias.

Como exceção, poderíamos destacar a divergência de opiniões entre os doutores Souza Lima e Nina Rodrigues, os dois principais expoentes da história da medicina legal no Brasil. Pouco tempo após a promulgação do Código Penal de 1890, os dois médicos se pronunciaram publicamente sobre diversos de seus itens; dentre eles, apreciaram também o Artigo 295. Partindo de diferentes orientações doutrinárias, emitiram pareceres opostos quanto à fórmula empregada para contemplar a atenuação penal determinada pelas concausas médicas. Apesar disso, esse contraste de ideias não alimentou polêmicas, nem um nem outro parece ter se sentido motivado para voltar ao assunto e tentar fazer valer o seu ponto de vista.

Já em 1887, em artigo à *Revista dos Cursos da Faculdade de Medicina do Rio de Janeiro*, o doutor Souza Lima ratificava as concepções de José Soriano de Souza, manifestando-se contrário à condescendência penal que se pretendia atribuir às concausas preexistentes. Com o doente "deslocado de uma posição normal", sua doença poderia tornar mortal "uma ofensa que seria leve em outras condições". Nesses casos, a relação entre a ferida e o resultado fatal seria "íntima e direta", não se podendo deixar de considerar a morte como "efeito natural" da ofensa. Portanto, quem deu lugar à causa deveria ser imputado responsável pelo efeito, sob o risco de se consignar diferentes valores penais para o homicídio de pessoas doentes e de pessoas saudáveis. Alguns anos depois, apreciando o "novo questionário dos processos criminais" (laudo para as perícias médico-legais), o doutor Souza Lima (1894) tentou desqualificar também as "concausas posteriores" como motivo de cláusulas de exceção penal. Segundo ele, não se poderia permitir que o "malfeitor" se beneficiasse de atenuantes penais, quando escolhesse "ocasião e lugar propícios à perpetração do crime", os quais impedissem a vítima de observar o tratamento reclamado por seu estado.

Em 1905, o doutor Nina Rodrigues discutia a questão médico-legal das concausas e apresentava a réplica à análise de Souza Lima. Segundo ele, a "figura jurídica do homicídio consumado", para ser completa, deveria conjugar "a intenção de matar, o emprego de meios idôneos a esse fim e a execução da morte". Nos casos especiais, previstos pela lei, em que "uma causa secundária, independente do conhecimento ou do ato do criminoso", viesse juntar seu efeito ao da lesão primitiva para o resultado letal, seria "de justiça" que a responsabilidade do agressor fosse "descontada do excesso que não lhe pertence".

Pensador tradicionalmente associado, do ponto de vista doutrinário, à escola médico-legal italiana, o doutor Nina Rodrigues reproduzia, com algumas restrições, as concepções de Filomusi-Guelfi a respeito das concausas. Além de sua divergência com o doutor Souza Lima, é interessante registrar o apelo de Nina Rodrigues ao conceito de "dolo" do agressor, para justificar os atenuantes penais. Todo o empenho de positivistas e deterministas em desqualificar como metafísicos os conceitos de consciência e vontade não impediu o professor da Faculdade de Medicina da Bahia de propugnar o dimensionamento da pena, no crime de agressão, de acordo com a intenção do criminoso. Ou, em suas próprias palavras:

> Qualquer pessoa pode praticar voluntária ou involuntariamente um ato que, dando origem a um acidente qualquer, a torne causadora desse sucesso que ela não desejaria se desse e se não daria decerto, se o pudesse ter previsto como consequência do ato praticado. É o que se dá no homicídio com concausa e melhor no homicídio preterintencional, que a teoria dos Drs. Souza Lima e Soriano de Souza excluem por igual. Neste último caso, o indivíduo é causa do ferimento leve e naturalmente deve responder do dolo que tenha posto em praticá-lo; mas foi apenas ocasião da morte de sua vítima, pois, sendo esta portadora de uma condição de gravidade especial dos ferimentos, desconhecida do agressor, só esta pôde ser causa direta e imediata da morte. Deste homicídio, o agente apenas podia ter sido causa involuntária ou culposa, por ter sido ocasião dele. E seria altamente injusto respondesse por ele como responderia por um homicídio querido ou intencional. (Nina Rodrigues, 1905)

IDENTIFICAÇÃO JUDICIÁRIA

> Pernambuco, graças aos esforços do ilustre Dr. Ulysses Costa, que ora dirige os nossos negócios policiais, vai ter em breve um gabinete de identificação pela dactiloscopia. É de todo ponto louvável a adoção deste melhoramento há tanto tempo reclamado pelos nossos foros de civilizados. (Anjos, 1909)

Vimos que enquanto estivera aplicada à análise do crime em si, a criminologia fora acusada como metafísica pelos defensores da assim chamada "nova escola" do direito penal. Vimos também que o avanço desta tendência do pensamento jurídico deslocou o centro das atenções para o estudo do criminoso e para a caracterização de seus desvios comportamentais. Do crime, como fato, para o criminoso, como portador de uma compleição moral defeituosa, cujos vícios poderiam ser apreendidos inclusive do ponto de vista anátomo-fisiológico. A mudança de enfoque na apreciação das questões penais parecia bastante conveniente para a medicina legal, que sempre havia procurado ampliar a participação médica na ordenação jurídica e social.

Em trechos anteriores, constatamos que esta modificação fora preparada pelos médicos simpatizantes e adeptos da escola italiana de antropologia criminal, por meio de sua pregação "positivista" (em oposição aos conceitos ditos "metafísicos" da escola clássica, como "consciência" e "vontade") e "determinista" (em oposição ao domínio do "livre-arbítrio" no direito penal). No entanto, pode-se dizer que, embora estivesse associada a uma de suas correntes, a nova perspectiva analítica beneficiou toda a medicina legal, porque ajudou a consolidar a intervenção do pensamento médico no campo do direito. A partir do final do século XIX, até os médicos-legistas que não se sentiam atraídos pelas concepções e teorias da antropologia criminal devotaram-se ao estudo dos criminosos, procurando entendê-los nos moldes de seu acervo doutrinário. Mesmo os médicos que, em oposição à antropologia, pretenderam estabelecer uma "sociologia criminal", centraram suas atenções sobre os criminosos, destacando aspectos de sua inserção social. Aliás, cumpre lembrar que a divisão convencional da criminologia em tendências ("escola clássica", "nova escola" ou "escola positiva" e "escola crítica" ou "sociológica") havia sido produzida no exterior, não tendo se reproduzido com o mesmo rigor no meio médico nacional.

Esse movimento de afirmação dos novos conceitos da medicina legal, e a consequente expansão do pensamento médico nos meios jurídicos, também foi percebido por Alcântara Machado, ele mesmo um ardoroso seguidor da doutrina positivista. Vejamos como o presidente da Sociedade de Medicina Legal e Criminologia de São Paulo sintetizava essa percepção em seu discurso durante a sessão de instalação daquela associação, realizada no dia 15 de novembro de 1921:

> Da revolução levada a efeito na segunda metade do século transacto por César Lombroso, por seus discípulos e também por seus contraditores, um resultado ficou, vitorioso e perdurável: a ciência penal tornou-se uma ciência positiva, nos métodos, que são os da observação e da experiência, na matéria, que são o criminoso e as condições do meio, e no objetivo, que é a defesa social pela prevenção e

pela repressão. Quaisquer que sejam as nossas convicções filosóficas, todos nós sentimos que é impossível o regresso à concepção antiga do delito, como simples entidade jurídica, e ao conceito anacrônico da pena inspirada exclusivamente na natureza do crime, sem atenção à natureza do criminoso. (*Arquivos da Sociedade de Medicina Legal e Criminologia de São Paulo*, Editorial, 1922)

O tema da identificação judiciária foi beneficiado, em seu desenvolvimento, pelo interesse dos antropologistas criminais em estudar a constituição biológica dos criminosos. Ou seja, os estudos de antropologia criminal deram ensejo ao desenvolvimento de técnicas periciais para o reconhecimento dos delinquentes, algo necessário em casos de fuga ou reincidência, assim como para o controle social dos indivíduos considerados perigosos. Com o tempo, essas técnicas avançaram do simples registro de marcas e sinais, cicatrizes, defeitos e estigmas, para métodos mais apurados, mais precisos e de mais fácil aplicação, o que propiciou sua transposição do direito penal para o direito civil, do controle social sobre os criminosos para o controle social sobre os cidadãos em geral. Afinal, a necessidade de técnicas mais sofisticadas de identificação pessoal já era sentida pelos médicos-legistas brasileiros, antes mesmo que os métodos antropométrico e dactiloscópico pudessem ser aplicados. Veremos, no entanto, que também sobre esse assunto a classe médica esteve dividida por dissensões. Apesar da acentuada conotação técnica do tema, não se estabeleceu consenso sobre os métodos a serem empregados, não se somaram esforços em uma única direção.

No final do século XIX, já estava assentada no meio médico--legal a necessidade de consolidar procedimentos técnicos capazes de identificar os criminosos a partir de seus próprios sinais corporais, com o intuito, sobretudo, de reconhecê-los em caso de reincidência no crime ou na captura de fugitivos. Sérgio Carrara (1990) descreve a instituição da *bertillonagem* e da dactiloscopia, os métodos de identificação pessoal que foram efetivamente sistematizados e utilizados pelas corporações policiais de vários países. O primeiro a ser desenvolvido foi a antropometria, também conhecida como *bertillonagem*, em homenagem ao nome de seu mentor, Alphonse Bertillon, famoso médico-legista francês, funcionário da polícia de seu país e membro da Escola de Antropologia de Paris. Na França, o método começou a ser aplicado em 1882; no Brasil, a polícia adotou-o em 1894. Consistia na tomada de diversas medidas do corpo, com ênfase na face, nariz e orelhas, além do registro de outras marcas, como tatuagens, cicatrizes, estigmas e defeitos físicos, inclusive a presença de sequelas da varíola, doença bastante frequente no Brasil durante o período, que deixava fístulas indeléveis na pele.

A aplicação generalizada da antropometria para fins de identificação era dificultada por uma série de obstáculos: a variabilidade anatômica do corpo humano em constante desenvolvimento; a semelhança entre alguns indivíduos, irmãos ou gêmeos, por exemplo; a inexistência de condições uniformes para a obtenção das medidas requisitadas. Com isso, continuou-se procurando um sinal natural que se prestasse à identificação e que fosse facilmente verificado. Veio ocupar esse espaço a "dactiloscopia", método baseado em um sistema de classificação das impressões digitais. Juan Vucetich, na Argentina, foi o primeiro a empregar esse método de maneira regular, tendo-o implantado em 1891, na Província de La Plata, após ter tomado conhecimento das ideias de Galton sobre os desenhos papilares. No Brasil, não foi fácil substituir o método antropométrico pelo dactiloscópico, o qual Leonídio Ribeiro (1939) nos conta ter sido recebido com reservas pelos funcionários técnicos da polícia. No Rio de Janeiro, entretanto, o esforço de Félix Pacheco, diretor do Gabinete de Identificação, fez que o novo método fosse adotado já em 1903, no mesmo ano em que Vucetich apresentava-o à comunidade científica internacional, em um congresso reunido em Montevidéu.

Com o tempo, o sistema dactiloscópico de Vucetich se impôs, difundindo-se por toda a América Latina e, depois, também pela Europa. Esse método foi responsável pelo completo abandono do sistema antropométrico e pela transposição ao direito civil do procedimento de identificação judiciária, originalmente aplicado apenas no âmbito do direito penal. Mais que isso, a dactiloscopia foi responsável por aquilo que Sérgio Carrara definiu como "o sonho mais ambicioso", a "identificação total", o reconhecimento de que cada ser humano, criminoso ou não, traria na ponta dos dedos "um pequeno hieróglifo" completamente único e original, que o individualizaria em meio a milhões de semelhantes, algo repleto de consequências para o desenvolvimento das técnicas policiais, das estratégias de controle sobre os cidadãos e, até mesmo, para a constituição psicológica da individualidade.

Em seu trabalho sobre a "sciência" e doutrina da identificação, Carrara acompanhou a realização desse "sonho" no Brasil a partir da década de 1930, quando se processou uma ampla reforma na corporação policial e quando se reuniu o I Congresso Brasileiro de Identificação (1934), sob a direção de Filinto Müller, então chefe de polícia do Distrito Federal. Estando dirigido ao período imediatamente anterior, nosso estudo do pensamento médico aplicado ao tema da identificação judiciária, por sua vez, ficará restrito às questões que mobilizaram a atenção dos médicos naquele momento: a busca ativa por novos procedimentos técnicos que se prestassem à identificação dos criminosos; a polêmica entre os profissionais que preferiam a *bertillonagem* e os que pretendiam reforçar a dactiloscopia.

Conquanto a dactiloscopia ainda não houvesse se firmado e difundido em todo o território nacional, a imprensa médica continuou dando destaque aos estudos e pesquisas procurando sinais naturais que se prestassem à finalidade da identificação pessoal. Da Europa, chegavam notícias sobre o método do doutor Tamassia, que pretendia empregar "as veias dorsais da mão" (*Gazeta Médica da Bahia*, Editorial, 1909) como critério para identificação. Segundo o professor da Universidade de Pádua, após milhares de observações, poder-se-ia concluir pela "individualização absoluta de configuração do arco venoso do dorso da mão humana". Como vantagens de seu método, o médico postulava a facilidade de sua verificação; a invariabilidade dos trajetos das veias dorsais com o crescimento, doenças e lesões; a impossibilidade de destruir ou ocultar esse "meio de identificação" sem provocar graves consequências para o indivíduo.

Em 1919, o doutor João A. G. Fróes adaptava o método que Henri Béclère desenvolvera na França, apresentando-o ao meio médico nacional como recurso "de alto valor médico-legal no que se refere ao problema da identificação". A "röentgen-dactiloscopia" consistia na obtenção das impressões digitais mediante a exposição dos dedos aos raios X. Além de adaptar o procedimento para as condições e os equipamentos disponíveis no país, o professor da Faculdade de Medicina da Bahia propunha adicionar-lhe a adjetivação "onicográfica", porque na imagem aparecia claramente delineado o contorno da unha. Para o doutor Fróes, a impressão do "contorno ungueal" seria um dado a mais, coadjuvante da identificação.

Ainda que sem a pretensão de fornecer dados de valor absoluto para a identificação pessoal, muitos outros métodos foram pesquisados para auxiliar o reconhecimento de cadáveres ou de criminosos. Em 1905, a *Revista Médica de São Paulo* divulgava a técnica empregada por Bertillon para fotografar cadáveres: tintura de carmim nos lábios e injeção de glicerina nos olhos. As pálpebras abrir-se-iam, recuperando o brilho do globo ocular e permitindo a ilusão de um retrato da fisionomia viva. Em 1916, Oscar Freire avaliava a possibilidade de se determinar a estatura de um indivíduo por meio do exame médico-legal de fragmentos de seus ossos longos. Em 1922, o doutor Wilson G. Smillie, diretor do Instituto de Higiene da Faculdade de Medicina e Cirurgia de São Paulo, embrião da futura Faculdade de Saúde Pública da Universidade de São Paulo, discutia o valor do "índice uncinário" nas identificações médico-legais. Em outras palavras, pretendia recuperar a exata composição da "fórmula parasitária" de que cada indivíduo estaria contaminado, acreditando poder assim associar suspeitos aos excrementos humanos virtualmente encontrados em locais onde houvesse ocorrido algum crime.

Com a sistematização da dactiloscopia, vários médicos vieram a público manifestarem-se sobre as qualidades desse método, reiterando suas vantagens em relação à antropometria. Em 1905, o doutor Galdino Ramos defendeu tese de graduação na Faculdade de Medicina do Rio de Janeiro, comparando os processos de identificação pessoal. Seu trabalho teve mais repercussão do que as teses inaugurais conseguiam em geral obter, chegando a ser elogiosamente divulgado sob a forma de resenha no *Brasil-Médico* e na *Gazeta Médica da Bahia*. Além de chamar a atenção para o valor absoluto da identificação resultante da análise das impressões digitais, o doutor Ramos observou que a *bertillonagem* submetia as pessoas a um "grande exame", inconveniente de ordem moral que seria decisivo quando se quisesse generalizar a identificação a todos os indivíduos, criminosos ou não.

Em 1908, o doutor Hermeto Lima, do Gabinete de Estatística e Identificação do Rio de Janeiro, publicou um livro descrevendo o funcionamento do órgão em que trabalhava, contando a história do método de Vucetich e mostrando a aplicação da dactiloscopia à identificação de cadáveres. No ano seguinte, o doutor Edgard Costa (*Brasil-Médico*, Editorial, 1909) apresentava memória ao VI Congresso Médico Latino-Americano, na qual também recomendava a aplicação do sistema argentino para a análise das impressões digitais. Ainda em 1909, o I Congresso Médico de Pernambuco recebeu outra comunicação comparando as técnicas de identificação pessoal, escrita pelo doutor José dos Anjos, igualmente favorável à dactiloscopia. Em 1914, a *Gazeta Clínica*, de São Paulo, divulgava o anúncio necrológico de Alphonse Bertillon, lembrando que já em 1878 o conhecido médico realizara experiências práticas sobre os desenhos papilares, tendo chegado a aplicar seus conhecimentos sobre o assunto para desmascarar um criminoso que, após assassinar uma mulher, serviu-se de uma garrafa de vinho, deixando suas impressões no vidro. E, para encerrar uma relação apenas ilustrativa dos muitos trabalhos que foram, aos poucos, firmando uma convicção médica favorável à dactiloscopia, em 1920, o jovem médico Flamínio Fávero já estudava a possibilidade de se obter impressões digitais identificáveis, mesmo quando o virtual criminoso estivesse usando luvas finas.

Mas, até nesse ponto, em que a corrente favorável à dactiloscopia fortalecia-se progressivamente, houve dissensão na classe médica, com alguns nomes adiantando-se na defesa da *bertillonagem*. Acompanhando-se a imprensa médica no início do século XX, pode-se perceber que a categoria não contava com críticos ao método de Vucetich em grande número. Em compensação, houve quem – como o doutor Júlio Novaes (1908 e 1910) – tentasse obstar a expansão da "tinta litográfica" de modo incisivo e insistente. Médico das Forças Armadas, o doutor Novaes compreendeu que a transposição da identificação judiciária do direito penal para o direito civil cumpriria uma importante etapa intermediária na identificação militar. E se esforçou o quanto pôde para evitar que isso acontecesse; em especial, ele combateu com veemência o instrumento que o tornaria possível: a dactiloscopia.

Em 1903, o doutor Júlio Novaes participou do III Congresso Médico Latino-Americano reunido em Montevidéu, onde apresentou comunicação sobre o tema da identificação criminal, favorável à *bertillonagem*. Dois anos depois, no IV Congresso Médico Latino-Americano, ele voltava a participar da polêmica que o opunha a Juan Vucetich, da Argentina, e Félix Pacheco, do Brasil. No mesmo período, o médico militar publicou diversos artigos na imprensa diária, na *Revista da Sociedade de Medicina e Cirurgia do Rio de Janeiro* e no *Brasil-Médico*, sempre ressaltando sua comparação entre as técnicas de identificação pessoal, francamente favorável à antropometria. Particularmente interessado nas situações envolvendo o Exército e a Marinha, ele se esforçava por demonstrar as desvantagens de um método baseado nos desenhos papilares: como tirar as impressões digitais de um corpo mutilado? de um corpo carbonizado? o que poderia a dactiloscopia perante uma cabeça decepada? perante um corpo afogado atacado pela voragem dos peixes? Ali onde falhava a dactiloscopia, a análise antropométrica dos ossos ainda poderia produzir resultados.

Até no Senado (1905) e na Academia Nacional de Medicina (1910), o doutor Júlio Novaes se pronunciou em favor da *bertillonagem*, método fadado a desaparecer, em cujo socorro ele invocava as avaliações positivas de Lacassagne e Enrico Ferri. Segundo o famoso médico-legista francês, a antropometria, complementada pelo arquivo fotográfico também inspirado nos serviços de Bertillon à polícia francesa, resultaria com "precisão matemática" nos dados necessários à identificação judiciária. Também Conan Doyle, o conhecido escritor que criara o personagem Sherlock Holmes, teria pronunciado sua "admiração entusiasmada" pelo "sábio francês" que, segundo o médico militar, teria resolvido o problema da identificação criminal.

Toda essa campanha em defesa da *bertillonagem*, toda essa aversão pela colheita das impressões digitais tinha uma explicação. Enquanto a antropometria exigia um exame detalhado e demorado de cada indivíduo, somente os prisioneiros sujeitar-se-iam, por falta de opção, à múltipla medição requerida, o que obrigava a *bertillonagem* a manter o seu campo de aplicação restrito à identificação criminal. A dactiloscopia, por sua vez, era rápida, de fácil execução. Um toque na tinta litográfica, outro no papel, e estava registrada a virtual prova de identidade. Daí decorria sua forte tendência de expansão a outros segmentos sociais, principalmente àqueles submetidos a padrões disciplinares mais rígidos, como as corporações militares.

Mas era justamente isso o que o doutor Júlio Novaes queria evitar a todo custo. Vejamos como ele mesmo se dirigiu ao contra-almirante Alexandrino de Alencar, em 1908, reivindicando que a "Armada Nacional" não se submetesse à "ofensa à dignidade militar" representada pela identificação de soldados e marinheiros. Vejamos como ele conclamava à revolta contra o estigma infamante da identificação, que atingia apenas aqueles que ele considerava os piores elementos da sociedade:

> Sem dúvida, evidentemente, S. Ex. mandará praticar a identificação universal na corporação de que é tão excelente ornamento, e irá dar o exemplo identificando-se. Entretanto, se amanhã, um desses jovens oficiais briosos e cônscios dos seus deveres e direitos, chamado a identificar-se, não quiser obedecer à ordem inconstitucional, como procederá S. Ex. em ouvindo a seguinte justificativa à recusa de seu subordinado (?!): – Sr. Ministro: "viajando pelo Egito eu cheguei a verificar que só as Fellahyn que desempenham o papel de criadas e as prostitutas profissionais têm ali um cartão de identificação assinalado por impressões digitais (!!!!), e, como o marinheiro brasileiro é um modelo de dignidade militar, salvo as aberrações fatais a toda e qualquer classe social, eu não me consinto aviltar, descendo até o nível das criadas e prostitutas egípcias, para honra da minha farda que é igual à dos Barroso, Tamandaré e Saldanha da Gama". Estou convicto que o militar, que assim falasse ao seu maior superior, teria segura absolvição para aquele ato de indisciplina honesta, excelente e nobre. (Novaes, 1908)

SUICÍDIO

> Não esqueçais, senhores; o higienista não é somente um homem de ciência e reflexão, deve ser também um homem de prática e

resolução, a quem não se pedem só teorias e doutrinas especulativas, porém sobretudo execução, quando em caso de perigo público ele assume a responsabilidade, em que pode empenhar e comprometer sua honra profissional e os mais caros interesses da comunhão social: a saúde pública, e com ela a vitalidade do país inteiro. (Souza Lima, 1886)

A cada ano, a Academia Imperial de Medicina realizava uma sessão magna aniversária, com a presença de Dom Pedro II e do ministro do Império. Nessas ocasiões, o presidente da Academia pronunciava discurso abordando assuntos variados e destacando os temas que, durante o ano, ocuparam a atenção da categoria. No dia 6 de julho de 1886, o doutor Agostinho José de Souza Lima voltava àquela tribuna para apresentar aos colegas e às autoridades as questões que exigiriam medidas mais incisivas. Entre outros tópicos, como a defesa do exame médico pré-nupcial obrigatório (reivindicação pela qual ele não se cansava de pugnar), o famoso médico-legista concentrou-se sobre o suicídio. Tendo se tornado frequente a repetição desses casos no Rio de Janeiro, durante certo período do ano, a Academia resolvera intervir, estudando as causas do fenômeno e determinando os meios para contê-lo.

Com esse intuito, o doutor Souza Lima sistematizou os estudos recentes desenvolvidos no exterior e convergia para as medidas de profilaxia do suicídio. A aplicação do termo "profilaxia" não seria inadequada, aliás, seria bastante conveniente, pois, acreditava-se que, como as doenças infecciosas, o suicídio seria um infortúnio de caráter contagioso. Esse era o primeiro ponto a ser assinalado: a vocação para a extinção de si próprio, assim como outros crimes, seria passível de transmissão por meio de um mecanismo singular, a imitação. Sobre isso concordavam os principais estudiosos: Legoyt, Legrand du Saulles, Esquirole Calmeil, Bouchut, Brierre de Boismont, Henrot e outros. Seu pressuposto comum era a crença de que "uma grande comoção de espírito e coração" poderia se comunicar de uma pessoa às outras, com ainda maior facilidade quando se tratasse de "cérebros frágeis", impressionáveis, "inteligências prontas a sucumbir". De fato, reforçava Souza Lima, nada seria mais capaz de repercutir socialmente que "a ansiosa perplexidade em que gira a narrativa de acontecimentos trágicos".

O médico mato-grossense explicava como o suicídio se difundia por meio da imitação. A princípio, as pessoas acolheriam a narrativa desses dramas com repulsão profunda. Cansadas de se revoltarem, seu protesto tornar-se-ia mais tímido a cada novo relato, até se converter, com o hábito, em indiferença completa. Já insensíveis, pouco a pouco, as pessoas permitir-se-iam aplicar com certa complacência sobre essas narrativas, "assimilando tacitamente as particularidades insólitas de cada ato cometido". Desse ponto para a propagação simpática não haveria senão um passo. Quanto mais o crime estivesse cercado por aspectos pitorescos e comoventes, tanto maior seria o poder exercido sobre a imaginação humana; em consequência, sua "influência imitadora" também seria mais "fecunda em perigosos ensinamentos". A grande aceitação do princípio segundo o qual as disposições íntimas de espírito se transmitiam pela imitação pode ser apreciada em outro trabalho clássico do doutor Nina Rodrigues, apresentado ao III Congresso Médico Brasileiro, reunido na Bahia em 15 de outubro de 1890, em que ele estudava as manifestações epidêmicas de coreia (doença encefálica que produz frequentes movimentos convulsivos) no norte do Brasil. Como a "dança de São Vito", que assolara a Europa durante a Idade Média, essa afecção nada mais seria, segundo o renomado professor, que a histeria irradiada e espraiada por intermédio da imitação, em um meio favoravelmente predisposto.

Uma vez desvelado esse mecanismo, essa propensão fundamental da natureza humana, cumpria tomar iniciativas que a obstassem. Era preciso estabelecer medidas de impacto na organização da vida coletiva, para dificultar a imitação de ações cujos resultados eram verdadeiramente trágicos. E o doutor Souza Lima sabia muito bem que alvo mirar: a imprensa. A questão era delicada e podia propiciar mal-entendidos; por isso, ele frisava admirar a imprensa como "instrumento admirável de progresso e civilização", um dos pilares da sociedade moderna. Mas, como toda instituição humana, ela teria "qualidades, defeitos e perigos", não se podendo permitir que a "liberdade de escrever" prevalecesse "contra os interesses da humanidade". Com esse objetivo, ele escreveu aos redatores dos principais jornais da Corte, em nome da Academia de Medicina, convidando-os a suprimir a publicidade que davam a esses "fatos monstruosos" e admoestando-os sobre o valor desse silêncio para a diminuição do número de tentativas de suicídio. De alguns deles, recebeu "as mais lisonjeiras expressões de adesão e benévolo e eficaz acolhimento"; um dos periódicos prometia deflagrar propaganda contra essa fatal tendência, advertindo o público de suas terríveis consequências, pois acreditava, assim, servir melhor à causa patrocinada pela Academia, do que simplesmente abafando a notícia dessas ocorrências. No entanto, como a "unidade de pensamento" não se traduz imediatamente na "solidariedade do programa", reclamava o doutor Souza Lima, apenas o *Jornal do Comércio* teria, em parte, atendido à solicitação.

Nos anos que se seguiram, a imprensa médica continuou divulgando laudos de suicídios, uns devidos a compulsões inarredáveis, outros à melancolia crônica, vários casos de amor insatisfeito. A medicina legal preocupava-se em aprimorar a técnica pericial, visando instruir a justiça na diferenciação entre suicídio e homicídio. A questão da profilaxia não foi abandonada; em 1903, era a vez de Afrânio Peixoto emitir sua crítica à imprensa, "veiculadora desse vírus moral que se infiltra nos ânimos combalidos e os conduz para uma solução que talvez não lhes ocorresse". Ele sabia que suas imprecações eram "palavras vãs", pois reafirmava o valor superlativo da liberdade de imprensa, apesar de tudo, "aconteça o que acontecer".

A "virtude maravilhosa" atribuída à imitação, de engendrar os fenômenos sociais em geral, o suicídio, em particular, perdeu o fascínio que exercia sobre toda uma geração de intelectuais, quando Émile Durkheim publicou seu importante estudo sobre o assunto, de grande repercussão nos meios especializados. Se, do ponto de vista dos frutos produzidos, podemos caracterizar a medicina legal como uma bem-sucedida incursão médica nos domínios da jurisprudência, devemos igualmente registrar que *O suicídio* (1965), seu livro escrito em 1897, descreveu a trajetória inversa, partindo do direito para causar forte impacto nas concepções médicas e nas pesquisas sobre o tema. Durkheim desmistificou a imitação não apenas em sua capacidade de influir na taxa social de suicídios, como também evidenciou a impropriedade dos meios profiláticos dela derivados: a censura à imprensa e a omissão de publicidade a esses casos.

Durkheim iniciava sua apreciação sobre a imitação assentindo com o fato de que o suicídio se comunicava de indivíduo a indivíduo por influência de um fator psicológico. Na verdade, avaliava, poucos fenômenos teriam tendência tão acentuada à expansão por contágio, uma vez que o instinto de autoconservação, que lhe opõe resistência, seria menos poderoso que as interdições morais que impedem a transmissão por contágio ou a imitação de outros crimes, como o homicídio. Dessa constatação, contudo, não derivariam efeitos sociais apreciáveis, pois as disposições individuais seriam demasiado frágeis para moldar o ser social. Durkheim reforçava suas asserções com a exposição de dados estatísticos, um argumento irresistível para o novo espírito científico, e criticava os que pensavam o contrário por "eludirem manifestamente as obrigações regulares da prova". O sociólogo também se voltou contra a imprecisão e ambiguidade com que o termo "imitação" era utilizado pelos estudiosos do suicídio. Para ele, a mesma palavra não deveria ser empregada para designar conceitos tão díspares quanto a reprodução mecânica de atos como o choro, o riso ou o bocejo, a adoção de maneiras de pensar ou agir sancionadas coletivamente, movida pelo impulso de adesão ao grupo social, e reações análogas tomadas por sujeitos distintos, quando submetidos a causas e condições comuns.

Sem duvidar da transmissão do suicídio por imitação, até referindo vários exemplos em que o fato se verificara, Durkheim deslocou o eixo da discussão da forma de contágio para a análise da epidemia, da articulação entre os sujeitos envolvidos para a abordagem do objeto como manifestação de uma disposição coletiva. Foi ainda mais longe em sua apropriação da terminologia médica e notou a inconveniência do termo "epidemia" – algo excepcional e em geral passageiro – para se aplicar ao suicídio. Ao contrário, este seria um mal "crônico", elemento normal do temperamento moral da sociedade. Assim lhe autorizava concluir seu levantamento, que comprovava a existência do fenômeno em todas as sociedades e em todos os tempos, e demonstrava sua invariância ante as ações e os impulsos de ordem individual.

Ao ser absorvida pelo meio médico nacional, a intervenção de Durkheim alterou radicalmente a orientação dos estudos aqui realizados sobre o suicídio. Além de abordá-lo em sua dimensão coletiva, como verdadeiro "fato social", os médicos-legistas aprenderam um novo recurso para ter acesso ao fenômeno, para conhecê-lo e interferir em suas manifestações: os levantamentos estatísticos. Saudado pela *Revista Médica de São Paulo* (Editorial, 1906) como o primeiro a se ocupar do assunto, Alcântara Machado, lente de Medicina Pública da Faculdade de Direito, publicou a primeira versão de sua pesquisa em 1905, em que coligia 29 anos de documentos colhidos na imprensa diária, no gabinete médico-legal da polícia, nos cartórios do registro civil, no hospício de alienados, na Santa Casa de Misericórdia, na penitenciária e nos postos policiais. Seus dados sobre o suicídio na capital paulista, abrangendo de 1876 a 1904, foram depois complementados pelo doutor James Ferraz Alvim (1927a e b) e pelo deputado Alfredo Ellis Jr., que consignaram os coeficientes de mortalidade do Serviço de Estatística Demógrafo-Sanitária do Serviço Sanitário do Estado, entre 1905 e 1924, os números registrados pela tese do doutor Floriano de Alencar para 1925 e seu próprio levantamento para o ano de 1926, no qual incluíram informações sobre as tentativas graves de suicídio. Os fatores pesquisados foram os mesmos indicados por Durkheim: raça, estações e meses do ano, clima, faixa etária, estado civil, sexo, profissões, hereditariedade, alcoolismo, psicopatias.

A tabulação dos dados relativos ao Rio de Janeiro, de 1864 até 1907, foi efetuada pelo doutor Cássio de Rezende (1908), da Diretoria Geral de Saúde Pública. Seu objetivo era determinar a taxa anual de suicídios na cidade, bem como descrever seu comportamento ante os diversos elementos estatísticos da análise demográfica. O interesse do estudo residia não apenas em sua originalidade, como na perspectiva de, a partir do conhecimento produzido, interferir nas variáveis que pudessem amenizar o problema. Como Durkheim, ele assinalou a admirável constância com que os suicídios se reproduziam anualmente, explicando as variações em torno da média anual por fatores de ordem social. Também seguindo a orientação de Durkheim, ele abstraiu qualquer consideração quanto às causas do suicídio, uma "simples curiosidade", estatística não só muito incompleta pela dificuldade de seu registro, como também "obscura em suas indicações".

Como tendência geral, nos 44 anos compulsados, o doutor Cássio de Rezende detectou um movimento ascendente da taxa ponderada de suicídios, o qual julgava ser devido ao "afrouxamento progressivo dos sentimentos religiosos verdadeiramente sinceros"; à maior intensidade da vida comercial, em todas as suas consequências; à dificuldade crescente do convívio urbano; à competitividade e concorrência em todos os ramos de atividade; à difusão do ensino público. Outro fator social que teria perturbado a invariância do índice de suicídios no período considerado foi a escravidão. Entre 1864 e 1887, os cativos contribuíram com cerca de 35% do "autoquivismo" global, com valores decrescentes, conforme se atenuavam os rigores da escravidão. O suicídio de escravos causou tamanho impacto nos coeficientes anuais que, a partir de 1889, com a abolição, os índices decresceram sensivelmente. No entanto, quando se subtrai a parcela devida às ocorrências envolvendo escravos, a tendência geral de aumento progressivo volta a ser notada. Outras variáveis estudadas foram as seguintes: faixa etária, sexo, nacionalidade, estado civil, profissões, recursos empregados para o suicídio, meses do ano (para verificar variações sazonais), comparações com os índices calculados para as principais cidades europeias e americanas.

Mais "cientista social" que "médico sanitarista", o doutor Cássio de Rezende pouco adiantou sobre as medidas de prevenção desse infortúnio. Para ele, os suicídios ("à maneira dos fenômenos físicos") estariam sujeitos "à influência de leis naturais, invariáveis e sempre as mesmas", contra as quais nada poderia o indivíduo. Nesse sentido, a monitoração estatística do fenômeno apenas teria como finalidade o acompanhamento dos fatores que porventura incidissem prejudicialmente sobre a cota anual de suicídios aceita como normal.

Sem fugir a esse pressuposto, o trabalho apresentado ao Instituto de Higiene, em 1927, pelos doutores Alvim e Ellis Jr. concluía com a proposição de medidas gerais de profilaxia social, instrumento de defesa da sociedade contra um comportamento atípico da taxa de suicídios: campanhas de esclarecimento público sobre os preceitos da "higiene mental preventiva", sobre os males do alcoolismo e sobre "as leis biológicas que regem a herança e a consanguinidade"; incremento à ação dos postos de prevenção e tratamento da sífilis em todo o Estado; intervenção na Câmara Estadual para impedir a entrada de "imigrantes tarados" e criação de posto especializado para exame dos estrangeiros que quisessem se fixar em São Paulo; apelo às "senhoras paulistas" para a fundação de ligas filantrópicas que atenuassem o pauperismo e suas consequências; tratamento nosocomial dos indivíduos acometidos por "perturbações psíquicas ligeiras que sejam"; internação precoce dos que "apresentem ideias de suicídio"; por fim, a medida convencional, então despida da pretensiosa expectativa de outrora: o apelo aos representantes da imprensa (sem reformas legislativas, nem medidas coercitivas) para cessar em seus noticiários a divulgação dos maus exemplos.

4 SEXO

> A ordem médica vai produzir uma norma familiar capaz de formar cidadãos individualizados, domesticados e colocados à disposição da cidade, do Estado, da pátria. (Costa, 1983)

No campo da psicologia social, uma preocupação contemporânea motivou Jurandir Freire Costa a reconstituir o pensamento médico brasileiro do século XIX, em diversos tópicos relacionados à família. Perante os muitos problemas que a instituição familiar vem enfrentando em nossos tempos, ele constatou que os indivíduos de muitos estratos urbanos teriam renunciado "ao direito de resolver, por conta própria, suas dificuldades familiares". Desse modo, ter-se-ia tornado cada vez mais comum o recurso à assistência profissional especializada, em busca de soluções para esses males.

Longe de querer ocultar o sofrimento emocional que atinge as pessoas envolvidas em "dilemas familiares", ele tampouco pretendia restringir o apoio terapêutico que a psicologia despende nesses casos. No entanto, procurou sublinhar, em seu estudo *Ordem médica e norma familiar*, dois importantes aspectos desta dependência ante os agentes externos de orientação educacional e terapêutica. Primeiro, que ela não seria estranha à história da família burguesa, uma vez que a política higiênica da medicina social a teria precedido, com "argumentos semelhantes aos atuais", na redução da família a esse estado de dependência. ("Foi também pretextando salvar os indivíduos do caos em que se encontravam que a higiene insinuou-se na intimidade de suas vidas.") E, segundo, que os remédios propostos, agora como no passado, ao invés de sanar o mal, poderiam estar perpetuando a doença. Ou seja, os especialistas encarregados de reeducar a família (antes o higienista, depois o psicoterapeuta) constituir-se-iam em componentes ativos do "rude impasse" a que a família fora levada, pois suas técnicas normativas reverteriam, inevitavelmente, "em maior disciplina, maior vigilância e maior repressão".

Nesse sentido, o estudo da intervenção médica nos vários temas da sexualidade humana teria mais que um valor retrospectivo; teria valor para o presente, para a organização atual da vida coletiva. Poderia ajudar a desvendar aquilo que a "lucidez científica das terapêuticas dirigidas às famílias" muitas vezes esconde: "uma grave miopia política", "que tende a abolir, no registro do simbólico, o real adjetivo de classe existente em todas estas lições de amor e sexo dadas à família".

Para comprovar esta percepção, Freire Costa procurou caracterizar a modificação sofrida pela família entre o período colonial e o século XIX: da família patriarcal, paradigma para a organização do espaço urbano colonial, para a família colonizada, reordenada pela introjeção doméstica dos preceitos da higiene. O autor reconheceu na difusão do pensamento médico, em sua imposição social, o veículo de transformação da forma de convívio familiar. E correlacionou os diversos elementos da "norma familiar" produzida no século XIX: a disciplina doméstica da casa higiênica, a proteção da infância, a regulação da prática sexual, o casamento como instituição higiênica, o "manequim higiênico" do homem e da mulher etc.

Em especial, Jurandir Freire Costa focalizou a dimensão sexual como alvo da "medicalização"; ou seja, em suas próprias palavras, objeto em que a medicina se impôs "como técnica de regulação do contato entre indivíduos e família, cidade e Estado". E acompanhou esse processo de vários ângulos: a subordinação do casamento aos critérios higiênicos de seleção dos parceiros; a preocupação com a herança biológica transmitida à prole; o controle da sexualidade infantil; a "reabilitação higiênica do amor conjugal", sem os excessos da libertinagem, nem a carência da vida celibatária; a caracterização do "pai higiênico", com os deveres superlativos de "prover a subsistência material da família" e "otimizar a reprodução física da raça"; a configuração da "mãe higiênica", também dedicada à procriação da espécie.

Acompanhemos, a título de ilustração, o modo como o autor resumia o processo de "medicalização" no último tópico mencionado:

> A redução da mulher à figura de mãe higiênica processou-se de modo idêntico à passagem do patriarca ao novo pai. O argumento de choque era o mesmo: aumento da responsabilidade para com os filhos.
> Descritivamente, essa reciclagem da função feminina na família operou-se em dois tempos. No primeiro, a higiene, acompanhando a urbanização, retirou a mulher do confinamento doméstico, liberando-a para o convívio social e o consumo comercial. Esta etapa seria representada pela crítica à "mulher de alcova". No segundo tempo, reforçando a "estatização dos indivíduos", a higiene procurou reintroduzir a mulher na família, devidamente convertida ao amor filial e ao consumo de serviços médicos. Esta seria a etapa da condenação à "mulher mundana" e à prostituta.
> A mãe higiênica nasceu, portanto, de um duplo movimento histórico: por um lado, emancipação feminina do poder patriarcal; por outro, "colonização" da mulher pelo poder médico. (Costa, 1983)

Contra o argumento de Jurandir Freire Costa, pode ser aventada uma hipótese inversa, duvidando da capacidade da medicina em promover tão profundas modificações no âmbito das relações familiares. Desse modo, postular-se-ia que, antes de ter sido influenciada pelas concepções da higiene, a moral teria se refletido também neste segmento da cultura. Em outras palavras, a passagem da "família colonial" para a "família colonizada", conforme a caracterização do autor, em vez de ter sido produzida pela higiene, teria repercutido por diversas instâncias da vida social, podendo inclusive ter se reproduzido no campo do pensamento médico.

Outrora revestida de uma aura quase esotérica, transmitida e cultivada de modo alheio a quaisquer injunções sociais, a medicina teria enfim se submetido à expansão dos preceitos comportamentais da vida em coletividade, incorporando os novos objetos que lhe foram impostos. Assim, aquilo que havia sido descrito como "medicalização" da sociedade, no que tange à sexualidade humana, talvez ficasse mais bem qualificado como "socialização" da medicina. Socialização não para a multiplicação da oferta de serviços médicos, mas como apropriação social do conhecimento científico nessa área e sua consequente transformação.

Na verdade, entre esta hipótese e a interpretação de Jurandir Freire Costa, é difícil estabelecer qual define com maior acuidade o processo de inserção social da medicina no período, mesmo porque as inovações morais apontadas ocorreram de modo concomitante à conceituação médica de uma higiene dos costumes. Também não se deve deixar de considerar a possibilidade de que tenha sido recíproca a interferência entre a higiene e a moral, ideia que, a rigor, não é incompatível com ambas as leituras da história do pensamento médico.

Para se definir entre o entendimento proposto por Jurandir Freire Costa e a versão oposta, será necessário aprofundar o conhecimento histórico sobre a inserção social da medicina no país. Será necessário que se produza mais pesquisas sobre o tema, incorporando maior volume de informações primárias, sobretudo no que diz respeito à recuperação do pensamento médico brasileiro. Mesmo porque, para sua análise sobre a participação da higiene na constituição de uma nova moral sexual e familiar, o autor fundamentou-se apenas em levantamento bibliográfico sobre a época e nas teses de graduação apresentadas às Faculdades de Medicina do Rio de Janeiro e da Bahia, material decerto insuficiente para fundamentar as conclusões aventadas.

De fato, no que diz respeito às teses de graduação, até as congregações docentes de ambas as Faculdades constataram, em diferentes ocasiões, que esses trabalhos tinham reduzida repercussão em meio à categoria, restringindo-se à leitura e avaliação das bancas examinadoras, ou, em poucos casos, à publicação de resumos na imprensa especializada. Durante todo o século XIX, as teses de graduação em medicina foram elaboradas por jovens ávidos de reconhecimento profissional e vontade de acertar, mas ainda dotados de pouco domínio sobre o repertório de habilidades ao qual o diploma lhes daria acesso. Para lembrar apenas um exemplo, Oscar Freire graduou-se médico em 1902, na Bahia, com dissertação sobre a "Etiologia das formas concretas da religiosidade no norte do Brasil", um tema bastante audacioso para alguém que completara vinte anos de idade no dia 3 de outubro daquele ano.

Apesar de seu valor intrínseco para a pesquisa histórica, sabe-se que esses textos não primavam pela originalidade, nem pela expressão de conceitos representativos do conhecimento médico então acumulado. Tampouco se lhes atribui, salvo algumas exceções, precisão ponderável no diagnóstico de aspectos problemáticos da realidade nacional. De modo geral, esses textos foram escritos sob a égide da obrigação acadêmica e da inexperiência, muitos deles comunicando apenas convicções da época ou ideias difusas apreendidas durante o curso. Sobre esse tópico, também discorreu Nina Rodrigues:

> Pode-se afirmar sem receio; à míngua de uma vida científica própria, com trabalhos e opiniões originais, as mais das vezes os antigos pontos de tese não faziam mais do que disfarçar, sob a capa do brilhante enunciado de intrincadas questões médicas, a realidade da nossa extrema pobreza de ciência.
> É um estudo que tenho feito. Fica-se admirado, quando se percorre a coleção das nossas teses, de ver a extrema pobreza de dados sobre as questões científicas que mais de perto nos interessam. (Nina Rodrigues, 1890)

A percepção da fragilidade das teses de graduação como via de acesso ao pensamento médico brasileiro no período delimitado justifica nossa tentativa de buscar outro veículo com maior poder de representação, para o estudo da intervenção médica no campo da moral. Nesse sentido, a escolha dos periódicos médicos como matéria-prima para a pesquisa histórica parece ter sido uma excelente opção metodológica. Os principais nomes do meio médico nacional compareceram regularmente à imprensa especializada, analisando casos, descrevendo suas técnicas, divulgando seus diagnósticos e prescrições terapêuticas. Muitos profissionais das diversas especialidades médicas escreveram artigos para o *Brasil-Médico*, a *Gazeta Médica da Bahia*, a *Gazeta Clínica* e outras revistas, desfrutando as vantagens daquele que seria, talvez, o principal canal de expressão disponível: ampla difusão em quase todo o território nacional; rapidez na publicação e distribuição; padrão de qualidade garantido por seus conselhos editoriais; espaço para a divulgação dos encontros científicos e das associações profissionais.

O estudo da imprensa especializada no período de final do século XIX ao início do XX revela uma intensa mobilização médica em torno dos assuntos da moral sexual e familiar. Para reconstituir o pensamento médico aplicado a esses temas, dirigimos o levantamento aos seguintes tópicos: "libertinagem", abrangendo os principais aspectos do controle social da difusão da sífilis; "casamento", atentando para a conotação higiênica da instituição; "lesões de hímen", focalizando os temas da sedução, estupro e defloramento; "aborto", discutindo o assunto do ponto de vista médico-legal; e "esterilização", contemplando o caráter eugênico da questão. Em cada um dos pontos abordados, identificamos as medidas práticas propostas pelos médicos brasileiros e as controvérsias que estas iniciativas suscitaram.

Por meio das inúmeras polêmicas registradas, comprovamos a inexistência de uma ação coordenada, no que se refere à intervenção médica na moral. Quando se tratava de promover o regulamento sanitário da prostituição, ouvimos as vozes favoráveis e as contrárias à iniciativa. Quando se preocuparam em implantar o exame médico pré-nupcial, registramos os argumentos postulando sua obrigatoriedade e também os argumentos discordantes. E assim, fomos procurando caracterizar os debates envolvendo as diferentes questões: a tentativa de tornar compulsória a notificação dos casos de aborto; a participação médica na produção de esterilidade em seres humanos etc.

A reconstituição dessas disputas, a constatação de quão acirradas elas foram nesse período, nos faz duvidar das interpretações sugerindo uma racionalidade una impressa na intervenção médica dirigida aos temas da moral. Ao contrário, antes de reconhecer a higiene como estratégia de "medicalização" da sociedade, seríamos levados a compreender esse campo do conhecimento médico como mais uma instância em que repercutiram os debates sobre as inovações nas regras de conduta sexual e familiar, objeto que sempre despertou grande interesse e polêmicas em todos os setores da vida social.

Mas, se não havia um plano diretor para a higiene dos costumes, o que a teria motivado? Se inexistia uma articulação racional entre os diversos pronunciamentos, uma lógica única que fosse passível de apreensão na coletânea da imprensa médica, o que teria movido essa expansão do campo de intervenção da medicina? O que teria levado os médicos do passado a procurarem relacionar a saúde com a moral, obrigando a medicina a multiplicar seus objetos de estudo? Um fator que não poderá deixar de ser considerado nas tentativas de respostas a essas questões é o corporativismo imanente à profissão médica.

Ao se estudar a história da medicina no Brasil, é fácil verificar que os médicos procuraram aproveitar a especificidade de seu saber para se projetarem socialmente em diferentes áreas da atividade humana. Em particular, é possível perceber que eles vieram a público com muito empenho, para associar o prestígio de sua atividade profissional às avaliações diagnósticas e prescrições terapêuticas aplicadas aos fenômenos morais. Desse modo, a "medicalização" da sociedade poderia ser concebida como processo eminentemente político, de projeção da autoridade médica no âmbito das relações sociais.

Dessa ótica, será necessário redimensionar como relativo o sucesso de um virtual processo de "medicalização" da moral. Veremos que, também pela falta de unidade na reivindicação, mas principalmente pela falta de poder para fazê-las aprovar, os médicos brasileiros não conseguiram implantar, no que diz respeito aos costumes, as principais medidas que chegaram a preconizar: a regulamentação da prostituição, a obrigatoriedade do exame médico pré-nupcial, a notificação compulsória do aborto e outras. Apesar disso, sua dedicação continuada a esses temas cativou-lhes o reconhecimento social quanto ao valor e à competência de sua intervenção nesse campo.

Nesse sentido, a caracterização da produção médica aplicada à sexualidade, segundo o registro da imprensa especializada, poderá trazer alguma luz à compreensão daquilo que se convencionou chamar "medicalização" da sociedade.

LIBERTINAGEM

> Procurar a felicidade, mas, – debalde! Não há felicidade sem repouso, não há repouso sem coragem, porque não há coragem nem saúde onde não há bons costumes. (Pires de Almeida, 1902)

"Libertinagem" foi o termo empregado pelo doutor Pires de Almeida para designar, de uma só vez, todas as modalidades de comportamento sexual pouco submisso às convenções e normas morais. No que se refere à amplitude do conceito, a escolha não poderia ser mais feliz. "Libertinagem" abrange, indiferenciadamente, a prostituição pública e a secreta, as relações homossexuais entre homens e entre mulheres, a masturbação e as demais atividades libidinosas consideradas contrárias à natureza. Aplicado ao meretrício, o termo tem a vantagem suplementar de distribuir igualmente as porções do "vício" – a mesma conotação moralmente pejorativa aos dois polos envolvidos, a prostituta e seu cliente.

Poder-se-ia argumentar que é própria da sexualidade humana a inclinação a não se submeter às restrições de qualquer ordem. Nesse sentido, "libertinagem" adquire uma dimensão ainda mais ampla e quase pode ser tomada como sinônimo de sexualidade. Desse modo, foi necessário efetuar um recorte seletivo no tema, uma vez que o campo de interseção entre medicina e libertinagem – outro importante tópico para o estudo da intervenção médica na moral – tornava-se demasiado amplo para fins analíticos e de exposição.

Com isso, o retrospecto da imprensa médica nessa área foi dirigido, num primeiro momento, para as campanhas policiais e sanitárias de regulamentação da prostituição. Posteriormente, ante a aversão suscitada pela medida no seio da própria classe médica, procuramos acompanhar o debate que se travou publicamente sobre a questão. Procuramos, por fim, acompanhar as demais medidas de impacto social, que foram cogitadas no período, para a profilaxia das doenças sexualmente transmissíveis.

A campanha médica de regulamentação da prostituição

Medidas de controle e regulamentação da prostituição foram implantadas na França no início do século XIX, com grande apoio dos médicos higienistas, que procuravam recursos mais potentes para a profilaxia social das doenças venéreas. No Brasil, onde os fatos acontecidos na França repercutiam com especial intensidade, a comunidade médica insistiu na adoção de medidas semelhantes. A campanha médica que então se moveu pela regulamentação da prostituição teve um fruto tardio praticamente esquecido pelas gerações posteriores: o livro do doutor José Ricardo Pires de Almeida, *A libertinagem no Rio de Janeiro perante a história, os costumes e a moral*. A obra, que ele postulava de "medicina moral e filosófica", viera a público em 1902, um trecho a cada semana ou quinzena, no periódico fluminense *Brasil-Médico*, ocasião em que já era quase predominante, no meio médico, a oposição à regulamentação do comércio sexual. Alguns anos depois, o autor reuniu os diversos fragmentos em uma nova edição, intitulando-a *Homossexualismo (a libertinagem no Rio de Janeiro), estudo sobre as perversões e inversões do instinto genital* (Pires de Almeida, 1906).

Pires de Almeida foi um importante intelectual de seu tempo, nacionalista entusiasta e conservador, de orientação monarquista: o "mais obscuro admirador do Conde D'Eu", como ele mesmo se declarou na dedicatória de outro importante livro de sua autoria – *História da instrução pública no Brasil (1500-1889): história e legislação*, recentemente reeditado pela Pontifícia Universidade Católica de São Paulo (PUC-SP) e pelo Instituto Nacional de Estudos e Pesquisas Educacionais (INEP, 1992). Na mesma época ele escreveu *Agricultura e indústrias no Brasil*, outro importante registro histórico, em que deixou consignado seu testemunho de ufanismo patriótico.

Se as lições de moral são inatentamente ouvidas, menos ainda são seus ditames seguidos e a moderação só sobrevém com o arrefecimento das paixões. Eis, portanto, a tarefa do médico filósofo: pregar uma lição de moral que seja vividamente ouvida, fazer a voz da razão de fato impressionar o interlocutor. Como contrapeso aos desejos violentos e brutais, que trazem corrupção e ruína à saúde, destruindo a fonte da vida, só uma medida poderia ajudar o ser humano e o autor não hesita em prescrevê-la: fortificar a razão, torná-la mais poderosa que a escravidão das paixões. Com esse intuito, Pires de Almeida projetou seu tema em um texto atraente, que renova o interesse a cada página e obriga a atenção na leitura. Para esse fim, foi inclusive favorecido pelo esquema de publicação intermitente, que facilitava o acompanhamento dos leitores.

Com o coração empedernido (para usar sua própria metáfora), ele enveredou por uma estrada onde o vício foi seu único guia. Perseguiu-o não apenas como objeto de censura e condenação, mas de descrição, de conhecimento e exposição pública. Cada trecho da narrativa – a biografia de um pederasta, as estatísticas da sedução, a violação de um segredo – intercalavam uma ponderação racional, um enquadramento moral. Tantas vezes repetida, a censura perdia a força, ia mesmo se tornando desnecessária, pois não podiam restar dúvidas quanto ao aspecto repulsivo da libertinagem e quanto ao posicionamento moral do autor. No entanto, sempre havia fatos novos a serem sublinhados na imoralidade: a caracterização de uma personalidade devassa; a controvérsia de argumentos; a descrição de carícias proibidas; a determinação das perversões sexuais. Desse modo, o médico moralista se permitia perder em digressões picantes, usava linguagem sensual e contava sem reservas as fantasias e os detalhes imaginosos, fascinando a atenção dos leitores.

Se não tivesse atrativos, a libertinagem nem sequer precisaria ser combatida, pois ninguém a ela se abandonaria. O doutor Pires de Almeida reconheceu esses atrativos e soube explorá-los do ponto de vista literário, para sua finalidade de fazer ouvir com atenção uma lição de moral. Como resultado, seu livro nutriu-se da tensão que ele conseguiu suscitar entre a sedução da libertinagem e o imperativo de seu refreio, entre a distância e a proximidade, a que o leitor foi conduzido, dessa "perigosa prerrogativa da natureza humana" que é o desejo.

O plano da obra começa com uma excursão pela história geral. O autor perseguiu as provas da infâmia humana desde a Bíblia: Sodoma e Gomorra; o incesto de Rubem com Bala; Onan rejeitou a mulher do irmão invertendo as leis da natureza; Tamar prostituíra-se com o próprio sogro; Salomão teria mantido um "serralho" com mulheres e concubinas de todas as nações. O Egito seria a pátria da impudicícia levada ao descaro; Heródoto teria revelado que a pirâmide de Quéops fora erguida às expensas de todos os amantes da filha do faraó. Na Macedônia também se conhecia o amor entre homens e até Alexandre seria "afeito a esse vício". Na Grécia e em Roma, passando por Constantinopla e pela África, na China e no Japão, o doutor Pires de Almeida ia reescrevendo a história, sem muito escrúpulo com as fontes documentais, desvelando aqueles que seriam os segredos mais vergonhosos e hediondos, as degradações mais palpáveis da sensibilidade.

Quase se pode ouvi-lo conversando; seu estilo era fluente, discursivo, de quem escreve enquanto fala. E ele vai nos contando a história da Igreja, acusando-a energicamente pelos inúmeros "deboches" contra a natureza, o amplo rol das perversidades que teriam sido cultivadas ou consentidas pelo Papado desde a Idade Média. Reescreveu também a história das artes – Virgílio, Miquelângelo e Shakespeare referidos como "uranistas" confessos, um neologismo médico da época para designar os homossexuais. Por fim, a descrição dos hábitos sexuais dos indígenas, de discutível valor etnográfico, um apanhado de fatos pitorescos, alguns propositadamente exagerados, outros totalmente desprovidos de bases reais, mas sempre descritos de modo pejorativo e prejudicial à imagem dos nativos.

Assim concluía a primeira etapa de seu estudo, ocupando por cerca de três meses as páginas do *Brasil-Médico*. A partir de abril, a narrativa histórica desatenta com a própria história parecia ter cedido lugar a um trabalho mais cuidadoso de sociologia analítica. Os novos capítulos passaram a fornecer uma caracterização bastante rica em dados sobre a prostituição na cidade do Rio de Janeiro ao longo do século XIX. Pires de Almeida construiu um panorama interessante e original, numa sociedade ainda pouco acostumada a esse tipo de estudo. Para isso, ele coligiu os censos municipais e outros documentos oficiais; literatura nacional e estrangeira; monografias defendidas como teses de graduação na Faculdade de Medicina. Todo esse material foi cotejado com sua própria vivência pessoal, seu conhecimento da cidade e dos personagens descritos. Muitas de suas informações foram colhidas em suas observações pessoais de vários anos de atividade clínica e na vasta tradição oral da população da cidade sobre o seu cotidiano.

A terceira e última parte do livro foi dedicada à patologia da função sexual. O "estudo anátomo-fisiológico do indivíduo sexual" no exercício de suas atribuições "normais" (mais um repositório da moral da época) era complementado por uma caracterização dos desvios e desregramentos dessa suposta normalidade. Ficamos então conhecendo as várias figuras da inversão: a "satiríase" e a "ninfomania", a "erotomania", o "priapismo" e a "hiperapolaisia", o "safismo" e o "tribadismo", dentre outras formas de vício. Mais uma classificação eivada de conotações valorativas, testemunhando as compreensões que o passado insistiu em legar ao presente. A título de exemplo, foram narrados casos ilustrativos das categorias propostas. Possivelmente verídicos, esses casos têm iniludível interesse histórico e literário; constituem, a despeito dos adjetivos com que se procurou tingi-los, uma página importante da história da libertinagem no Rio de Janeiro.

Os primeiros registros documentais reunidos pelo doutor Pires de Almeida sobre a prostituição datam de 1798, quando o Senado da Câmara dirigiu questionário a vários clínicos da cidade. Na ocasião, o físico-mor Bernardino Antônio Gomes associava o comércio sexual, por um lado, ao ócio e à riqueza adquirida sem trabalho, por outro, ao péssimo exemplo familiar que seria fornecido pelos escravos, "que quase não conhecem outra lei que os estímulos da natureza".

Em sua avaliação, durante toda a primeira metade do século XIX, a prostituição masculina teria sido amplamente preponderante no Rio de Janeiro. Existente em todos os países e em todas as civilizações, a "indústria da bagaxa" – como o autor a referia – "lastrou desassombradamente" na cidade, favorecida por fatores de diferentes ordens. Havia uma forte prevalência demográfica do elemento masculino, sobretudo entre os estrangeiros livres, pois a cidade era um polo atrativo para a imigração e recebia grandes contingentes de portugueses. Também entre os escravos, os homens eram em maior quantidade, pois até sua abolição de fato, em 1850, o tráfico negreiro dava preferência à importação de cativos do sexo masculino. Com o tempo, a desproporção entre o número de homens e de mulheres aumentou ainda mais, pois a substituição da mão de obra escrava pela de imigrantes europeus fixou na cidade grandes levas de estrangeiros, homens em sua maioria. O doutor Pires de Almeida acusava outro motivo para a ampla disseminação da sodomia: a população era majoritariamente composta por portugueses de origem camponesa, segmento étnico que, segundo ele, deixar-se-ia seduzir mais facilmente.

Em 1846, com o objetivo de diminuir a "pederastia que lavrava no comércio" (o "baixo comércio luso" que empregava "rubicundos caixeiros de jaqueta, sem gravata" e que atendiam "à prostituição e à pederastia reinantes", estimulados pelos próprios patrões), o barão de Moreira promoveu o fluxo migratório de prostitutas provenientes de Açores – as "ilhoas", como ficaram conhecidas popularmente. Sob o pretexto de se empregarem como domésticas no Rio de Janeiro, muitas delas vieram "avolumar a classe das meretrizes". Essa verdadeira corrente migratória foi sustada na segunda metade do século, quando passaram a aportar "fadistas" de origem europeia, diretamente "importadas" da Polônia e da Áustria-Hungria, depois também italianas, orientais e russas. As "mulheres públicas" vindas da Europa permaneciam cerca de três anos no Brasil; fugiam do verão carioca, quando aumentava a incidência da febre amarela, faziam escalas em São Paulo, Santos e Juiz de Fora. Por vezes iam até as cidades do Prata, mas sempre voltavam ao Rio de Janeiro.

Pires de Almeida contabilizou ano a ano, entre 1867 e 1900, o número de prostitutas egressas do exterior, totalizando 10.205 mulheres. Com esses dados, ele conseguiu evidenciar uma interessante correlação entre prostituição e escravidão no Brasil: nos anos de 1889, 1890 e 1891, imediatamente após a Lei Áurea, o número de prostitutas europeias chegadas ao Rio de Janeiro praticamente quadruplicou; fenômeno análogo, porém em menor proporção, verificou-se em 1871 e 1872, imediatamente após a Lei do Ventre Livre. De fato, eram várias as relações entre escravidão e prostituição: algumas escravas eram forçadas a esse comércio para satisfazer a ganância de seus proprietários; muitas outras eram obrigadas a atender à lascívia de seus captores. A esse respeito, ouçamos o médico fluminense:

> Até a primeira parte do segundo reinado, raríssimas eram as casas desprovidas de belas crias, mulatinhas e negrinhas, chamadas in-

distintamente mucamas, que, ao mesmo tempo que serviam às sinhás-moças como cabeleireiras e modistas, e às sinhás-velhas para os misteres domésticos, serviam igualmente à noite aos senhores-moços, que, a desoras, se constituíam em fervorosos e apaixonados amantes. Procuradas desde logo para todo o serviço, essas raparigas às vezes eram até lembradas pelas próprias donas de casa como clima, preventivo e medicamento; e assim, não faltava uma esteira de dormida que se desdobrasse à porta do quarto de um filho solteiro, que definhava a olhos vistos; de outro que tossia; de outro que tinha a espinhela caída; de outro, finalmente, que se manifestava tristonho ou genioso. Nessas condições, as matronas deparavam nas luzidias crias medicação quase sempre propícia, quase nunca arriscada. (Pires de Almeida, 1902)

Ainda apreciando o fluxo de entrada das prostitutas europeias, o doutor Pires de Almeida sublinhava como negativas as ocasiões em que esse número decresceu drasticamente, como em 1893, por causa da revolta na armada, e nos anos de 1896 a 1900. Nesse período, a falta das prostitutas europeias teria sido suprida pelas nacionais; conforme diminuía a chegada das estrangeiras, crescia a prostituição clandestina constituída por escravas e brasileiras. Pior ainda – temia o médico – o arrefecimento da prostituição poderia estar associado ao "afrouxamento dos costumes nas famílias", isto é, os jovens poderiam estar conseguindo por meio da sedução aquilo que a moral teria preferido lhes manter interdito. Também a violência sexual poderia aumentar nessas circunstâncias – Pires de Almeida relatou ser comum no Rio de Janeiro a prática das "curras", que consistiam no ataque e sevícias contra homens ou mulheres por bandos de três ou mais indivíduos.

Chegamos, então, ao argumento central do livro, talvez a motivação de seu estudo. A prostituição feminina seria algo inevitável e, dentro de certos limites, até mesmo necessário numa cidade grande como o Rio de Janeiro. Ainda mais por se tratar de uma cidade portuária, constantemente visitada por marinheiros de todas as nacionalidades, "aguilhoados" por "desejos libidinosos" exaltados pela longa "abstinência" durante a travessia marítima. Eis o paradoxo da prostituição: conquanto essencialmente amoral, o fenômeno concorreria para uma finalidade moral, evitando os males mais temidos da prostituição masculina, da violência sexual e do relaxamento dos hábitos sexuais e das interdições morais. Vejamos em que termos o médico fluminense colocava a questão:

> Não se deve aferir da moralidade ou imoralidade de uma cidade pelo maior ou menor número de mundanas. Na espécie, o fato dá-se na razão inversa. Quando a prostituição pública é em grande número, luxuosa e opulenta, a castidade do lar é a regra. Resulta daí que quando a prostituição diminui, o lar doméstico se profana e se enriquece de vícios. (Pires de Almeida, 1902)

Dessa compreensão derivava imediatamente a consequência: devia-se lutar pela regulamentação da prostituição, para mantê-la restrita aos limites da discrição e para evitar maiores escândalos. Estatuto não apenas de cunho policial, a regulamentação deveria exercer atribuições primordialmente médico-sanitárias, para evitar que a rota do "vício" fosse também a das doenças venéreas. Além disso, essa legislação de controle deveria proteger a infância desamparada, as "raparigas que vendem flores", as "inocentes pedintes que pululam nesta cidade", vítimas fáceis que a "voragem da prostituição" não tardaria a "engolir" em seu "turbilhão".

Em paralelo à história da libertinagem, o doutor Pires de Almeida descreveu as várias campanhas em prol da regulamentação policial e sanitária da prostituição no Rio de Janeiro. A primeira tentativa nesse sentido foi iniciativa do desembargador Alexandre Joaquim de Siqueira, então chefe de polícia da Corte, que coordenou, em 1852, um levantamento bastante abrangente das meretrizes atuantes na cidade, conseguindo a inscrição de sua quase totalidade. O arrolamento foi remetido à Câmara Municipal, sendo-lhe solicitada sanção para que fosse organizado um corpo de polícia sanitária dos costumes, que fiscalizasse todo tipo de comércio sexual. Ante as disputas e desacordos quanto a diversos pontos do projeto – lugar onde se deveria alojar as prostitutas, competência para a fiscalização etc. –, a Câmara nada deliberou sobre o assunto e remeteu o processo para apreciação da Junta Central de Higiene. O parecer daquele órgão teria sido favorável à aprovação das medidas indicadas, mas o projeto foi obstado pelo barão do Bom Retiro, ministro do Império, a pedido de D. Pedro II, em razão das muitas polêmicas por ele suscitadas.

Já em período anterior, algumas providências policiais tentaram refrear escândalos e delitos envolvendo a prostituição. Os editais de 15 de outubro de 1827 e de 3 de dezembro de 1841 obrigavam as prostitutas flagradas em transgressão – perturbando a paz das famílias, como se dizia – a assinar "termo de bem viver", uma espécie de atestado de maus antecedentes, que poderia se voltar contra elas em caso de reincidência. Em 1858, outro chefe de polícia, o desembargador Izidro Borges Monteiro, tentou novamente instituir a regulamentação. A polícia voltou a promover a matrícula das mulheres de "vida duvidosa" que atuavam nas ruas centrais da cidade. No entanto, esta ação foi violentamente criticada pela imprensa, que acusava a incompetência da força policial para corrigir os costumes. Em 1875, foi a vez de Miguel Calmon Du Pin e Almeida, também chefe de polícia, repetir a tentativa. Como das vezes anteriores, a oposição foi muito forte e o projeto não foi levado adiante. Na verdade, a prostituição nunca chegou a ser regulamentada no Brasil, apesar do exemplo de países vizinhos, como Argentina e Uruguai, além da França, que exercia bastante influência também sobre os assuntos legislativos nacionais.

Um dos principais obstáculos à regulamentação teria sido o próprio imperador D. Pedro II, que se manifestara contrário à medida, com um argumento sempre lembrado nas ocasiões em que a discussão era retomada: uma vez oficializada, a prostituição adquiria foros de cidadania, seria uma prática referendada pela sociedade; a regulamentação implicava reconhecê-la como atividade legal. Com a proclamação da República, o movimento pela regulamentação ganhou novo impulso, pois seus adeptos acreditaram que conseguiriam das novas autoridades a aprovação das medidas preconizadas. Em 1890, os doutores Antônio José Pereira da Silva Araújo, Francisco de Moura Brazil, conselheiro Joaquim Monteiro Caminhoá e outros – caracterizados como "neorregulamentaristas" – levaram a discussão para a Academia Nacional de Medicina, onde travaram um prolongado debate com os "abolicionistas" – título com que se identificavam os médicos contrários a regulamentação da prostituição.

Ao ser retomado no final do século, o movimento pela regulamentação da prostituição tinha, de fato, uma qualidade nova, algo diferente que justificava a aplicação do sufixo "neo". Essa particularidade foi o deslocamento do eixo sobre o qual a campanha estivera centrada. Originalmente, o objetivo primordial fora a preservação da moral e dos bons costumes, a supressão dos escândalos e a contenção das prostitutas a certos limites. O controle das doenças venéreas era questão que só se colocava de modo secundário e subordinado à profilaxia moral. Com o tempo, no entanto, o perigo venéreo passou a ser percebido como o principal problema envolvendo a prostituição. Aos poucos, o medo transformou-se em verdadeira obsessão, pois não só a incidência das doenças venéreas cresceu assustadoramente ao longo do século XIX, como, nesse período, aprendeu-se a reconhecê-las em diversos casos que antes teriam sido classificados de outro modo. Com o desenvolvimento dos recursos diagnósticos, graças sobretudo à introdução da microbiologia, antigas designações nosológicas – como o *tabes dorsalis* (grave afecção do sistema nervoso central) e a paralisia geral – puderam ser identificadas a diferentes estágios ou manifestações da sífilis.

Desse modo, a campanha pela regulamentação da prostituição adquiriu novos contornos e conteúdo. E pôde ser virada uma página na história das preocupações médicas a respeito da libertinagem; página esta que guardará um lugar de destaque para o livro do doutor Pires de Almeida. O naturalismo e a fluência de seu estilo fornecem uma rara oportunidade de conhecer os bordéis e prostíbulos do passado, uma curiosa excursão pela "aristocracia da devassidão" em que se teriam convertido alguns hotéis em Botafogo e no Jardim Botânico, onde os quartos eram alugados por hora. A leitura nos conduz aos "conventilhos da Barbada", com suas belíssimas "mucamas", "mulatinhas escravas" que ela comprava sem regatear e logo "alforriava condicionalmente" – todas lindas, ainda moças "quase implumes". Somos levados às dependências das *public house*s da Rua da Misericórdia, dos becos da Música e do Cotovelo, da Rua dos Latoeiros, esquina da do Rosário – essas "sucursais" de "imundos prostíbulos", que ofereciam "indiferenciadamente mulheres e rapazes". Depois, as "patuscadas" promovidas pelas sociedades carnavalescas – "Caverna dos Amores", "Clube dos Broxas" etc. – que teriam trocado seus folguedos pela arregimentação da alta prostituição. Passamos pelo "Alcazar francês", teatro que começou a funcionar em 1862, com a "ação moralizadora e benéfica" de contribuir "poderosamente para o desenvolvimento da prostituição feminina", em detrimento do fenômeno "incomparavelmente pior" envolvendo homens, que "campeava com grande desassombro" na cidade. Enfim, somos apresentados às personalidades devassas mais influentes do período: a "divina" Augusta Candiana, o célebre Traviata, "pederasta ativo e passivo", a "Doutora", figura sem par nos "anais da baixa prostituição", o "crioulo" Atanásio, com seu "séquito de ardentes amadores", Júlia de Castro, Teresa Piolho, Amélia Querosene, Anica Baleia, Rosa Pepino, Maria Formigueiro e tantas outras.

Neorregulamentaristas e abolicionistas: o debate

Embora seu livro só tenha aparecido em 1902, o doutor Pires de Almeida viveu na segunda metade do século XIX e expressava ideias e concepções características dessa época. Os primeiros regulamentaristas, ele inclusive, relegaram a um segundo plano as preocupações envolvendo os riscos de contaminação venérea, para esmiuçar mais livremente a depravação do ponto de vista moral e social. Apesar disso, não se pode acusá-los de terem trocado a medicina pela filosofia, pois eles procuraram fundamentar suas ponderações morais com considerações a respeito dos efeitos da volúpia e seus excessos sobre o organismo.

Foi levantada uma curiosa hipótese sobre a importância da retenção do esperma para a economia global do corpo masculino e para seu bom funcionamento. A ideia não era original; ao contrário, reproduzia concepções difundidas no exterior. O sêmen conservado tornaria os homens "viris, ardentes, ativos, destemidos, esforçados e valorosos" (Pires de Almeida, 1902). Já a sua profusão prostraria o corpo e abastardaria "o espírito mais vigoroso"; com o esperma, esvair-se-iam as fontes mesmas da vida:

> O libertino é como o gastrônomo de paladar estragado, a quem desagradam, por saciedade e enfaro, os mais saborosos acepipes ... Não há nada que mais avilte e degrade o coração, e mais energias lhes

tire, do que o abuso da volúpia. Ao passo que a continência revigora o sistema nervoso, tonifica a fibra muscular, do mesmo modo também o contínuo desperdício do esperma enfraquece, debilita, prostra, enerva o animal mais possante e robusto. O libertino é, pois, um ente degradado, exausto. Sua força motora ou sensitiva achando-se principalmente esgotada pelos prazeres venéreos, não só o cérebro nega--se a raciocinar, como os músculos pesam e caem em inércia. (Pires de Almeida, 1902)

Também Alfredo de Araújo Lima, polemista de marcante presença na imprensa médica paulista, expressou sua indignação contra o estado de frouxidão causado pela não conservação do líquido seminal. Ele criticava aqueles que imaginavam o esperma acumulado como um veneno do qual seria preciso se desembaraçar; negava veementemente que os órgãos sexuais precisassem ser exercitados, contrapunha-se à noção comum julgando que a continência produziria atrofia e fraqueza, eventualmente impotência e declínio físico:

Erro, erro grave, porque o esperma não é um produto excrementício, não é um veículo de resíduos de desassimilação, nem constitui por si mesmo um excremento; porém, é pelo contrário um líquido poderosamente nutritivo que destina-se a ser reabsorvido para tonificar o organismo e, secundariamente, quando ejaculado na vagina, a nutrir o óvulo permitindo o seu desenvolvimento. A sua conservação, longe de ser prejudicial é ao inverso benéfica, aproveitando não só a vida orgânica como principalmente ao sistema nervoso, além de que o orgasmo que acompanha a sua muito frequente expulsão é altamente deprimente. (Lima, 1907)

Pode-se então apreciar o caráter pessimista e pragmático da visão dos médicos que propugnaram a regulamentação da prostituição. Seu pessimismo residia no fato de considerarem fadadas ao insucesso as tentativas de promoção do objetivo proposto: a castidade masculina extraconjugal. Apesar de terem explicitado o ideal da abstinência sexual e da retenção do esperma no organismo, esses médicos reconheciam que o impulso libidinoso no homem era mais forte que quaisquer argumentos contrários à sua satisfação. E seu pragmatismo podia ser identificado na recusa em sequer postular a erradicação da prostituição: "a profissão mais antiga", "tão velha quanto a humanidade" – os bordões indicavam a inutilidade das iniciativas nesse sentido. Ao contrário, os médicos regulamentaristas aplicaram-se a finalidades práticas mais viáveis, como a implantação de medidas de controle do comércio sexual e de contenção dos abusos e escândalos a ele associados.

Para usar a expressão cunhada por Alain Corbin (1992), tratava-se de forjar um "esgoto seminal" para receber e escoar o líquido que os homens deveriam mas não conseguiam manter retido em seu próprio corpo. Assim encarada, como qualquer outro esgoto, a prostituição deveria ser objeto de uma ação de saneamento básico, isto é, de uma regulamentação sanitária que a impedisse de se tornar foco de propagação das imoralidades e das doenças venéreas. Este era o patamar comum que unificava as intervenções dos regulamentaristas, quando, no final do século XIX, os neorregulamentaristas introduziram-se na polêmica, trazendo novos argumentos que preservaram praticamente inalterada essa concepção.

Em 1881, o doutor Antônio José Pereira da Silva Araújo juntou-se aos doutores Júlio de Moura, Cypriano de Freitas, Moura Brazil e Carlos Arthur Moncorvo Figueiredo (Moncorvo pai) para fundar um novo periódico – *A União Médica* – especialmente preocupado em discutir e provocar o regimento sanitário da prostituição. Sua iniciativa foi apoiada pelo doutor Antonio Correia de Souza Costa, lente de Higiene da Faculdade de Medicina do Rio de Janeiro, médico mais idoso e experiente, que se juntou a eles em sua pregação. Com o tempo, conseguiram arregimentar tamanho número de simpatizantes no meio médico, que o doutor Agostinho José de Souza Lima – antirregulamentarista convicto – declarou-se, em 1899, achar-se "em minoria, no grande concerto de opiniões favoráveis àquela prática".

Ao postular a castidade pré-marital, a fidelidade conjugal e o controle do comércio sexual, os argumentos evocados não eram mais apenas de ordem moral. Os dados apresentados pelo doutor Silva Araújo (*Brasil-Médico*, Editorial, 1890 e *Gazeta Médica da Bahia*, Editorial, 1891) eram realmente impressionantes. Metade das crianças que frequentavam o serviço pediátrico da Santa Casa de Misericórdia, sob os cuidados do barão do Lavradio, haviam herdado a sífilis de seus pais. No serviço pediátrico da Policlínica, dirigida pelos doutores Moncorvo e Clemente Ferreira, a porcentagem variava entre 45% e 50% nos anos imediatamente anteriores. No serviço de oftalmologia do doutor Moura Brazil, 20% dos pacientes haviam sido acometidos de afecções sifilíticas no aparelho da visão. No serviço de clínica médica da Policlínica, 4% dos casos foram diagnosticados como sífilis visceral, arterial etc. Na clínica dermatológica dirigida pelo próprio doutor Silva Araújo, a porcentagem de sifilíticos atingiu 45%.

O mais chocante era a assim chamada "infecção inocente", aquela que o marido libertino ia buscar fora de casa para transmitir à esposa e, por extensão, à própria descendência. De fato, a cadeia de transmissão das doenças venéreas era estarrecedora; contra ela, os neorregulamentaristas reivindicaram a solução radical, supostamente instantânea, inadiável: a regulamentação sanitária da prostituição. O doutor Moura Brazil (1890) advertia que nas grandes cidades, bem como no interior dos Estados, "o moço só se julga apto para o casamento quando se acha saturado de sífilis". O conselheiro Caminhoá (1890) não podia aceitar que as mulheres públicas seguissem contaminando seus semelhantes "na mais plena libertinagem", sem que houvesse "um paradeiro que salvaguarde a sociedade moralizada". Sua indignação não se dirigia contra o comércio sexual em si, mas contra o excesso das prostitutas, o fato de elas veicularem a doença, as provocações na via pública. As mulheres que não ofendessem o "pudor público" e parecessem "ter uma ocupação lícita", admoestava J. M. Caminhoá, não deveriam ser perseguidas pela polícia dos costumes.

As pressões em prol da regulamentação teriam enfim surtido efeito em 1888, quando o ministro do Império teria concordado em submeter a prostituição à regulamentação sanitária. O conselheiro Ferreira Vianna dirigiu-se pessoalmente à Academia Imperial de Medicina, solicitando-lhe que fosse nomeada uma comissão para estudar o assunto e indicar as medidas necessárias para preservar a saúde pública e a moral das famílias. A comissão foi eleita com nove membros (Silva Araújo, Carlos Frederico, Soeiro Guarany, Piragibe, Costa Ferraz, Nuno de Andrade, Pereira Guimarães, Martins Costa e o presidente da Academia, Agostinho José de Souza Lima), mas não completou a tarefa, primeiro porque uma profunda dissidência se manifestou em seu interior e, segundo, porque o imperador reiterou sua oposição à medida, o que tornava improfícua qualquer deliberação.

Desse modo, tão logo foi proclamada a República, Silva Araújo julgou oportuno novamente agitar a questão no seio da Academia e apresentou uma tese sobre o assunto, a qual teria despertado grande aprovação entre seus membros. Não obstante, ao final do debate, só foram aprovadas resoluções genéricas, cuja necessidade era reconhecida por todos, como a adoção de um regulamento para o exame de saúde das amas de leite; a inclusão da sifiligrafia nas faculdades como disciplina obrigatória dos cursos de medicina; medidas policiais repressivas dos escândalos provocados por prostitutas e cáftens.

Tendo retornado de uma viagem a Buenos Aires, onde fora conhecer e estudar o sistema de regulamentação da prostituição ali vigente, o doutor Ernani Pinto (1901) apresentou à Seção de Sifiligrafia do IV Congresso Brasileiro de Medicina e Cirurgia, reunido em junho de 1900, um projeto de lei implantando a medida no Brasil. Sob o título "Prescrição de polícia a fim de assegurar a ordem, a moral e a saúde públicas", ele redigiu uma minuta de lei, consagrando a primeira expressão mais formal que a medida obteve no meio médico. Dois anos depois, o senador e médico doutor Lopes Trovão, líder republicano no Senado, levou àquela casa legislativa outro projeto de lei com a mesma finalidade. Ambas as iniciativas não tiveram outra consequência que reacender a polêmica sobre o assunto. Apesar de terem sido abandonados, esses projetos tiveram o mérito de especificar a medida, mostrando em que poderia consistir a regulamentação da prostituição.

O texto apresentado pelo doutor Ernani Pinto era composto por um Preâmbulo e Capítulo 1º definindo os conceitos envolvidos e a gravidade das questões associadas ao meretrício. O Capítulo 2º estipulava os critérios para a inscrição e para o cancelamento da matrícula das mulheres públicas. Os Capítulos 3º e 4º regulamentavam o "livrete sanitário", em que seriam registrados os assentamentos médicos relativos aos exames semanais ordinários a que cada prostituta deveria se submeter, além dos exames extraordinários a que fosse convocada. A mulher deveria manter essa caderneta devidamente atualizada, deixando-a disponível para a consulta de seus clientes. Em caso de doença venérea, o tratamento era compulsório e proceder-se-ia em regime de internação hospitalar ou sanatorial em dispensários especialmente construídos para esse fim. O Capítulo 5º interditava a "provocação ao deboche" nos logradouros públicos, outra tradicional reivindicação de médicos e moralistas, e o Capítulo 6º trazia as disposições gerais e transitórias anexas ao projeto.

A regulamentação da prostituição podia incluir outras medidas altamente polêmicas; todavia, o doutor Ernani Pinto tratou de omitir esses itens em sua minuta, provavelmente para facilitar sua aprovação. Em especial, seu projeto não abordou a proposta de criação do bordel higienizado, uma "casa de tolerância" onde as funções corporais pudessem ser exercitadas com segurança, sem risco de contágio venéreo e sem danos morais. Tampouco tratou da instituição de uma corporação de polícia dos costumes, para fiscalizar o cumprimento desse regulamento, providência reivindicada por vários médicos, que acusavam a polícia comum de não estar preparada para essa atividade.

A reação aos regulamentaristas começou nas últimas décadas do século XIX, quando um amplo espectro social identificou-se com as ideias difundidas pelo "abolicionismo". Segundo Sérgio Carrara (1996), esse movimento teria sido originalmente forjado nos meios protestantes ingleses, congregando em suas fileiras moralistas, religiosos, feministas, anarquistas, socialistas, todos, enfim, que se autodenominavam abolicionistas porque queriam abolir o regulamento sanitário da prostituição. Embora cada um desses segmentos tivesse ideias e propostas acentuadamente diversificadas, eles teriam se unido para reclamar o mesmo objetivo – o fim da prostituição regulamentada. A mesma bandeira comportava tanto os que defendiam uma sexualidade mais livre para homens e para mulheres, como os que desejavam maior controle e repressão mais estrita, mas também igualitária.

Os abolicionistas acusavam a injustiça do regulamento, que só atingia as mulheres, colocando as prostitutas fora do direito comum, ao passo que permitia aos homens – a quem se admitia o exercício sexual fora do casamento – contaminar quantas mulheres conseguissem, sem a menor restrição. Além disso, eles criticavam a ineficácia do regulamento, que aumentava a prostituição clandestina, com a fuga das mulheres à matrícula pública, aos exames compulsórios e à internação sanatorial, o que ajudava a disseminar o mal que a medida pretendia combater.

Sérgio Carrara associou regulamentarismo e abolicionismo a formas mais amplas de intervenção social. Segundo ele, o chamado regulamentarismo parecia atualizar um tipo de intervenção "jurídico-punitiva", cujos procedimentos básicos seriam o estabelecimento de limites para as situações em que o comportamento individual tornava-se perigoso e a punição para quem ultrapassasse esses limites. O abolicionismo, por sua vez, referir-se-ia a um tipo de intervenção "pedagógico-disciplinar" que creditava a solução do problema venéreo ao desenvolvimento, no indivíduo, do senso de responsabilidade e autocontrole. Em vez da coerção, o sistema abolicionista de profilaxia antivenérea procurava apoiar-se sobretudo em técnicas de persuasão, tentando convencer os indivíduos a alterarem seu comportamento e esclarecendo-os sobre os riscos associados ao sexo. Com o tempo, o abolicionismo teria se evidenciado potencialmente mais eficaz no disciplinamento das relações sexuais, conquistando, por isso mesmo, cada vez mais adeptos no meio médico nacional.

Um dos primeiros médicos brasileiros a se pronunciar abolicionista foi o doutor Fernando Francisco Costa Ferraz, em 1890. Para ele, a regulamentação da prostituição, além de incapaz de produzir resultados para a profilaxia da sífilis, seria um verdadeiro atentado à liberdade individual. Antes de transportar do exterior normas "sem o menor valor moral e científico", ele defendia que se concedesse maior liberdade às mulheres contaminadas pela sífilis, recebendo-as nos hospitais como pacientes e não como prisioneiras. Esse seria o sentido que a legislação vinha assumindo em diversos países, onde a regulamentação suscitava um crescente número de adversários convictos. Ao contrário do que acontecia na França, onde se aumentava o rigor das medidas coercitivas, a Inglaterra abolira o *Contagious diseases prevention acts* em 1886, porque o dispositivo legal não produzira resultados favoráveis; os Estados Unidos desconheciam a prostituição regulamentada; na

Itália e na Bélgica a regulamentação estaria seriamente ameaçada; Dinamarca e Holanda já não contavam com o regulamento em algumas de suas principais cidades, aquelas que preservaram o sistema condenado eram justamente as que sofriam maior incremento na incidência da sífilis.

O doutor Costa Ferraz denunciava a regulamentação da prostituição como responsável pela transformação das mulheres em "escravas e *bêtes de somme*", adjetivos empregados por Parent Duchatelet – "o mais fervoroso adepto da regulamentação" na França. Como se isso já não bastasse para condenar o sistema, havia de se considerar outro escândalo forjado no âmbito da prostituição regulamentada: a reabilitação pública da figura do cáften, o empresário do "infame comércio", os proxenetas surgidos das "esterqueiras do vício". Condenados e deportados pelo Império, eles seriam convertidos em auxiliares das autoridades; o sistema de regulamentação tornava-os depositários de um dever social.

O debate no meio médico prolongar-se-ia sem solução por vários anos ainda. De um lado, os abolicionistas não admitiam a intervenção do Estado na área dos costumes, e acusavam seus oponentes de pretenderem associar as autoridades públicas ao rufianismo e ao meretrício. Do outro, os regulamentaristas reclamavam que tão importante assunto, que dizia respeito à vida e à morte de milhares de pessoas, não poderia ser abandonado a um liberalismo extremado, a um *laissez-faire* radical. Afrânio Peixoto, Souza Lima, Theophilo Torres, Públio de Mello, Henrique Autran foram alguns dos médicos de projeção na Academia Nacional de Medicina que reiteraram sua disposição abolicionista nos primórdios do século XX.

A comunidade médica paulista também travou esse debate, nas páginas de sua imprensa especializada. Em 1902, o doutor Francisco Ribeiro Santiago, de São João da Boa Vista, valia-se da *Revista Médica de São Paulo* para lançar seu ataque aos abolicionistas. Irmanada à tuberculose e ao alcoolismo, a sífilis seria o terceiro flagelo a assolar as sociedades modernas – "pior que todas as guerras, que todos os canhões". Embora criticasse a "sifilomania" que parecia ter atingido muitos de seus colegas – que acusavam a patogenia sifilítica em praticamente qualquer manifestação mórbida – o doutor Santiago reconhecia que a doença era muito grave e sua incidência muito elevada, fatores que justificariam plenamente a violação da liberdade individual que os abolicionistas contestavam no projeto de regulamentação da prostituição.

O médico advertia que o perigo social da sífilis seria maior do que se pensava, pois a transmissão não seria exclusivamente venérea; diversas evidências indicavam que a doença poderia ser veiculada pelo uso em comum de copos e talheres, pelo beijo, por cachimbos, roupas e outros contatos, sem contar a infecção hereditária de inocentes. Nesse sentido, a prevenção não poderia ser deixada a cada um, que tentasse evitar se expor à contaminação. Ainda outro ponto reclamaria a intervenção normatizada das autoridades públicas: muitos moços ignoravam a gravidade da doença e o perigo que corriam "no momento em que se atiram ao mundo desconhecido e das surpresas, aos prazeres da carne!". Para protegê-los, seria de grande utilidade que nos colégios e nos liceus, "longe de suas famílias", algumas instruções e conselhos fossem ministrados "aos alunos das classes superiores"; um curso especial de higiene, que decerto seria ouvido com atenção e "muita curiosidade".

O doutor Alberto Seabra (1902) fez a réplica ao artigo do doutor Santiago, elogiando os recursos apresentados para lutar contra a invasão da sífilis; só não podia concordar com o "gigantesco erro administrativo" da regulamentação da prostituição. Para ele, a intervenção do Estado no domínio dos costumes tinha quase sempre efeitos funestos. Não podendo dominar a prostituição, vários países tomaram o partido de considerá-la um mal necessário, procurando restringir suas consequências negativas. Era um erro, pois o regime de polícia dos costumes atacava os efeitos e não as causas da prostituição, contribuindo para ampliar o problema que procurava conter. Em vez de combater a prostituição, o regulamento legitimava-a como ofício sancionado e protegido, associava as autoridades ao crime internacional do lenocínio e tráfico de mulheres; no entanto, essas mesmas autoridades nem sequer conseguiam estender sua vigilância sobre o conjunto das mulheres públicas.

Neorregulamentaristas e abolicionistas: o segundo tempo do debate

Em 1913, estando enfermo e já não podendo comparecer às reuniões da Academia, o doutor Souza Lima enviou carta a seus colegas reafirmando seu posicionamento antirregulamentarista. Aproveitou a ocasião para relembrar o projeto elaborado na virada do século pelo doutor Públio de Mello, visando à profilaxia da sífilis e das moléstias venéreas em geral. De caráter marcadamente abolicionista, o projeto baseava-se num conjunto de medidas: ampla divulgação dos perigos dessas doenças e da necessidade de seu tratamento; criação de enfermarias especiais nos hospitais gerais; criação de postos médicos para tratamento gratuito e educação sanitária; inspeção rigorosa nos corpos do Exército e da Armada; exame obrigatório das amas de leite. Além disso, o doutor Souza Lima voltava a um de seus temas preferidos e propunha que esse programa fosse enriquecido com a adoção do exame médico obrigatório para os candidatos ao casamento, obstando-se o consórcio àqueles que não comprovassem um estado de saúde compatível com os deveres da vida em comum.

O conhecido médico mato-grossense julgara conveniente reafirmar a defesa de suas ideias abolicionistas ante a retomada da discussão, na Academia Nacional de Medicina, sobre a regulamentação da prostituição. O debate fora reaceso pelo doutor Neves Armond, fervoroso adepto do sistema de regulamentação, que viera a público preconizar a influência benéfica e as vantagens de sua implantação. Além dele, o doutor Werneck Machado, um dos principais organizadores da Sociedade Brasileira de Profilaxia Sanitária e Moral e sucessor de Silva Araújo na direção do serviço de dermatologia e sifiligrafia da Policlínica do Rio de Janeiro, publicou, entre 1912 e 1914, diversos artigos afirmando que, apesar de outrora ter perfilhado os princípios abolicionistas, ante "melhores estudos e maior observação", mudara de opinião e passara a aceitar alguma intervenção estatal no controle da prostituição. Todavia, fazia a ressalva de que isso deveria se processar sob moldes mais liberais e humanitários que os adotados pelas leis francesas, legislação sobre a qual ele mantinha sua crítica global.

Essa flexibilização das posições originais indicava a possibilidade de uma solução próxima ao impasse criado pela polêmica. De um lado, os abolicionistas passaram a aceitar e até defender alguma intervenção estatal na área dos costumes, como a obrigatoriedade do exame pré-nupcial e, depois, a criminalização do ato de contágio venéreo. De outro, os regulamentaristas tenderam a reconhecer a ineficácia e a injustiça do rigor excessivo com que se tentara, em outros países, controlar a prostituição. Nos anos seguintes, alguns médicos se pronunciaram sobre a questão, procurando consolidar uma síntese entre as posições. Assim, por exemplo, o doutor José Rodrigues da Costa Doria (1917), reconhecido por sua opção abolicionista, apresentou à Sociedade de Medicina Legal e Criminologia da Bahia uma memória propugnando o equilíbrio entre as ações repressivas e educativas: uma "repressão racional e judiciosa do meretrício" interligada à "educação vigorosa da mulher e do homem". Ao mesmo tempo em que pedia a punição dos "crimes contra a honra das famílias", Rodrigues Doria defendia a melhoria das "condições da vida destituída", pois este seria "o mais poderoso recurso de que a sociedade pode lançar mão contra esse mal".

Enquanto perdurou o equilíbrio de forças entre abolicionistas e regulamentaristas, nenhum programa de maior alcance foi implantado para a profilaxia das doenças venéreas. As primeiras tentativas de mobilização da sociedade civil em torno das campanhas internacionais de combate ao perigo venéreo haviam se revelado infrutíferas. Fundada em 1901, a Sociedade Brasileira de Profilaxia Sanitária e Moral, filiada à Sociedade Internacional de mesmo nome, acabou sendo absorvida em 1907 pela Liga Brasileira contra a Tuberculose, que passava a prestar assistência aos doentes pobres em um dispensário especial para venéreos. Em São Paulo, a Liga Paulista de Profilaxia Moral e Sanitária, fundada em 1906 pelo doutor Cláudio de Souza, com apoio do governo do Estado e da Igreja, também teve vida curta e, em poucos anos, já estava esvaziada. Corroídas pela divergência de ideais entre seus organizadores e destituídas de poder e recursos para implantar medidas mais efetivas, essas associações fracassaram, refletindo os limites impostos, no período, à intervenção social da classe médica.

Se já era restrita a certos limites, a capacidade médica de interferir na esfera legislativa ficava ainda mais debilitada pela dissensão interna da categoria. Mas também se pode concluir que a própria ausência de iniciativas governamentais no campo da profilaxia antivenérea foi um dos fatores que permitiram a manutenção do confronto irresolvido durante tantos anos. Se o debate houvesse se prolongado indefinidamente, talvez os médicos nunca superassem o impasse. Mas, com o tempo, aumentaram as pressões externas cobrando da medicina alguma solução, ainda que paliativa, para um mal sobre o qual os próprios médicos insistiam em destacar as terríveis consequências. Reforçadas pelo fim do imobilismo das autoridades públicas, no que tange à definição de uma política médica e social de profilaxia das doenças venéreas, essas pressões promoveriam, enfim na década de 1920, a superação das intermináveis discussões entre abolicionistas e regulamentaristas.

Em 1920, foi promulgado pelo presidente Epitácio Pessoa o Regulamento Sanitário elaborado sob a direção do doutor Carlos Chagas. Esse dispositivo legal unificou e centralizou os serviços públicos de higiene e profilaxia em um único órgão, o Departamento Nacional de Saúde Pública, uma espécie de protótipo do Ministério da Saúde na organização sanitária da época. No âmbito desse departamento, foi criada a Inspetoria de Profilaxia da Lepra e das Doenças Venéreas, seção com o encargo da fiscalização dos serviços a ela relacionados e o estabelecimento de orientação técnica a ser seguida em todo o território nacional. O incomum parentesco nosológico entre lepra e doenças venéreas era usual no período, pois essas afecções eram tratadas no campo mais abrangente da dermatologia sanitária.

Desse modo, o tratamento gratuito dos doentes venéreos passava a ser considerado um dever do Estado para com os cidadãos, independente da forma como eles se contaminaram e sem qualquer conotação punitiva por virtuais infrações morais. No Distrito Federal e no território do Acre, a Inspetoria proveria e fiscalizaria diretamente os estabelecimentos que prestassem serviços diagnósticos e terapêuticos; nos Estados, essas atribuições seriam encargo de comissões especificamente nomeadas pelo Departamento Nacional de Saúde Pública, em acordo com as administrações locais.

Além disso, a Inspetoria incumbia-se de uma verdadeira vigilância epidemiológica das doenças venéreas, com a adoção dos seguintes procedimentos: notificação plena, confidencial ou condicional dessas moléstias; assistência direta aos indivíduos recolhidos às prisões ou asilos; ações em comum com o Exército, a Marinha, o Corpo de Bombeiros, as Polícias Estaduais e as Corporações de Marinha Mercante, para o controle sanitário das guarnições e dos portos.

O principal mentor da primeira legislação brasileira voltada às doenças venéreas foi o doutor Eduardo Rabello (1916, 1922a e b), lente de Dermatologia da Faculdade de Medicina do Rio de Janeiro e presidente da Sociedade Brasileira de Dermatologia e Sifiligrafia. Seu plano profilático, conforme expôs no I Congresso Nacional dos Práticos, realizado em 1922, deveria ser aplicado em duas fases. A primeira etapa teria sido deflagrada pela campanha de educação e propaganda antivenérea, base de sustentação de todo o programa, e pela universalização da assistência médica aos doentes venéreos em estabelecimentos controlados pelo Estado. Tão logo estivesse provido a contento o tratamento dos infectados, tão logo a educação higiênica tivesse feito o público compreender e aceitar a necessidade de medidas mais incisivas, poder-se-ia, então, aplicar a segunda etapa do regimento sanitário: punição de quem transmitisse essas doenças; obrigação dos contagiantes submeterem-se ao tratamento; leis de saneamento do casamento; repressão a charlatães e curandeiros que atuassem no campo das doenças venéreas; regime de notificação compulsória.

Eduardo Rabello acreditava ser possível erradicar as doenças venéreas por meio da educação, convencendo o público a utilizar os recursos disponíveis de desinfecção, como pomadas antissépticas após as relações sexuais que envolvessem risco de contágio, e por meio do tratamento imediato daqueles que se tivessem deixado contaminar. Embora estivesse, desde um período anterior, vinculado ao abolicionismo, o doutor Rabello e seus auxiliares conseguiram reunir um apoio quase unânime, pois a proposta de criminalização do ato de contágio venéreo parecia, aos médicos de preferências neorregulamentaristas, um interessante meio de intervenção estatal na prostituição. Essa medida só foi implantada em

1940, na nova edição do Código Penal, no Artigo 130, que previa prisão de três a 12 meses, ou multa, para quem transmitisse moléstia venérea "que sabe ou deve saber" que está contaminado. Caso se comprovasse que o contágio fora intencional, a pena seria ampliada para reclusão de um a quatro anos e multa. Em qualquer caso, a promotoria só intercederia, dando início à ação, mediante representação da vítima. Quanto ao exame médico pré-nupcial, outro motivo de muita polêmica entre os médicos, nunca se conseguiu instituir a obrigatoriedade da medida.

O doutor Eduardo Rabello esteve à frente da Inspetoria de Profilaxia da Lepra e das Doenças Venéreas até 1926, quando Oscar da Silva Araújo substituiu-o na direção da entidade. Em 1934, a Inspetoria foi extinta, por ocasião de uma reforma geral do Departamento Nacional de Saúde Pública. Durante os anos de sua vigência, no entanto, aquele órgão logrou estabelecer uma política de controle das doenças venéreas com o mesmo estatuto das demais moléstias infecciosas. O diagnóstico precoce e o tratamento universal, de um lado, a vigilância epidemiológica ativa e a educação sanitária, de outro, foram a base de uma atuação que bem poderia ser caracterizada como abolicionista, mas que não desagradou aos médicos que outrora defenderam a regulamentação da prostituição. Além da perspectiva de penalização do contágio venéreo, os serviços desempenhados por visitadoras sanitárias, que localizavam as pessoas contaminadas, convencendo-as a se tratarem, garantiram um patamar mínimo de satisfação aos neorregulamentaristas.

Quanto à qualidade da educação sexual que se começou a discutir no período, bem se poderia acusá-la de discriminatória, pois estava especificamente voltada para o homem. Projetada para ser desenvolvida primeiro nas Faculdades de Medicina, depois nos estabelecimentos de ensino secundário e normal, a educação sexual procurava desmistificar a abordagem dessas questões nas famílias e nas escolas, orientando-as sobre as vantagens da abstinência extraconjugal. Criticava-se como fator de estímulo à prostituição a noção comum de que o instinto sexual no homem precisaria ser exercitado desde a adolescência, para o adequado amadurecimento das glândulas e da saúde. Criticavam-se, igualmente, as concepções que atribuíam a incontinência libidinosa às influências biológicas do clima tropical. Apesar dessa pregação, reconhecia-se a dificuldade em manter casta a sociedade; portanto, a educação sexual previa o ensino de como empregar os métodos de desinfecção disponíveis, pomadas e lavagens, que melhor se adequavam à anatomia masculina.

Ampliando os limites das primeiras discussões e projetos de educação sexual, vinham do exterior – e eram difundidos pela imprensa médica – informações, propostas e programas mais igualitários. A *Folha Médica*, periódico fluminense de perfil menos conservador, reproduziu conferências ministradas em 1922 por médicos uruguaios (Luisi, 1922 e Tavioso, 1922) sobre o tema do ensino sexual, dando um relevo especial para o problema da educação da prostituta. Um levantamento efetuado entre as prostitutas de Manilla, nas Ilhas Filipinas, e reproduzido pelo *Brasil--Médico* (Editorial, 1923), revelava sua intensa necessidade de instrução. Das mulheres pesquisadas, 39% eram analfabetas, 27% liam mal, sem escrever, e 26% haviam sido alfabetizadas sem escolaridade. Apenas 8% haviam recebido instrução primária institucional por pelo menos um ano; 90% eram órfãs, 48% de pai e mãe. As condições do lar eram boas para apenas 3% delas, sofríveis para 29%, más para 47% e péssimas para 21%. Só 21% não estavam, no momento pesquisado, com sífilis ou gonorreia.

Aparentemente, os países que experimentaram o regime de prostituição regulamentada foram os primeiros a propagar programas de educação sexual em moldes mais liberais. Na Argentina, já em 1910, a Sociedade de Higiene Pública de Buenos Aires formulara um voto para que a instrução sexual fosse incluída nas disciplinas de Higiene e de Ciências da Educação, ministradas nos colégios, liceus, escolas normais e faculdades. Além das enfermidades venéreas, sua transmissão e consequências, a "questão sexual" deveria atacar "o câncer social da paternidade indigna desse nome", o problema da mãe solteira e dos filhos enjeitados:

> Fazendo um chamado à poderosa inteligência prática do homem, estudar-se-ão os melhores meios para suprimir as taras sociais, os atentados à lei natural, mal chamados "males necessários": a prostituição e seu derivado, a sifilização da raça humana. Despertando o

orgulho de viver, tão natural na juventude, far-se-á sentir quanta miséria, quanta degradação, quanta animalidade se encerra no cumprimento do prazer. Educando-se a vontade, a psicologia demonstrará que o apetite sexual não é incoercível; que o domínio de si mesmo é a base da saúde; que não há fatalismo no amor; que a irresponsabilidade do homem ou da mulher tem um só nome: covardia. (Camaña, 1910)

CASAMENTO

Urge, pois, senhores, retocar a lei do casamento civil para evitar que a degenerescência se generalize na raça brasileira. (Coutinho, 1909)

Como escolher uma boa esposa: com este título, um renomado médico paulista – o doutor Renato Kehl, um dos principais apóstolos da eugenia – lançou um livro, em 1925, como complemento ao seu volume anterior, rapidamente esgotado, chamado *Como escolher um bom marido*. Em ambas as edições, ele lembrava aos jovens que "não somos senão efêmeros depositários de um legado eterno" – a vida, a saúde, a beleza –, que temos "o dever de transmiti-lo, íntegro, aos descendentes". Otimamente recebido pela imprensa, seus livros expunham as bases de um amor "civilizado", ensinavam "cautelas providenciais" aos nubentes, discutiam a parte prática do "problema matrimonial" e admoestavam os leitores para "a escolha de um bom partido".

Sobre esses assuntos, os médicos certamente tinham muito a falar; o casamento foi, sem dúvida, tema de mais um vasto campo de interseção entre a medicina e a moral.

Acompanhemos as questões sobre as quais os médicos mais se preocuparam em discutir, em posicionar-se publicamente, em difundir seus ideais: as vantagens do casamento sobre a vida celibatária; os prós e contras dos casamentos entre parentes; a polêmica sobre a implantação do exame médico pré-nupcial obrigatório.

As benesses da nupcialidade

Em 1868, a *Gazeta Médica da Bahia* divulgava em editorial o levantamento de um médico britânico, que apunha o argumento irresistível da estatística para demonstrar a influência benéfica do casamento sobre a duração da vida humana. O doutor Stark mostrara que, em todas as faixas etárias, e especialmente de vinte a 25 anos, os coeficientes de mortalidade entre os homens solteiros eram mais elevados que entre os casados. A esperança de vida dos casados seria de 59 anos e meio; para os solteiros, apenas quarenta anos. Metade dos solteiros morriam antes dos trinta anos; mais da metade dos casados passavam dos sessenta. Para as mulheres, as diferenças seriam menos expressivas, mas também indicariam vantagens para as casadas. Todavia, o estudo demarcava duas importantes exceções: as faixas etárias de 15 a trinta anos, período que concentrava a fase mais propícia à reprodução, e a de quarenta a cinquenta anos, "momento da menopausa", registravam maior mortalidade para as mulheres casadas.

Estudos análogos foram efetuados em São Paulo, no começo do século, pelo doutor Rubião Meira (1906 e 1907). Os levantamentos de demografia sanitária na cidade revelaram coeficientes de mortalidade excepcionalmente mais elevados para os solteiros que para os casados. O médico, no entanto, ponderava que grande parte dessa disparidade seria em razão dos elevados índices de mortalidade infantil, pois os dados não correlacionavam o estado conjugal à faixa etária. Mesmo assim, ele não deixava de sublinhar as vantagens da nupcialidade, afirmando que o alto número de casamentos atestaria "a moralidade e os bons costumes" de um povo. Para pôr números atrás das palavras, o doutor Rubião Meira comparava o coeficiente de casamentos em São Paulo, por mil habitantes, no ano de 1905 – 5,9 –, com os de outras cidades em melhor situação financeira: Londres – 8,45; Nova York – 10,60; Paris – 9,92; Berlim – 11,03; Viena – 9,03; Buenos Aires – 8,35; Madri – 7,20; Montevidéu – 6,03. O índice paulista, entretanto, seria elevado para o padrão brasileiro da época, cujo virtual atraso far-se-ia sentir nos baixos coeficientes de várias capitais e no grande número de uniões não oficiais ou apenas ratificadas pelo ritual religioso: Porto Alegre (1904) – 3,6; Manaus (1903) – 4,1; Recife (1904) – 2,8; Salvador (1904) – 1,4 e até Rio de Janeiro (1905) – 3,6.

Em Recife, o doutor Octávio de Freitas (1905) também procurava "patentear as vantagens do casamento sobre o celibatarismo", embora dispusesse de poucos dados e recursos estatísticos. Ainda assim, sua análise numérica pôde apontar índices de mortalidade significativamente mais elevados para os solteiros que para os casados, em ambos os sexos. Segundo ele, o casamento prolongaria a existência, tornando-a mais regular, mais sadia e menos exposta a perigos de toda espécie.

A imprensa médica nacional estampou vários outros levantamentos efetuados no período, com a mesma finalidade. Esses estudos haviam sido inspirados por Jacques Bertillon, médico-legista francês (homônimo de Alphonse Bertillon, o responsável por um dos sistemas de identificação pessoal mais empregados no início do século), defensor extremado do casamento, que escrevera um livro estabelecendo as bases técnicas para a análise da inserção do casamento, em seus diversos aspectos, na demografia sanitária. Bertillon postulava que o casamento influía beneficamente sobre o físico e o moral do indivíduo, estendendo sua ação salutar à própria sociedade. Esse ponto de vista foi partilhado pelos médicos brasileiros que seguiram sua orientação metodológica.

Dentre as alocuções no meio médico nacional apregoando as vantagens do matrimônio, destacamos ainda a lição proferida na Faculdade de Medicina de São Paulo, em 1929, por Flamínio Fávero, sucessor de Oscar Freire na cátedra de Medicina Legal. Após acusar como injusto o preconceito que ainda existia contra os médicos solteiros, sobretudo em cidades pequenas, o médico paulista relacionava as vantagens pessoais e profissionais auferidas pelo médico que se casasse:

> Note-se que, inevitavelmente, o médico casado, pai de família, apura melhor, no seu próprio lar, o sentimento de amor ao próximo e de solidariedade humana, avaliando, mais ao vivo, o amargor de uma lágrima que um sofrimento físico ou moral faz brotar. Além disso, a qualidade de casado dá mais estabilidade ao médico, estimula nele maior capacidade de trabalho, aumenta-lhe a eficiência social. Também cria, para o médico, uma sociedade e um ambiente de que muitas vezes ele necessita para suavizar os pesares que a dor alheia lhe acarreta. (Fávero, 1929)

Casamentos consanguíneos

No dia 8 de fevereiro de 1883, o doutor A. Ricaldi da Rocha Castro, titular de uma pequena clínica na vila de Porto Seguro, na

Bahia, foi chamado às três horas da madrugada pelo doutor F., para socorrer sua mulher, que sofria as dores do parto. A jovem, de 19 anos, primípara, estava bastante impressionada; o volume de seu ventre era extraordinariamente grande, a ponto de a parteira que a assistia julgar serem dois fetos. Ao exame obstétrico, o doutor Rocha Castro logo pressentiu a dificuldade do caso. A criança estava viva, mas os batimentos cardíacos eram quase imperceptíveis; as contrações uterinas fracas e pouco frequentes, o colo em começo de dilatação. Médico novato, sem os instrumentos necessários e sem ter a quem recorrer, ele resolveu esperar. Animou a família, deixou-lhe alguns conselhos e retirou-se apreensivo.

Retornou ao final da tarde, encontrando a criança já morta e a mãe em estado de prostração. Cessadas as contrações, o colo uterino estava completamente dilatado. A bolsa já havia se rompido e o líquido amniótico escoado. O doutor Rocha Castro identificou a hidrocefalia fetal que obstara o parto e não retardou o procedimento cirúrgico. Praticou a craniectomia com um bisturi forte, reduziu e esmagou os ossos com cautela e dificuldade. Após duas horas, conseguiu, afinal, retirar a criança, sem lesão alguma "das partes maternas". Sobreveio a "febre puerperal", a "metrite", a "parada de lóquios" por um ou dois dias e a "incontinência de urinas". Mas ele combateu esses "acidentes" com os recursos disponíveis, deixando a paciente completamente restabelecida no prazo de um mês.

O traumático caso clínico talvez nem fosse relatado à imprensa médica, caso o doutor Rocha Castro não houvesse identificado aquele que seria o fator seguro de sua etiologia e pretendesse, divulgando a informação, evitar que o mal se repetisse. A seu ver, o problema residia na consanguinidade dos cônjuges – o marido era tio da esposa: "A Igreja, foco das grandes verdades, não é debalde que reprova os casamentos entre consanguíneos, e a ciência médica, baseada na observação constante dos fatos, repele-os; e nem se pode neste caso apelar para a incapacidade física dos pais, visto que ambos são moços, robustos e gozam de saúde vigorosa" (Castro, 1883).

Cerca de 15 anos antes, no dia 11 de março de 1867, o tema havia servido de objeto a uma memória apresentada à Academia

Imperial de Medicina por seu Secretário Geral, o doutor Luiz Vicente De-Simoni. Nascido na Itália, o doutor De-Simoni chegara ao Brasil em 1817, onde conquistou grande reconhecimento no meio médico nacional tendo inclusive participado, em 1829, da fundação da Sociedade de Medicina do Rio de Janeiro, embrião da futura Academia Imperial. Para aquela preleção, ele reunira vasta bibliografia internacional, mormente francesa, para reforçar sua advertência a respeito da inconveniência dos casamentos entre parentes.

Diversas observações comprovariam sua tese. Na Carolina do Sul, Estados Unidos, onde irlandeses católicos casavam-se entre parentes, o doutor Nott registrara um número considerável de "idiotas" e "enfezados". Viajantes que passaram pelo Cabo da Boa Esperança teriam afirmado que os colonos holandeses ali segregados, obrigados aos enlaces consanguíneos pela escassez de pessoas, teriam gerado grande quantidade de "idiotas" e "surdos-mudos". Judeus da Europa, continuava o doutor De-Simoni, sobretudo os da classe rica, teriam o péssimo hábito de se casarem com parentes, para não dispersar a fortuna; como resultado, teriam sido gerados inúmeros "vesgos", "gagos", "idiotas" e "loucos de toda a sorte". No Brasil, o quadro contristador seria oferecido por Goiás, província que não se beneficiava do influxo de imigrantes, por estar cercada por centenas de léguas de sertão. Sem renovar o sangue pela diversidade, as doenças campeavam às soltas e a insalubridade era geral: aneurismas, lepra, tísica, pneumonia, febres paludosas, bócio, raquitismo, sífilis etc.

Evolucionista, o doutor De-Simoni associava o casamento entre parentes aos primórdios da civilização e aplaudia as condenações religiosas às relações incestuosas, consagradas pelo Pentateuco, pelo Alcorão e por diversos concílios católicos. Uma vez diagnosticado o mal, em toda sua extensão, a terapêutica era irretorquível – a interdição legal das uniões consanguíneas – e o doutor De-Simoni não hesitou em prescrever a instituição em lei do preceito moral:

> Hoje é a sociedade que deve levantar-se contra as violações dos preceitos da igreja e da religião. Do desrespeito para com as leis do parentesco, as da decência e as da honestidade, procedem frutos im-

perfeitos de uma geração que não foi cruzada. A pobre criancinha nasce, desde logo condenada a não gozar das mesmas faculdades, dos mesmos sentidos que adornam as outras criaturas: cega ou surda, esses são os menores defeitos, quando a eles não se junta a mudez. E às vezes, e na maior parte dos casos enxergam a luz difusa, mas falta-lhes a luz da razão, essa que um dia lhes deveria servir de arrimo nas tempestades da vida. E então em lugar da criatura aí vem um autômato, cujo instinto se encaminha para um ponto – a destruição. E a raiva parece existir encarnada em seu coração, despedaça o que encontra, vigia-se para exercer a crueldade, como se a natureza quisesse por esse meio aumentar o remorso de seus progenitores. E cresce e se desenvolve não raro para acabar seus dias entre quatro paredes de um quarto no hospital dos loucos, onde se podem ir ver os aflitivos quadros que na máxima parte oferecem os casamentos consanguíneos. (De-Simoni, 1873)

Já em 1862, a *Gazeta Médica do Rio de Janeiro* traduzira um artigo francês, no qual o doutor Boudin apresentava estatísticas bastante detalhadas sobre os perigos das alianças consanguíneas. Segundo ele, a probabilidade de procriar uma criança surda-muda seria 18 vezes maior nos casamentos entre "primos-irmãos" que nos casamentos ordinários; 37 vezes maior nos casamentos entre tios e sobrinhas; setenta vezes maior nos casamentos entre sobrinhos e tias. Além disso, os enlaces consanguíneos poderiam favorecer o abortamento e a infecundidade dos cônjuges, o albinismo e a alienação mental dos filhos, dentre outros males.

Em resposta a esse estudo, o doutor Morris, de Washington, levantou dados – sempre às vistas dos leitores da *Gazeta Médica do Rio de Janeiro* – sobre o número de crianças com má constituição congênita, chegando a porcentagens realmente impressionantes: 67,2% dos filhos de primos em primeiro grau teriam nascido mal constituídos; 42,5% dos filhos de primos em segundo grau; 40,8% para primos em terceiro grau; 86,4% para pais duplamente primos; 65,7% para primos provenientes de primos; 81,1% para tios e tias com sobrinhas e sobrinhos; 96,1% para uniões incestuosas. Termo médio: 61,7%.

Não foi, portanto, sem base em dados clínicos, que o doutor De-Simoni conclamava os homens de ciência para uma cruzada de esclarecimento da opinião pública, de educação popular, em prol da "reprovação universal à consanguinidade no himeneu". Mais que o esclarecimento, seria preciso instituir na forma de lei aquilo que a fisiologia já teria revelado sobre a natureza humana:

> Que a nossa legislação aproveite os preceitos da igreja católica. E que a lei, sem receio de afetar a mais bela conquista da civilização moderna, a liberdade individual, harmonizando neste ponto a parte civil com a religiosa, a sanção com a doutrina, garanta a felicidade do povo e regenere em duas gerações a vida do país e os braços da nação. O interesse da pátria, os da família e os da humanidade exigem imperiosamente que se escreva no código civil a proibição da consanguinidade como impedimento nos laços do consórcio ... À medicina fique a glória de ter concorrido com a maior parte na obra coletiva pela qual o gênero humano trabalha ao seu aperfeiçoamento ... O obscuro autor não procura alcançar um triunfo literário, mas o triunfo próximo de uma reforma social. (De-Simoni, 1873)

Anos depois, uma situação radicalmente diferente opunha a medicina à lei. A proibição do casamento entre parentes até o terceiro grau (tios e sobrinhas, sobrinhos e tias) estava exarada no Código Civil Brasileiro, pelos Artigos 183 e 207:

> Art. 183 – Não podem casar:
> I. Os ascendentes com os descendentes, seja o parentesco legítimo ou ilegítimo, natural ou civil.
> II. Os afins em linha reta, seja o vínculo legítimo ou ilegítimo ...
> IV. Os irmãos, legítimos ou ilegítimos, germanos ou não e os colaterais, legítimos ou ilegítimos, até o terceiro grau inclusive ...
> Art.207 – É nulo e de nenhum efeito, quanto aos contraentes e aos filhos, o casamento contraído com infração de qualquer dos n[os] I a VIII do Art. 183. (1916)

Embora persistissem opiniões favoráveis à interdição, a polêmica na classe médica parecia tender à conclusão oposta. Conquanto não questionassem a fidedignidade das estatísticas condenando os casamentos consanguíneos, os médicos ponderavam que esses dados não teriam o valor que se lhes atribuía, pois tratava-se de observações isoladas, feitas apenas entre grupos isolados, sem cotejá-los com os casamentos ordinários do mesmo contexto e, sobretudo, sem avaliações da sanidade pré-nupcial. Apesar de partidário da proibição religiosa e legal, Clodoaldo de Magalhães Avelino, em sua dissertação de graduação pela Faculdade de Medicina da Bahia, em 1924, coligiu registros médicos feitos na Europa, acompanhando a descendência de inúmeros casamentos consanguíneos que não apresentaram nenhum dos fatores de morbidade esperados.

Em trabalho apresentado à Academia Paulista de Medicina em 1919, o doutor Campos Seabra teceu uma série de considerações contrárias ao Código Civil Brasileiro, neste ponto. No mesmo ano, o doutor Alfredo Nascimento comunicou parecer análogo à Academia Nacional de Medicina, em sua sessão de 20 de novembro. Apregoando as mesmas premissas, Gonçalo Moniz, professor catedrático da Faculdade de Medicina da Bahia, apresentou ao I Congresso Brasileiro de Proteção à Infância, realizado em 1922, uma extensa memória sobre o tema, a qual foi depois convertida em livro. Todos os três professavam publicamente os princípios da eugenia, teoria e prática da higidez racial, e combatiam a interpretação dessa filosofia que via nas uniões consanguíneas um perigo para a prole, uma fermentação para as "taras adormecidas de um povo", a exaltação de seus contingentes mórbidos latentes.

Ao contrário, afirmavam não existir fundamento biológico, médico ou higiênico para a proibição do casamento entre parentes do terceiro grau. Para o doutor Gonçalo Moniz, o estudo acurado e a exata interpretação das observações relativas não só ao homem, mas também aos animais, conduziria à conclusão de que não se pode considerar a consanguinidade como causa de degeneração, moléstias ou deformidades nos descendentes. Em se tratando de indivíduos saudáveis, os casamentos entre parentes seriam até recomendáveis, pois assegurariam aos filhos a herança convergente de bons predicados corporais e mentais.

Também restringindo sua análise aos aspectos médicos da "proibição infundada", Alfredo Nascimento chegava a concluir pela superioridade biológica dos filhos de colaterais:

> Da inferioridade dos mestiços, da infecundidade e da inviabilidade dos híbridos decorre a recíproca da superioridade biológica e étnica da homogeneidade dos fatores, trazendo ao produto, não tendências divergentes na evolução embriogênica, mas, antes, reforços à resultante pela convergência das componentes (Nascimento, 1919)

Quem mais se deteve sobre os aspectos jurídicos envolvidos na questão foi Campos Seabra, que acusava o Artigo 183 do Código Civil de atentatório à liberdade de consciência. Ao contrariar o livre-arbítrio, o Estado estaria fomentando a infelicidade dos filhos ilegítimos e dos pais obrigados ao concubinato e aos amores clandestinos.

Ao definir a interdição das uniões consanguíneas, a legislação estivera aplicada a uma proposição de economia política, não a uma preocupação sanitária. Em diversos parágrafos e artigos, o Código Civil procurava evitar o casamento por interesses, como entre tutor e tutelada, curador e curatelada, juiz ou escrivão e órfã ou viúva. Também no caso em questão, envolvendo os colaterais, o que se visava era evitar as transações no matrimônio, uma vez que os parentes seriam aqueles que melhor conhecem a real situação financeira de um indivíduo. Além disso, Campos Seabra acusava que, sendo a concentração da fortuna em poucas mãos uma das causas do pauperismo global, a proibição teria o atrativo, para os juristas, de convergir para o combate da miséria pública.

De fato, o Código Civil de 1916 não se teria pautado por uma preocupação eugênica; seria ilusório supor que a interdição houvesse sido imposta pela categoria médica. A "proteção da raça" teria exigido considerar, não o grau de parentesco, mas o estado físico e a saúde dos candidatos ao casamento. Como compatibilizar eugenia e consentimento ao casamento de tuberculosos, alcoólatras, portadores de sífilis? O doutor Campos Seabra considerava o dispositivo legal um verdadeiro retrocesso, uma vez que a lei anterior, de 24 de janeiro de 1890, tinha um artigo facultando a exigência aos nubentes da certidão de vacina, exame e atestado médico. Além disso, o projeto esboçado em 1900 por Clóvis Bevilacqua impedia categoricamente o casamento entre indivíduos portadores de moléstias transmissíveis por contágio ou por herança.

Com o questionamento sobre o efeito sanitário da interdição dos casamentos consanguíneos, foi levantada no Senado uma proposta para sua revogação, especificamente no que tange aos parentes de terceiro grau. O assunto despertou grande interesse, sendo amplamente debatido na imprensa diária, nas corporações profissionais e científicas, como o Instituto da Ordem dos Advogados, a

Academia Nacional de Medicina e a Sociedade de Medicina e Cirurgia do Rio de Janeiro. Até o cardeal Arcoverde, arcebispo do Rio de Janeiro, teria se dirigido ao poder legislativo, apoiando a supressão da interdição no Código Civil. Não obstante, a Sociedade Eugênica de São Paulo reiterou várias vezes, no período, o seu apreço à "sábia" proibição.

A solução encontrada foi tardia e conseguiu desagradar tanto aos críticos como aos partidários da proibição. Só em 1941, o Decreto-Lei n.3.200, de 19 de abril, tornou toleráveis perante a lei os casamentos entre tios e sobrinhos, com a ressalva de que fossem aprovados em exame médico pré-nupcial. Aqueles que prefeririam ver simplesmente suprimido do Código Civil o parágrafo relativo à proibição não se satisfizeram com a emenda, acusando-a de insinuar a imoralidade de um delito nos matrimônios ainda assim vedados pela lei. Todavia, a prescrição do exame médico pré-nupcial obrigatório, ainda que restrito a essas circunstâncias, foi saudada como experiência oportuna e intervenção positiva da eugenia na realização do casamento.

Exame médico pré-nupcial

No início de 1909, o I Congresso Médico de Pernambuco discutiu, entre vários outros temas, aquele que na definição do doutor Arthur Orlando seria "talvez o capítulo mais importante do Direito Sanitário ou da Higiene Jurídica": o casamento. Segundo ele, a biologia estaria reclamando uma imediata reforma no Código Civil, para impedir a perpetração de "crimes monstruosos que se solenizam com flores e harmonias". A fisiologia estaria protestando contra as dores e os sofrimentos que se infligem à espécie humana, esquecidos, sem se fazerem notar na "embriaguez da festa". A medicina, enfim, não poderia aceitar as uniões entre pessoas com "moléstias ou vício de organização, físicos ou morais, que se transmitem hereditariamente".

O médico pernambucano lembrava que o casamento era instituição destinada a regular não o amor, o que seria um contrassenso, mas a integridade da família. Nesse sentido, o atestado médico afirmando a sanidade dos nubentes deveria ser considerado tão essencial para a consumação do matrimônio quanto o consentimento das partes:

> Para o seguro de vida não se exige o exame médico? Que é de admirar que para o seguro da família seja imposta a mesma exigência por um artigo de lei? Lembremo-nos de que para o casamento religioso o padre exige o bilhete de confissão; e por que para o casamento civil o juiz não há de exigir o atestado médico? (Orlando, 1909)

No mesmo certame científico, o doutor Oscar Coutinho levantara a questão: "tem a sociedade o direito de opor-se ao casamento de um indivíduo, portador de uma moléstia transmissível à esposa e à prole?". Concluía que sim, colocando-se ao lado de médicos famosos, como Morache, Casalis, Fouquier, Jullien, e dos legisladores americanos, que haviam interditado o casamento, no Estado de Dakota do Norte, aos loucos, alcoólatras e tuberculosos, e no Estado de Michigan, também aos sifilíticos e blenorrágicos não curados.

Em sua exposição, ele antecipou os principais argumentos contrários à adoção de medida legal com esse intuito: primeiro, havia os que consideravam a apresentação obrigatória do atestado médico para se habilitar ao casamento uma medida discriminatória e atentatória à liberdade individual; segundo, lembrava-se de que, ao vedar a alguns o enlace com reconhecimento civil, a medida promoveria as alianças conjugais não oficiais e a paternidade ilegítima. Contra o primeiro argumento, o médico ponderava que crueldade ainda maior seria permitir tais uniões e todos os males que delas poderiam advir. Contra o segundo, argumento que considerava pessimista, ele apelava para uma disposição penal rigorosa, que inibisse as infrações à lei, punindo-as exemplarmente.

Concluída a leitura, sucedeu-se uma conturbada sessão de debates. O doutor Lins e Silva tomou a palavra para, após os elogios preliminares e protocolares ao trabalho que acabara de ouvir, contrapor-se às conclusões ali firmadas. Repetidas vezes interrompido por pedidos de aparte e por gritos de "apoiado!" e "não apoiado!", igualmente registrados no livro de atas do evento, o debatedor tentou explicar que o casamento não se limitava às suas funções reprodutivas e que, contra a procriação ilegítima, a proibição legal de nada valeria. Concluiu asseverando que "a melhoria da raça" deveria ser fruto da instrução e que a sociedade não tinha o direito de obrigar alguém a viver solteiro, assim como não podia regulamentar o ostracismo sexual da vida celibatária. Ao médico caberia apenas, "por amor aos princípios que nobremente defende", expor aos interessados os perigos de um casamento entre portadores de estados patológicos, guardando, ademais, o sigilo que a deontologia lhe impõe.

Em sua tréplica, não menos tumultuada, o doutor Oscar Coutinho procurou demonstrar a incoerência do regulamento civil do matrimônio. Por um lado, a ignorância de moléstia incurável ou transmissível por contágio ou herança era estipulada como "erro essencial" de um cônjuge a respeito da pessoa do outro, e portanto motivo de anulação do casamento. Por outro, tuberculosos e sifilíticos casavam-se "todos os dias", sem que a lei obstasse essas uniões, ainda que, em seguida, viesse a decretá-las anuladas:

> quem poderá chamar justa a lei do casamento civil que, não decretando a proibição, nem buscando impedir tais casamentos por meio algum, estatui, entretanto, a nulidade por um crime ou culpa que nem ela mesma catalogou? E nessa hipótese, que consequências poderão advir, Srs. congressistas, por semelhante falha em nossa legislação? Uma infeliz mulher divorciada, regressando ao lar paterno e levando no seio o germe de um ser de antemão votado à dor e à miséria física. Se esse resultado não é mais frequente, é porque de fato, campeia a ignorância do recurso legal, anulatório do casamento. (Coutinho, 1909)

Os legisladores brasileiros teriam sido de tal modo imprevidentes, a ponto de cultivar "duplo mau fruto": a expansão das moléstias evitáveis e a desorganização das famílias que tiveram seu casamento anulado. O doutor Coutinho não se esqueceu de outra fonte de motivação para o retoque na legislação: o exame médico pré-nupcial obrigatório evitaria que se casassem indivíduos portadores de incapacidade genitais para o amor ou para a reprodução, o que também era fator de anulação dos casamentos. Para concluir, evocou um argumento de grande poder de persuasão: que pai consentiria com o casamento de sua filha, se soubesse que o pretendente estivesse contaminado por terríveis enfermidades, as quais certamente seriam transmitidas à esposa? A implantação do exame médico pré-nupcial obrigatório era uma antiga reivindicação da categoria médica. Já em 1892, quando a Academia Nacional de Medicina discutia a profilaxia da tuberculose, o doutor Agostinho José de Souza Lima (1913) proclamava a necessidade da medida. Naquela ocasião, apontavam-se os diversos motivos da devastação provocada pela moléstia: a não aplicação das técnicas de desinfecção e isolamento domiciliar reclamadas pela natureza microbiana da tuberculose; a falta de controle sobre as "amas de leite mercenárias"; o mau hábito de partilhar copos nos jardins públicos, trens e barcas; até a falta de higiene da água usada nos rituais de batismo fora lembrada. A questão que mais polêmica suscitou, pois envolvia interesses econômicos mais poderosos, era a transmissão do bacilo do animal ao homem, via leite de vaca não devidamente esterilizado. A proposição do impedimento matrimonial para os infectados pela tuberculose reconhecia no convívio conjugal outro importante fator de disseminação da moléstia. Confirmando essa apreensão, os doutores Victor Godinho e Guilherme Álvaro (1899), em extensa memória sobre o assunto, dirigida à *Revista Médica de São Paulo*, deixaram patente o fato de que a tuberculose poderia ser transmitida "através do coito".

Em 1902, o doutor Souza Lima voltou ao assunto do exame obrigatório, quando a Academia de Medicina discutia a profilaxia da sífilis. No mesmo ano, o doutor Campos Seabra (*Gazeta Clínica*, Editorial, 1903) graduava-se na Faculdade de Medicina do Rio de Janeiro, defendendo tese intitulada "Motivos de impedimento e de nulidade ao casamento e motivos de divórcio". O jovem médico apelava para a "necessidade inadiável" da imposição obrigatória do exame médico pré-nupcial. Como convite facultativo, ele esclarecia, a medida deveria ser desprezada por todos, pois a exceção seria "deveras odiosa" e daria lugar a uma "suspeição vexatória". No entanto, como lei a que todos devem se submeter, o exame seria aceito com naturalidade e executado como procedimento de rotina.

Vários outros médicos pronunciaram-se favoráveis ao exame obrigatório nos anos seguintes, motivados pelo exemplo de Estados americanos que adotaram a iniciativa ou pelo pronunciamento de personalidades médicas de outros países. Souza Lima, Amâncio de Carvalho e outros tiveram muitas oportunidades de divulgar a proposta, inclusive em 1913, quando a classe médica voltou a debater intensamente as formas de controle das doenças sexualmente transmissíveis. No afã de defender "o exame médico antenupcial", Rodrigues Doria (1916; 1922) chegou a afirmar que a medida obviaria inclusive os males que poderiam resultar das uniões consanguíneas.

Em 1916, entretanto, quando foi promulgada a nova edição do Código Civil, houve grande decepção no meio médico. A medida não só havia sido omitida, como deixara de constar uma antiga disposição regulamentar, presente na lei anterior, de 1890, a qual facultava aos pais, tutores e curadores de menores ou interditos, exigirem dos pretendentes ao matrimônio a apresentação do atestado de vacina e do exame médico. O doutor Souza Lima (1916; 1917), de pronto, veio a público manifestar o seu desalento. Como outros médicos, ele depositara grande expectativa na introdução das disposições legislativas reclamadas:

> Assim, porém, não sucedeu, e não posso calar a decepção que experimentei com as modificações introduzidas na lei do casamento civil, na parte referente aos motivos de oposição e de anulabilidade do mesmo, como passo a demonstrar ... Concluindo, peço desculpa da ousadia destas observações, que traduzem a manifestação de funda mágoa, o brado d'alma que não pude sopitar, principalmente em relação à lacuna sensível assignada na primeira parte desta crítica e que considero um triste e lastimável recuo da nova legislação civil. (Souza Lima, 1916)

Já quase octogenário, entretanto, o doutor Souza Lima vivia retirado em Petrópolis, onde faleceu no final de 1921, deixando que outros médicos levassem adiante a bandeira do exame pré-nupcial. Em 1920, o doutor Renato Kehl, um dos entusiastas da eugenia no país, abraçou com empenho a reivindicação, representando à Academia Nacional de Medicina, em 2 de setembro, e à Sociedade de Medicina e Cirurgia do Rio de Janeiro, em 5 de outubro, para solicitar que estas agremiações enviassem ao Congresso Nacional petição de emenda ao Código Civil, impedindo o casamento de indivíduos inaptos para a "boa reprodução". O doutor Sérgio de Azevedo (1922), médico militar, manifestou-se considerando criminoso o sifilítico que contraísse matrimônio. Em 1926, o periódico *Folha Médica* divulgava a proposta de dois médicos alemães (Buschke & Gumpert, 1926), que defendiam a possibilidade do abortamento artificial, sob severas cautelas, como recurso radical contra a "heredo-sífilis".

Também Afrânio Peixoto (1926), eleito deputado federal pela Bahia, pronunciou-se a respeito, apregoando que o exame pré-nupcial seria "a salvação da raça, pelo saneamento do amor e da família". Em entrevista ao jornal *O Globo*, em 1926, ele defendia que o Código Civil fosse reformado por lei complementar incorporando-lhe o exame obrigatório. No mesmo ano, o doutor Henrique Tanner de Abreu dirigiu-se à imprensa diária, pelo *Jornal do Comércio*, para acrescentar que mesmo antes de se obter a medida coercitiva desejada, seria necessário se armar para obter o benefício almejado. E isto já podia ser feito por meio de propaganda inteligente e persistente, em livros e folhetos distribuídos de casa em casa, nos teatros e cinemas, pelos jornais, nos ambulatórios e hospitais. Para se obter um "resultado seguro e completo", devia-se visar à instrução do povo em todos os sentidos, especialmente a educação religiosa: "recurso soberano e único eficiente para dispor o indivíduo ao sacrifício dos seus desejos".

No mesmo período, a doutora Francisca Praguer Fróes (1923) expunha seu programa de profilaxia matrimonial, igualmente baseado na educação dos cônjuges, no qual abordava os aspectos "físico, moral, intelectual e biogenético" da questão sexual. Segundo ela, a desigualdade entre as prerrogativas dos dois sexos – algo "injustificável e inadmissível na época atual" – seria a principal fonte de desarmonia no casamento. Não apenas preocupada em tentar impedir a união de pessoas contaminadas, ela postulava a implantação do "regime monogâmico verdadeiro", para evitar que os já casados trouxessem para a família e para as gerações vindouras doenças adquiridas em relações extraconjugais. A repressão aos "abusos e fraudes matrimoniais" constituiria, para ela, item fundamental do combate aos "dois mais temíveis flagelos sociais – a gonococcia e a sífilis".

Para não prolongar demasiado a relação dos médicos que se pronunciaram sobre a implantação do exame pré-nupcial obrigatório, e para registrar que, embora majoritária no período, a medida não obteve a simpatia unânime da categoria, citemos o artigo publicado pelo doutor Américo da Veiga em 1927 pela *Gazeta Clínica* de São Paulo, em que ele acusava como "impossível e injusta" uma lei tentando impedir o casamento de pessoas doentes com o único fim de melhorar a raça humana. Em primeiro lugar, ele lembrava o argumento bastante conhecido de Miguel Couto, segundo o qual o Brasil seria "um vasto hospital", com milhões de portadores de diferentes moléstias passíveis de transmissão à família; só no interior do país, seriam 70% de sifilíticos virtualmente inaptos para o casamento nas condições propostas. Em segundo lugar, ponderava, o médico podia fazer a lei impedir o casamento, mas nada poderia contra a "mancebia". E, em terceiro lugar, ele procurava mostrar que, no "estado atual da ciência médica", os erros médicos e os precários recursos diagnósticos tornavam o prognóstico sobre a saúde ou a doença dos candidatos ao casamento um julgamento bastante incerto.

Apesar da insistência com que tantos médicos defenderam o exame pré-nupcial obrigatório, a medida nunca chegou a ser implantada no Brasil, o que demonstrava limites para a capacidade de intervenção social da categoria no período. Fervoroso adepto da eugenia e da profilaxia das gerações futuras, o doutor Leonídio Ribeiro (1931) reconhecia que também no exterior a medida enfrentava percalços. Segundo ele, nos Estados Unidos e em vários países europeus, o exame pré-nupcial só teria sido tão bem recebido porque ajudava a evitar a miscigenação racial. No Brasil, apesar de a preocupação eugênica com o aperfeiçoamento da raça ter se voltado prioritariamente contra a disseminação de moléstias contagiosas, sem explicitar (no que se refere a esse assunto) concepções críticas à mestiçagem, os médicos não conseguiram conquistar o objetivo delineado.

No projeto de imposição da autoridade médica perante o conjunto da sociedade, mais uma fronteira deixara de ser ultrapassada.

LESÕES DE HÍMEN: DEFLORAMENTO, ESTUPRO E SEDUÇÃO

Trata-se de uma senhora, com 35 anos de idade, costureira, que no domingo de Páscoa contraíra matrimônio com um oficial de barbeiro. À meia-noite, os recém-casados retiram-se para os seus aposentos, deixando na sala contígua os convidados que tomavam parte na festa nupcial. Meia hora depois, ouvem-se gritos no quarto destinado aos nubentes. Os pais da noiva, ao ouvirem os primeiros gritos, olham desapontados para os convivas, que mal puderam conter o riso. Os gritos de dor persistem, com acentuado desespero, que pôs em rebuliço os convivas. Os espectadores desta cena misteriosa se vão impacientando e, alarmados, resolvem bater na porta do quarto do novel casal. A noiva esvaía-se em sangue e perdera o sentido. O esposo se mostrava sensivelmente contrariado com o que vinha de suceder. Houve quem suspeitasse de um crime. Chamam a ronda, que, com faro de Sherlock temível, de pesquisa em pesquisa, chegou à conclusão que não havia crime, pois não houve intenção criminosa do suposto delinquente; tratando-se tão somente de ossos do casamento, não competindo à autoridade tomar conhecimento do fato. A recém-casada desperta, a hemorragia prossegue e o marido, no auge do desespero, reclama a presença de um médico. (Seabra, 1915)

E assim foi chamado o doutor Campos Seabra, às 2h de uma madrugada do mês de maio, em 1915, para assistir a pobre mulher. Com esse relato, ele introduzia à classe médica paulista um caso clínico de dilaceramento vaginal consecutivo à ruptura da membrana hímen, acidente raríssimo, que mal sabia justificar. O tratamento foi relativamente simples: três pontos de sutura para os grandes lábios, dois para os pequenos; lavagens com água boricada, compressas úmidas, gaze iodoformada. Em poucos dias, iniciava-se a cicatrização.

Pior sorte teve E. R. da S., "parda", de 1,58m e 16 anos, que teria sido deflorada no dia 12 de maio de 1907, na cidade de Salvador. Consta que, na ocasião, ela sofrera dores e sangramento pouco abundante. Melhorando, ela teria voltado a manter relações com o mesmo indivíduo, por mais três vezes nas semanas seguintes. Após a quarta vez, entretanto, a moça foi acometida por dores vaginais fortíssimas e ligeira hemorragia, logo substituída pela supuração. Sobreveio a febre, dores abdominais, vômitos e ansiedade. Óbito em quatro dias. À necroscopia, o doutor Octaviano

Pimenta (1917) concluiu que a morte fora devida à peritonite aguda supurada que se seguira à perfuração da vagina durante a cópula. Uma questão pericial ficou sem resolução: tivera o acidente seu início no defloramento, agravando-se a cada nova cópula, ou só teria ocorrido no último intercurso sexual?

Outro caso de óbito, 12 dias após a ruptura da vagina no ato do defloramento, foi descrito pelo doutor Alberto Farani em 1913, com base em noticiário da imprensa médica internacional. O interesse suscitado por esses casos não residia apenas em sua excepcional raridade – cada um deles foi apresentado como o único em sua espécie. Importava também, do ponto de vista da clínica ginecológica, chamar a atenção para uma parte do corpo humano habitualmente assinalada como insignificante e destituída de valor: o hímen.

Desprezada pela fisiologia, a membrana seria valorizada por outra disciplina, a medicina legal, que a tomava como um de seus objetos preferenciais de estudo. Coube ao médico-legista o máximo apreço pela verificação de sua existência, a análise de sua forma e consistência, pela constatação ou negação de sua integridade, pela descrição de suas lesões. Afinal, desses estudos provinham os mais sérios indícios do estupro, da sedução e do defloramento, crimes que o médico-legista sempre era chamado a verificar.

O Artigo 269 do Código Penal de 1890 definia o crime de estupro como sendo o ato pelo qual "o homem abusa com violência de uma mulher, seja virgem ou não". Juridicamente, o termo violência designava não apenas força física, mas o emprego de outros recursos que impedissem a mulher de manifestar sua recusa ou consentimento, como anestésicos, narcóticos, hipnotismo etc. Sempre que a vítima tivesse menos de 16 anos ou fosse mentalmente alienada (em ambos os casos considerada como incapaz de consentir), presumir-se-ia cometida com violência a conjunção carnal. Além disso, o Artigo 263 definia atenuação da pena caso a estuprada fosse "mulher pública" ou prostituta, e agravante à pena para os atos praticados com o concurso de duas ou mais pessoas.

Caso a violência não fosse empregada, a cópula completa ou incompleta com mulheres virgens de 16 a 21 anos também era passível de enquadramento penal, se o consentimento tivesse sido obtido por meio de sedução, fraude ou engano. Esta era a definição do crime de defloramento, ao qual o Artigo 267 previa punição de prisão celular por um a quatro anos. Do ponto de vista formal, o termo "defloramento" não era o mais adequado, pois sua acepção original derivava da ruptura do hímen. Mas não era essa a compreensão jurídica que prevalecia em sua definição, pois o que a lei procurava respaldar era a integridade sexual da mulher, não apenas sua membrana. Além disso, foram bastante divulgados os casos de hímens complacentes, que não se rompiam logo às primeiras relações.

Esse inconveniente de nomenclatura só foi resolvido em 1940, quando o novo Código Penal suprimiu o termo "defloramento", substituindo-o por "sedução" (Artigo 217), crime disposto como a conjunção carnal com mulher virgem de 14 a 18 anos, em que o sedutor se aproveita da "inexperiência" ou "justificável confiança" da vítima, com ou sem ruptura himenial. Desse modo, tanto no crime de estupro, como nos de sedução e defloramento, a ruptura de hímen não era o fator preponderante. Mesmo assim, a perícia médico-legal da membrana era imprescindível nesses casos, pois fornecia indicações valiosas para sua comprovação.

Toda a atenção e cuidado que a medicina legal dedicou ao estudo do hímen pode ser ilustrado pelo levantamento efetuado pelo doutor Álvaro Borges dos Reis (1917), que classificara as formas himenais mais frequentes na Bahia, de acordo com as categorias de "raça preta", "branca" e "mestiça" e "forma semilunar", "labiado", "anular", "coroliforme", "septado", "septado incompleto", "em ferradura", "trilabiado", "quadrilabiado", "fenestrado", "multilabiado" e "hímens indeterminados ou mal classificados". Foram 1.086 mulheres observadas por diferentes médicos vinculados ao Serviço Médico-Legal do Estado, de 1895 até 1914, em uma estatística de controvertida significação para a ginecologia forense. Também Nina Rodrigues, na Bahia, e Afrânio Peixoto, no Rio de Janeiro, efetuaram classificações análogas, empregando e justificando seus próprios critérios analíticos; entretanto, as categorias que utilizaram eram equivalentes e, em geral, pouco distintas das acima referidas.

O doutor Borges dos Reis apontou a principal dificuldade encontrada em seu levantamento: a forte influência do elemento pessoal no registro de cada observação. Como eram diferentes profissionais descrevendo formas himeniais observadas em um amplo período, seria importante definir um método objetivo para homogeneizar a observação e a descrição. A subjetividade da observação tornava-se ainda mais problemática quando o objeto descrito era, não mais a forma do hímen, mas o aspecto de suas lesões. Catedrático de Medicina Legal da Faculdade de Medicina da Bahia, também diretor do Serviço Médico-Legal do Estado, o doutor Oscar Freire de Carvalho (1918) afirmara que nenhum laudo pericial exigia maior clareza e precisão que aqueles relativos aos crimes de defloramento e estupro, pois a falta de objetividade desses laudos, muitas vezes a incongruência dos relatos de diferentes peritos, poderia ser maliciosamente empregada por advogados inescrupulosos, para levar até a consciência dos magistrados dúvidas sobre a seriedade e a técnica com que eram realizados os exames médico-legais.

Para auxiliar a uniformização dos procedimentos e aumentar a precisão descritiva do laudo pericial, havia um expediente proposto por Lacassagne, um dos expoentes da medicina legal na França. Para a localização exata dos entalhes ou rupturas encontradas no hímen, ele sugeria o uso analógico de um mostrador de relógio. O expediente não era ruim, avaliava Oscar Freire, mas tinha o inconveniente do estigma: um "povo malicioso como o nosso" decerto não deixaria de associar às jovens o "horário" de suas "rupturas". Aperfeiçoando o método e tornando-o mais preciso, o doutor Oscar Freire projetou um círculo trigonométrico, com todas as angulações principais. Não apenas imaginários, o círculo seria construído com palhetas transparentes ou em lâminas finas de vidro, com 4 ou 5 cm de largura, com linhas riscadas em negro para delimitar os quadrantes e assinalar os ângulos. Esse artefato deveria ser empregado por sobreposição no ato da perícia, para delimitar, de forma interpessoal, o ângulo e o raio dos detalhes observados. Desse modo, a perícia tornar-se-ia mais fácil e criteriosa.

Poucos anos depois, em artigo publicado postumamente, Oscar Freire (1923) ensinava a diferenciar, por meio do laudo pericial, o defloramento recente do defloramento antigo. Deveria ser considerado recente – até oito dias, excepcionalmente dez ou 12 – apenas o defloramento cujo exame médico-legal encontrasse lesões ainda não cicatrizadas no hímen. Caso essas lesões já estivessem cicatrizadas, o defloramento deveria ser considerado antigo, sem nada poder aventurar o perito quanto ao prazo em que ocorrera. A esse respeito, em seu compêndio de medicina legal, Afrânio Peixoto afirmava considerar inadequados para a perícia os termos "antigo" e "recente" como qualificativos do defloramento, propondo que os médicos apenas atestassem a cicatrização já consumada ou ainda em curso das lesões himeniais porventura encontradas. Embora não implicasse complexidade técnica, a indicação de data para o defloramento era um ponto bastante problemático para o perito médico, pois ele não deveria se deixar sugestionar pelos depoimentos relativos ao caso.

Além da observação do hímen, a perícia médico-legal dos crimes de estupro e defloramento envolvia outros aspectos: a procura de outros sinais de violência; a detecção de uma eventual gravidez; a pesquisa de traços de esperma nas roupas e na vagina. A inclusão desses fatores no laudo pericial permitiu a abertura de novos campos de desenvolvimento técnico para a medicina legal nessa área; com o tempo, foram relatadas metodologias cada vez mais específicas e sensíveis, particularmente para a detecção de manchas de esperma nos tecidos.

A imprensa médica publicou diversos relatórios de perícias relativas aos casos de defloramento e estupro. Esses relatos abordaram ainda outras questões: avaliação da potência sexual (Ramos, 1932) de indivíduos acusados desses crimes, que negavam, em sua defesa, serem fisicamente capazes de cometê-los; um caso de avulsão do pênis (*Gazeta Médica da Bahia*, Editorial, 1907) durante briga entre um homem e a mulher que ele pretendia estuprar; exame de ginecologia forense (Avilez, 1909) em uma senhora que negava haver concebido, apesar de seu suposto filho já ter ultrapassado os trinta anos de idade; casos de atentados contra o pudor, pederastia e práticas sexuais sem penetração, com e sem contaminação venérea.

Hímens complacentes

Em 1903, o lente de Medicina Legal da Faculdade de Medicina da Bahia – Raimundo Nina Rodrigues – redigiu trabalho relatando dois casos de ruptura do hímen em quedas, um com e outro sem empalação. A explicação da ruptura himenial sem empalação foi atribuída à violência exercida contra a membrana, de dentro para fora, pelos órgãos internos repentinamente submetidos, no momento do choque, a uma alta pressão. Além desses casos, ele reuniu seis outros na literatura médica internacional e publicou suas observações nos *Annales d'hygiène et médecine légale*, de Paris, procurando mostrar que, ao contrário do que postulavam vários especialistas, era possível a ruptura himenial nas quedas sem empalação.

Outros dois episódios inusuais foram coligidos por Afrânio Peixoto, em seu tratado de medicina legal: em um deles, a ruptura do hímen foi devida à imperícia do médico que procedia o exame em uma jovem de 13 anos, ferindo-a com os dedos; no outro, ocorrera prolapso de útero e vagina durante o sobresforço para levantar um peso. Ao comentar o trabalho de Nina Rodrigues, Afrânio Peixoto (1904) sublinhou a raridade dessas exceções; como fossem em número reduzido, esses casos não justificariam modificações no artigo do Código Civil que se referia ao defloramento anterior às núpcias. Um atestado médico firmado pelo perito deveria bastar para salvaguardar a honra da mulher lesada, evitando-lhe suspeitas e acusações posteriores de desonestidade.

Desse modo, os protestos moralizadores dos maridos continuariam clamando pela intervenção médico-legal. Conquanto o hímen pudesse se romper antes do defloramento, a exceção contrária suscitava maior controvérsia, chamando a atenção da ginecologia e da medicina forense. Diversas observações comprovavam a possibilidade do não rompimento himenial após o primeiro concurso sexual.

Em 1913, o doutor Zopyro Goulart noticiou levantamento publicado pela doutora Leonor da Silva na *Gazeta dos Hospitais*, de Portugal, relacionando quatro casos de gravidez em mulheres anatomicamente virgens. Em 1920, o doutor Oscar Freire registrou e teceu considerações médico-legais sobre um caso de gravidez com persistência de hímen, observado por ele e pelos doutores Arnaldo Vieira de Carvalho e José Ayres Neto, na primeira enfermaria cirúrgica da Santa Casa de Misericórdia de São Paulo. Em 1924, o doutor Reynaldo de Aragão descreveu um caso raro de gravidez com hímen íntegro não complacente, assistido por ele no posto do Abrigo da Infância da Tijuca, no Rio de Janeiro.

Um caso ainda mais grave de persistência do hímen foi descrito pelo doutor Ribeiro da Silva (1915), cirurgião da Santa Casa de São João Del Rei. Tendo sido chamado para assistir o nascimento de duas irmãs gêmeas, ele pôde verificar que a mãe, uma jovem primípara, preservara íntegro o hímen excepcionalmente espesso, classificado como "cribriforme". Ele precisou valer-se do bisturi para rompê-lo, dando início ao trabalho de parto. Entrementes, percebeu que o meato urinário encontrava-se enormemente dilatado, com os bordos escoriados e em certos pontos francamente dilacerados. O marido confessou que, durante os oito meses de casamento, conseguiram consumar o ato sexual por não mais que doze vezes, sempre à custa de atrozes sofrimentos da parturiente.

Outro caso de coito uretral, igualmente referido como o único em sua espécie, foi observado pelo doutor J. Juliano Vanzolini (1925), em uma fazenda próxima à cidade de Espírito Santo do Pinhal, onde ele mantinha sua clínica. Ali fora chamado para atender uma moça de 17 anos, casada havia um ano, que nunca estivera menstruada, mas estava tomada por fortes cólicas. Ao exame ginecológico, ele percebeu que o hímen era mais do que íntegro – era imperfurado –, o que impedia a vazão do fluxo menstrual. O sangue das menstruações vinha se acumulando desde a puberdade, constituindo grande massa líquida que exercia pressão sobre todo o baixo-ventre. Por ingenuidade ou ignorância, ela e o marido acreditaram ser a uretra a via natural para o coito. O meato urinário deixava passar dois dedos até a bexiga, que se achava fortemente irritada. As micções eram frequentes e dolorosas, por vezes acompanhadas de escarro. A simples ruptura cirúrgica do hímen permitiu o escoamento do sangue retido; dez dias depois, tendo cicatrizado a ferida, a incisão precisou ser repetida, dessa vez com sucesso. Os retalhos da membrana apresentavam aspecto carnoso e meio centímetro de espessura.

Com relação ao tema da complacência himenial, uma polêmica dividiu o Serviço Médico-Legal do Distrito Federal em 1913, envolvendo os doutores Jacyntho de Barros (1913) e Miguel Salles (1913). Este último publicara um artigo no *Boletim Policial*, que causou certo impacto nos meios não médicos, sendo inclusive citado elogiosamente no Congresso Nacional por um deputado, a propósito da discussão sobre a reformulação do Código Civil. Naquele estudo, ele defendia a hipótese de que – conquanto não se pudesse corroborar a versão de alguns especialistas europeus, para quem a ruptura himenial ao primeiro coito era a exceção e não a regra – seria muito maior do que se imaginava a frequência de hímens complacentes na população. E ia ainda mais longe: havia também que se considerar os numerosíssimos casos nos quais seria impossível diferenciar "entalhes congênitos", relativos ao óstio himenial, de "rupturas cicatrizadas", indicativas de defloramento antigo. Esses dois fatores conjugados seriam responsáveis por um alto número de casos em que a cópula não poderia ser excluída com segurança. De acordo com sua estimativa, 33% das observações efetuadas pelo Serviço Médico-Legal durante um trimestre de 1913 teriam apresentado um resultado indefinido, em razão da elasticidade natural da membrana ou pela própria natureza da ruptura encontrada.

Em outras palavras, o doutor Miguel Salles valia-se de extensa literatura internacional e de sua ampla experiência profissional (de cerca de oitocentos hímens examinados, ele sublinhava) para lançar em suspeição a própria capacidade da perícia médica de efetuar um diagnóstico seguro do defloramento. Foi, por isso mesmo, interpelado pelo doutor Jacyntho de Barros, Diretor do Serviço Médico-Legal e livre-docente da disciplina na Faculdade de Medicina do Rio de Janeiro. A polêmica foi divulgada pela imprensa médica; o doutor Barros contrapunha dados estatísticos, com base em levantamento efetuado por Afrânio Peixoto. De 1907, data da reforma do Serviço Médico-Legal, até 1912, 1.800 exames demonstraram apenas 188 hímens complacentes, isto é, 10,4% dos casos. Sua observação pessoal era ainda mais indulgente com o argumento do doutor Salles: 14,5% do conjunto de mulheres examinadas por ele até os primeiros meses de 1913. Nenhum número, portanto, que autorizasse a estatística anteriormente apresentada.

Em sua tréplica, o doutor Salles (1913) assinalou sua satisfação com os números apresentados a título de refutação. Outrora considerados tão raros, os casos de hímens complacentes vinham registrando índices progressivamente mais elevados, o que sugeria o fato de os médicos-legistas estarem dirigindo sua atenção para a natureza muito delicada dessa caracterização. Ademais, as porcentagens indicadas pelo doutor Barros não incluíam os casos duvidosos, nos quais uma análise mais atenta perceberia que a mera descrição contida na perícia não autorizaria a conclusão consignada no laudo, afirmando ou negando o defloramento. Para reforçar seu argumento, ele reproduziu e avaliou os relatórios de "corpo de delito" de quatro observações conduzidas pelo próprio doutor Barros, mostrando que, em todos eles, o que fora classificado como ruptura incompleta consequente ao coito poderia ser um simples entalhe congênito do diafragma himenial e vice-versa. Esses casos, segundo Miguel Salles, teriam sido escolhidos como exemplos dentre um sem-número de outros análogos.

ABORTO

> Trata-se presentemente de solicitar aos poderes competentes nova legislação para os crimes de aborto, cuja frequência entre nós é fato incontestável. (Magalhães, 1920)

Deu no *Jornal do Brasil*: "Parteira – Mme. Taveira Morgado, com longa prática dos hospitais da Europa, cura rapidamente todas as moléstias das senhoras que não possam conceber. Evita a gravidez, rápido e garantido, não prejudicando o organismo. Trata de hemorragias e suspensões. Previne que se mudou para a Rua Acre 106, próximo da Rua Larga. Telefone 885, Norte" (*Gazeta Clínica*, Editorial, 1914).

A denúncia foi feita pela imprensa médica paulista: as seções de anúncios dos principais jornais iam aumentando de modo "espantoso" o número de parteiras e "curiosas" que se apresentavam às senhoras, oferecendo-lhes serviços variados, inclusive a provocação do aborto. Para ilustrar a denúncia, a *Gazeta Clínica* reproduzia alguns avisos publicitários, destacados de periódicos cariocas – *Correio da Manhã*, *Jornal do Comércio* e *Jornal do Brasil*. Processos rápidos e sem dor, técnicas inofensivas e seguras. Consultas grátis sem compromisso. Atendimento gratuito aos pobres um dia por semana. Cômodas "velas antissépticas", que podiam ser enviadas pelo correio, evitando o desconforto do contato pessoal. Várias ofertas, enfim, para fazer "aparecer o incômodo" – eufemismo emprestado do anúncio de Mme. Maria Josepha, "Parteira diplomada".

Sem avançar outras considerações, a *Gazeta Clínica* lembrava que eram anúncios de crimes que se cometiam impunemente, em público, ostensivamente. "Até quando será tolerada tão criminosa exploração?" Perguntava o periódico: será que amanhã os jornais divulgarão ofertas de assaltos rápidos e seguros? homicídios a preços módicos? incêndios por processos garantidos?

A inocuidade dos procedimentos abortivos usuais, no entanto, foi expressamente negada pelo doutor Enjolras Vampré (1914), do Hospício de Juqueri, em artigo publicado por *Arquivos da Sociedade de Medicina e Cirurgia de São Paulo*. Na ocasião, ele atentava para os riscos à saúde da mulher, "vítima e cúmplice do monstruoso crime", que poderia falecer em poucas horas, com o útero perfurado pelo estilete empregado para atingir a bolsa ou pela absorção do "sublimado corrosivo", líquido asséptico injetado, que seria perigoso até ao contato. Apreciando aspectos jurídicos da inserção do crime de aborto no Código Penal Brasileiro, o doutor Vampré criticava o Artigo 300, que estabelecia pena de prisão celular por dois a seis anos, ampliada para seis a 24 anos, quando se seguisse a morte da mulher: "Achamos que o legislador foi muito benevolente, quando na sua sabedoria estatuiu a pena de dois a seis anos no referido artigo, pois geralmente no assassinato há sempre uma atenuante (ofensa, legítima defesa etc.), no entanto, a pena neste é muito maior que naquele. Na provocação do aborto criminoso não há atenuante, mas sim agravantes" (Vampré, 1914).

A mesma indignação moveu o doutor Alfredo Nascimento a apresentar, no ano seguinte, moção à Academia Nacional de Medicina, condenando "os repetidos crimes de aborto, tão largamente praticados, como é pública e notoriamente sabido, aliás pelos próprios anúncios cotidianos em todos os jornais, onde a prática desse delito é cada vez mais claramente oferecida" (*Revista Siniátrica*, Editorial, 1915b).

A moção, que obteve aprovação unânime, havia sido suscitada por uma campanha lançada pelo jornal *O País* contra a ação das parteiras e médicos empíricos que exerciam a "profissão do aborto e da esterilidade". Sob o pretexto de aplaudir a atuação policial no evento que, dias antes, resultara a suspensão das consultas de dois médicos empíricos, "curandeiros e ocultistas", a edição de 7 de outubro de 1915 de *O País* cobrava o mesmo rigor para a repressão ao aborto e à esterilização de mulheres. Para condenar a contracepção em geral, um novo argumento era introduzido: além da agressão ao ser humano, havia a ameaça do "desfibramento moral de uma raça". Em outras palavras, temia-se que a contracepção promovesse o relaxamento dos costumes e da sexualidade. Para reforçar a defesa da "higiene física e moral da nacionalidade", evocavam-se inclusive interesses de Estado: o aborto e a esterilidade provocados dificultavam o povoamento de um país com baixa densidade demográfica, que ainda precisava "importar gente" para suprir a demanda de mão de obra para a expansão agrária e industrial.

Aborto e violência de guerra

O aborto foi tema de muitas polêmicas em meio aos médicos. Deveriam os profissionais denunciar as pacientes que houvessem se submetido à interrupção artificial da gestação, procurando-os posteriormente para o tratamento das complicações advindas da intervenção? Dever-se-ia instituir como compulsória a notificação às autoridades policiais ou sanitárias os casos de abortamento? Que medidas adotar contra as pessoas que oferecem livremente pelos jornais o serviço de "fazer aparecer o incômodo"?

Esse era o quadro das considerações médico-legais envolvendo o aborto, quando, em 1915, um fato novo veio avivar as polêmicas. Estando em curso a Primeira Grande Guerra, vários povoados franceses e belgas haviam sido invadidos pelos alemães; ante a violência da guerra, interpôs-se uma indagação especial sobre deontologia médica: "É lícito provocar o aborto nas mulheres violadas na guerra?" (*Revista Siniátrica*, Editorial, 1915a).

A questão fora formulada pelo *Presse Médicale*, de Paris, e se dirigia aos médicos de todo o mundo. No Brasil, onde a cultura francesa repercutia com grande intensidade, a consulta foi estampada pelo jornal *O Imparcial*, por iniciativa do doutorando Leonídio Ribeiro Filho, futuro nome de destaque no meio médico nacional, que se indignara contra o doutor Érico Coelho, que se pronunciara, em aula, favorável ao aborto naqueles casos. A discussão ocupou várias sessões da Academia Nacional de Medicina, com a leitura das respostas elaboradas por alguns de seus mais ilustres associados.

"Nunca, absolutamente nunca" – iniciava intransigente a resposta de Ernesto Nascimento Silva, titular da disciplina de Medicina Legal na Faculdade de Medicina do Rio de Janeiro. O aborto é sempre um crime, somente tolerado quando a morte próxima de dois seres obriga a intervenção para salvar um deles. Ao seu lado, Rubião Meira, Afrânio Peixoto, Rocha Faria, Arnaldo Quintella e Queiroz Barros – este último reivindicando o "máximo carinho" a essas "verdadeiras mártires" –, com diferentes argumentos, reforçavam a convicção de Fábio Sodré, editorialista de *Brasil-Médico*, segundo a qual, entre os médicos, essa pergunta não encontraria outra resposta. A ciência de alongar a vida não poderia favorecer a destruição humana – este era um preceito fechado da ética profissional, o qual deveria ser elevado à condição de dogma por todo "médico-legista que merecesse o título".

A bravata – enunciada por Afrânio Peixoto – talvez passasse despercebida, caso a posição contrária não houvesse recebido os argumentos da incontestável autoridade intelectual de Agostinho José de Souza Lima, figura provecta dos meios acadêmicos, que várias vezes ocupara a presidência da Academia Nacional de Medicina e era cultuado, por indicação de Nina Rodrigues, como o "primaz" da medicina legal no Brasil. Sobre essa questão do direito e da jurisprudência médica, o doutor Souza Lima avisou que preferia não ter que se pronunciar, pois seu parecer contraporia um "princípio jurídico quase universal" à sua sensibilidade moral, revoltada contra a intransigência desse princípio em relação ao caso ímpar em debate. Ele julgou necessária a abertura de uma exceção em favor das vítimas dessa violência, muitas vezes cometida com requintes de crueldade, como narram os testemunhos, às vistas dos pais, maridos, irmãos, forçados a assistir ao "espetáculo supliciante" da violação de parentes.

Souza Lima achava sobre-humano o sacrifício imposto a essas mulheres e temia que muitas fossem levadas ao suicídio, não suportando resignadas sofrer as consequências de tão hediondo crime. Mesmo as crianças, vindo ao mundo, maldiriam o próprio nascimento e todos que se opuseram à interrupção da gestação. Incisivo, ele interpelava os médicos que se pronunciaram em contrário, acusando-os de que não se conformariam estoicos à dureza da lei se o fato tivesse ocorrido com suas esposas, filhas e irmãs. Sem propor que o Código Penal fosse modificado, o eminente médico apelava – primeiro à consciência de seus colegas, segundo às "barras dos tribunais" – pela abertura de uma exceção, permitindo a intervenção restrita aos casos comprovados da consulta.

Mas "a indignação é má conselheira", advertiu Arnaldo Quintella. Acautelava: "não nos deixemos empolgar pelos arrebatamentos da indignação". Para resolver o problema, o médico precisaria mais do que nunca ser ponderado. Até porque, caso o "infanticídio" fosse permitido (o termo mais duro aparece como indicativo e reforço de sua resposta negativa à consulta), seria preciso obter-se provas absolutamente seguras da violação. Em meio às considerações humanitárias e cristãs, além do cuidado especial que reivindicava a essas pobres crianças – também elas vítimas da guerra, concebidas na violência, geradas sem o amor materno –, o doutor Quintella trouxe um novo elemento ao debate, algo que também sensibilizou a classe médica francesa: a questão das provas. Como comprovar o ultraje? Como diferenciá-lo de outros atentados aos quais o inimigo fosse estranho? Pode-se ir ainda mais longe: qual a diferença, do ponto de vista ético, entre a violência de guerra e os estupros cometidos por nacionais? Enfim, como reconhecer os casos isentos de violência, nos quais a falta de amor ou o arrependimento houvesse operado a modificação da vontade?

Havia, contudo, o reconhecimento de um componente ético agravando os estupros cometidos pelos inimigos de guerra. Campos Seabra explicou por que era quase unânime, na França, o movimento pela revogação da penalidade estabelecida contra o aborto. Além do horror ao crime inominável, pesava a revolta "latina" ante a promiscuidade de seu sangue com o dos "teutos". Era muito forte a oposição popular ao desenvolvimento, entre seus descendentes, do "germe" que estigmatizava a grave afronta. Pior ainda: acreditava-se existir o risco da "telegonia" (Novis, 1915), herança por influência, isto é, a mulher impregnada pelo "sêmen fecundante" poderia, posteriormente, gerar outros filhos parecidos com o agressor. O doutor Campos Seabra afirmou ser majoritária a opinião que pedia, em nome do patriotismo, a suspensão transitória de um artigo da legislação criminal, a despeito das considerações nacionalistas contrárias ao extermínio de uma população "extranumerária" em tempos de declínio da natalidade e de excessivo acréscimo da mortalidade, fatores devidos à própria guerra.

Apesar de contrário ao sacrifício dos inocentes, "frutos inculposos da suprema tirania germânica", Campos Seabra via apenas uma solução humana e legal para uma situação tão grave: a do respeito à vontade das próprias vítimas. Que tivessem a liberdade de escolha, sem incorrerem nos rigores da lei: "Se o aborto é ilegal, mais ilegal é exigir-se da vítima do atentado criminoso que guarde no seu ventre o estigma da afronta e da desonra ... É um dever respeitar-se a liberdade moral dos que sofrem o duplo tributo: da guerra e da honra" (*Revista Siniátrica*, Editorial, 1915a).

Assim como suspende as prerrogativas individuais e os direitos constitucionais de uma nação, o regime de guerra poderia ajuizar legislação provisória, em razão de determinações ditadas pela própria guerra. Com esse argumento, Campos Seabra colocava-se ao lado de Souza Lima na defesa de uma exceção ou de uma medida transitória. Mais longe foi o doutor Antônio Maria Teixeira, que se apoiava em Tarde e Garofalo, ilustres criminalistas europeus, para concluir pela legitimidade do aborto nesses casos, inclusive perante a legislação instituída, uma vez que a intervenção não seria clandestina nem envolveria lucro ou dolo: envolveria apenas a "legítima defesa da pessoa e da honra". Nem mesmo a religião cristã abandonaria sem amparo as mulheres que optassem pelo aborto, acreditava o doutor Teixeira, pois os sacerdotes não deixariam de lhes dar a absolvição.

O argumento que evocava o atentado à honra para condescender com o aborto, no entanto, não seria válido. Esse era o protesto do doutor Queiroz Barros, para quem a mulher não perderia o pudor nem macularia a alma por um ato que não praticou, mas foi forçada sem poder fugir ou reagir, sem seu consentimento ou cooperação moral: "É tão pungente a angústia de quem traz em seu seio o imposto filho de um inimigo em armas contra a sua pátria, como o é o de um indivíduo a quem não se ama: entretanto, ninguém ainda pensou em justificar o aborto neste caso" (*Revista Siniátrica*, Editorial, 1915a).

A palavra de ordem para referir o feto assim gerado era "o intruso", título de um romance de Coelho Neto, em que a protagonista recorreu ao suicídio para fugir de uma gravidez inesperada e da sociedade que a abandonara naquele transe angustioso. Aí residiria o erro de quem anuía com o aborto, argumentava Afrânio Peixoto, não acreditar na capacidade de francesas e belgas apaixonarem-se pelas crianças, reabilitando pelo amor o fruto de suas ofensas:

> É santo o ódio da mulher forçada ao bruto que a violou. Concluir daí que este ódio se estenda à criatura que sobreveio a essa violência é dar largas ao amor próprio ciumento de homem completamente alheio à psicologia feminina. Só os selvagens pensam que a influência masculina é total ou dominante na criação, comparada a da mulher com a da terra na germinação das sementes. A fisiologia e o amor depõem que todos os viventes devem muito mais às mães do que aos pais. Por que, pois, não distinguir que esses filhos teutões são ainda filhos de mães latinas? (*Revista Siniátrica*, Editorial, 1915a)

Também Fábio Sodré (1915) apontou o amor materno instintivo, algo superior às leis morais, como fonte de negação, não apenas ao aborto nesses casos, como à própria discussão que se vinha travando no mundo inteiro. Visto que, enquanto não sentisse ainda o ser vivo, nos primeiros meses de gestação, a mãe estaria mais susceptível às ideias do meio social e sob a influência da lembrança do ato criminoso de que fora vítima. A dúvida e a discussão poderiam contribuir para que as jovens violadas praticassem o aborto, supondo erroneamente que não viriam a amar o produto do crime – isto sim uma anomalia rara, na opinião do doutor Fábio Sodré, um verdadeiro caso teratológico. Antes mesmo que a discussão houvesse arrefecido, a decisão estava tomada. As mulheres francesas não foram obrigadas ao amor pregado por Afrânio Peixoto e Fábio Sodré; tampouco foi respeitada a liberdade individual de consciência no que tange ao direito de aborto. A história consigna a solução adotada: levantada a questão no parlamento francês, foi negado o direito ao abortamento naquelas circunstâncias, sendo estabelecida uma instituição de assistência especial, destinada a recolher e criar as crianças recém-nascidas que as mães quisessem enjeitar, guardando todo o sigilo sobre a filiação materna.

Notificação compulsória do aborto

O aborto criminoso voltou a ser debatido na Academia Nacional de Medicina em 1918, na sessão de 25 de abril, quando o doutor Fernando Magalhães (1920) expôs os casos clínicos que fora chamado a assistir. Ele relatou ter atendido, no ano anterior, a 18 casos de abortos provocados por "entendidos", com complicações para as pacientes. Apesar de estatísticas francesas indicarem um prognóstico sombrio – 58% de mortalidade materna nos abortos –, apenas uma mulher faleceu, tendo as demais se restabelecido, quase sempre com graves sequelas. Aproveitando o ensejo do interesse demonstrado pela Academia na questão da prostituição, o doutor Magalhães conclamava seus colegas a também se dedicarem à profilaxia do aborto criminoso, para evitar suas graves complicações e para que não tivessem de lamentar o "decréscimo da população".

Na sessão seguinte (*Brasil-Médico*, Editorial, 1918), o doutor Nascimento Silva voltou à questão, lendo alguns anúncios publicados nos jornais e reivindicando a mais enérgica ação da lei sobre os que incidiam nessa prática. Expôs, ainda, o voto proferido pela Sociedade Francesa de Medicina Legal no ano anterior, quando enviara ao parlamento projeto de lei para a repressão ao aborto.

Na mesma sessão, por sugestão do orador, foi nomeada uma comissão com a finalidade de preparar estudos mais detalhados sobre o assunto e, seguindo o exemplo francês, redigir um voto, em nome da Academia, dirigido ao Congresso Nacional. Compuseram a comissão os doutores Nascimento Silva, Afrânio Peixoto, Carlos Seidl, Fernando Magalhães e Olympio da Fonseca.

O parecer elaborado foi lido na sessão de 25 de julho e reunia várias medidas a serem solicitadas ao poder legislativo: proibição e repressão da propaganda "neomalthusiana" de restrição à natalidade (anticoncepcional ou antiembrionária); vigilância sobre as casas de partos etc. O exame das atas das sessões da Academia, entretanto, revela que essas propostas se reduziam à transposição do projeto de lei elaborado na mesma ocasião pela Sociedade Francesa de Medicina Legal. Embora aparentemente consensual, o projeto suscitou alguma polêmica, tendo dois itens impedido a obtenção do apoio unânime da Academia: a proposta de absolvição da "abortada" que revelasse o nome do "abortador" foi o primeiro; a notificação compulsória dos casos de aborto, a exemplo do que já se fazia para algumas moléstias contagiosas, foi o segundo.

O ponto realmente polêmico, que implicava constrangimentos aos médicos, era a notificação compulsória dos abortos, para que as autoridades averiguassem seu caráter criminoso ou terapêutico. Contra a medida, pronunciaram-se Miguel Couto, Olympio da Fonseca e Cássio de Rezende (1920). Argumentaram que poucas iniciativas seriam mais antipáticas para o clínico, do que ser obrigado a denunciar mulheres que recorreram ao seu socorro, sob risco de vida, após terem se submetido a um abortamento. Para as moléstias infecciosas, contrapunham, a obrigação desagradável da notificação compulsória se impunha para a defesa dos demais indivíduos e para o atendimento ao doente em condições mais adequadas. Aplicada ao aborto, pelo contrário, a medida só traria dissabores às pacientes e aborrecimentos aos profissionais de saúde.

Na sessão de 26 de setembro, Nascimento Silva retomou a discussão, argumentando em defesa do projeto apresentado à Academia. A comissão tivera o cuidado de não limitar a proposta à ação imediata da lei, por conhecer as dificuldades envolvidas na aplicação de suas disposições. Antes, ela preocupara-se em subordinar o arranjo das medidas repressivas à transformação dos costumes e ao estabelecimento de novos hábitos. Com relação à notificação compulsória, não podiam abrir mão da iniciativa, até pela ausência de dados quantitativos que permitissem apreciar a verdadeira extensão do problema na sociedade.

Ante a oposição de alguns colegas, aumentou o movimento em prol da notificação compulsória. A medida chegou a ser postulada como a base de sustentação de todo o projeto repressivo, a cota de sacrifício a que nenhum médico poderia se eximir. Contudo, a falta de consenso sobre o projeto ajudou a obstar sua viabilização. Tendo suscitado várias propostas de reformulação parcial, o projeto demorou-se ainda dois anos em discussão na Academia e nunca foi enviado ao Congresso. Conseguiu, apenas, converter-se em plataforma da luta contra o aborto, servindo de diretriz para a reivindicação de ginecologistas e médico-legistas, os profissionais mais envolvidos com a luta contra o aborto criminoso.

Em 1920, Fernando Magalhães (*Brasil-Médico*, Editorial, 1920) tornava a defender o projeto, com o apoio de Carlos Seidl, Nascimento Silva e outros. No mesmo período, o doutor João de Barros Barreto (1925) levou a discussão até a Sociedade de Medicina e Cirurgia do Rio de Janeiro, procurando demonstrar a compatibilidade entre o valor universal do segredo médico e a notificação compulsória dos abortamentos. Em 1922, por ocasião do I Congresso Nacional dos Práticos, realizado na cidade do Rio de Janeiro, o doutor Oliveira Motta (1922) apresentou a plataforma da repressão ao aborto sob a forma de moção a ser encampada pelos congressistas. No mesmo evento, a doutora Ermelinda de Vasconcelos (1922) reafirmou sua disposição em apoiar a efetivação daquelas medidas.

Com relação ao debate sobre a conveniência ou não da notificação compulsória dos casos de aborto, ainda um ponto merece ser sublinhado. Os adversários da medida apontavam sua virtual incompatibilidade com o dever do sigilo profissional e destacavam a situação dolorosa que obrigaria os médicos a se tornarem delatores. Mais longe, no entanto, foram alguns argumentos, que tentaram atenuar o caráter amoral do aborto provocado. Se não expressamente favorável à descriminalização do aborto, houve quem se manifestasse contra a grave rejeição que a classe médica lhe dedicava. Em carta dirigida ao *Brasil-Médico*, em agosto de 1920, o doutor Cássio de Rezende, de Guaratinguetá, afirmava estar convencido de que o aborto não tinha a importância nem o alcance social com que vinha sendo tratado. No que tange à despovoação, um tema recorrente no período, não se poderia considerá-lo um perigo social, pois havia vários recursos para evitar a concepção, certamente com maior impacto demográfico que o aborto, alguns deles importados e comercializados com a tolerância do governo. Ao contrário dos médicos que queriam tornar mais rigorosa a repressão ao aborto, o doutor Rezende achava já demasiadamente dura e injusta a legislação instituída. A exposição de seus motivos apontava para a relação entre aborto e qualidade de vida, uma questão que, em pouco tempo, os partidários da eugenia fariam repercutir com grande intensidade nos meios médicos:

> Vou mesmo mais longe e, com toda a franqueza do meu coração, confesso que há circunstâncias em que se compreende a necessidade do aborto como meio de limitar a prole e, assim, evitar, no seio de numerosas famílias, uma vida miserável e doentia, que cria para os casais uma situação de eterna angústia e desespero diante da qual o Estado se conserva impassível. Em nome da sociedade, este último se opõe à prática do aborto, mas quando um indivíduo, minado pela moléstia e cercado de miséria, se carrega de filhos que não pode vestir, nem alimentar e se vê a braços com desgraças de toda ordem, se apela para o Estado e implora o seu amparo, não encontra nas leis que exigiram dele uma prole numerosa, nenhuma compensação para os seus sacrifícios. Por isso, nunca pude compreender por que se deve encarar com tanto horror a provocação do aborto e puni-la com a severidade que, em geral, se observa nas leis. (Rezende, 1920)

ESTERILIZAÇÃO

> É inútil encarecer o interesse que desperta esta questão da esterilização genésica dos degenerados e deficientes, problema que merece o estudo dos sociólogos e dos legisladores. Porque, afinal, já é tempo que para a procriação do animal humano se tome um pouco daquele cuidado que tão prodigamente se dispensa aos outros animais chamados de raça, como se o homem não devesse ser o de raça mais fina e pura. (*Brasil-Médico*, Editorial, 1912)

Em 1926, a *Gazeta Clínica* noticiou uma estatística interessante sobre o aumento da população mundial. Uma associação, denominada "Liga Internacional Neomalthusiana de Controle dos Nascimentos", havia pedido à Liga das Nações que se ocupasse do controle demográfico, como recurso para se evitar novas guerras. Segundo eles, o excesso de população na Alemanha teria sido uma das principais causas da guerra de 1914 a 1918, pois "todos os espíritos empreendedores e ativos exigiam novo campo de ação".

Advertiam os neomalthusianos que todos os países da Europa teriam população em excesso, exceto a Holanda, onde já estava legalizado o controle de natalidade. No Japão, onde o problema era mais agudo, a densidade populacional era quatro vezes superior à da Bélgica, país europeu mais intensamente povoado. Nas demais nações do Oriente, como Índia e China, a enorme média de nascimentos seria compensada pelo espantoso número de mortes devidas ao estado de miséria e fome de suas populações. Os Estados Unidos e a Austrália, precavendo-se do excesso de população, já teriam tomado medidas para restringir, em grande parte, a imigração.

Avaliando a capacidade virtual da produção de alimentos em todo o mundo e cotejando essa estimativa com as taxas de crescimento populacional, a sociedade neomalthusiana concluía que em menos de cem anos estaria ultrapassado o número máximo de habitantes que o planeta poderia comportar. Como a ciência moderna – "feliz ou infelizmente", questionavam – dominava as epidemias e "os melhores sistemas de governo" evitavam a fome, apenas sobravam a guerra e o controle de nascimentos para regularizar o excesso de população.

No Brasil, entretanto, ainda era sentido o problema demográfico inverso. Extensas regiões continuavam praticamente despovoadas; desde meados do século XIX, o governo vinha procurando estimular o estabelecimento no país de grandes levas de imigrantes europeus, depois também de asiáticos, pois faltava mão de obra especialmente para a expansão agrícola. Mesmo assim, a propaganda neomalthusiana encontrou certa receptividade em meio aos intelectuais brasileiros, graças especialmente ao fato de se ter apresentado de maneira associada às preocupações eugênicas tão em voga no período. Se era preciso diminuir o ritmo do crescimento populacional – avaliavam –, melhor começar restringindo a natalidade nos segmentos tidos como menos aptos à procriação. No âmbito dessa preocupação, a classe médica brasileira considerou diferentes medidas eugênicas e anticoncepcionais, desde a obrigatoriedade do exame médico pré-nupcial até a intervenção cirúrgica de esterilização humana. Em particular, foi bastante propalada a conveniência da esterilização compulsória daqueles que se acreditava condenados à transmissão hereditária de seus vícios ou defeitos. Foi também motivo de muita polêmica médica o fato de alguns profissionais terem passado da discussão para a prática, oferecendo em seus próprios consultórios, para quem o desejasse, a aplicação de seus métodos de "prevenção" da gravidez. A esse respeito, vimos a polêmica sobre o conhecido episódio envolvendo o "invento Abel Parente". Acompanhemos, agora, o debate médico sobre a esterilização como pretenso fator de aprimoramento da espécie humana.

Esterilização como fator eugênico

Em 1977, um projeto de lei tramitou na Câmara Federal durante dois meses, mas foi retirado por seu próprio autor, o deputado Inocêncio de Oliveira, médico pernambucano, que se dizia arrependido com a iniciativa, alegando estar no primeiro mandato e, portanto, ainda inexperiente em matéria legislativa. O texto (Vaz, 1992) determinava a esterilização de criminosos sexuais violentos mediante a realização compulsória da vasectomia, e fora redigido motivado por uma série de crimes sexuais violentos havidos no período, com grande repercussão na imprensa. Não era a primeira vez que políticos valiam-se de projetos polêmicos – pena de morte, regulamentação da prostituição etc. – para tentar aumentar sua popularidade. No início do século, a proposta de esterilização de criminosos, loucos e outros tipos "anormais" foi objeto de uma prolongada apreciação no meio médico, onde suscitou defensores obstinados.

"As vítimas da herança" – eis como a *Gazeta Médica da Bahia* (Editorial, 1904) intitulara a notícia de um levantamento efetuado em Nova York, acompanhando o "estado social" da descendência de uma mulher, dona de bordel e alcoólatra inveterada, que falecera em 1827 aos 51 anos. De seus oitocentos descendentes catalogados, setecentos teriam sido criminosos, com ao menos uma passagem pela prisão; 342 teriam herdado a falta de parcimônia no uso do álcool; 127 mulheres seriam afeitas aos "costumes relaxados"; 37 assassinos condenados à morte. O estudo estimava que só a punição desses tantos crimes tivesse custado ao Estado cerca de 3.750.000 francos.

Anos depois, também sob a influência da eugenia, uma pesquisa afim investigou a família de pessoas tidas como "gênios". Em 1930, a *Gazeta Clínica* divulgava o estudo do historiador inglês W. T. J. Gun, que selecionou duzentos personagens célebres do período de 1500 a 1900, para acompanhar sua descendência. Ele verificou que 137 das personalidades abordadas tiveram parentes célebres, num total de 601 novos "gênios", sendo 62% parentes próximos (irmãos, filhos, netos ou primos de primeiro grau) e 38% parentes afastados (primos de segundo grau). Comentando o trabalho, a *Gazeta Clínica* sugeria que também devessem ter sido pesquisadas as relações hereditárias dos "gênios" com pais e avós, o que certamente aumentaria a porcentagem de celebridades encontradas naquelas famílias. Não se mencionava nenhuma palavra sobre as condições sociais para a projeção de uma celebridade; pensava-se no "gênio" como atributo pura e simplesmente biológico.

Da mesma forma parecia ser pensada a compulsão para o crime: uma característica inata, geneticamente inscrita no ser humano, alheia à sua vontade e independente de fatores socioeconômicos ou determinantes culturais. Vários outros estudos similares contabilizavam novos dados para induzir a mesma conclusão – a de que a esterilização daqueles que persistiam no crime seria medida justa e importante para a profilaxia social. Diversos artigos na imprensa médica noticiaram a adoção e execução, nos Estados Unidos, do Plano de Indiana, que consistia na vasectomia dos criminosos reincidentes, dos "degenerados" e dos "idiotas". O procedimento, avisavam, poderia ser realizado em cerca de três minutos e dispensava o uso de anestesia. A ligadura e ressecção de parte do conducto seminal não implicaria maiores danos à saúde, nem provocaria a perda de potência sexual. Para as mulheres, havia um processo mais complicado, mas que produziria o mesmo resultado. A medida foi pioneiramente adotada em 1907 no Estado de Indiana, onde já vinha sendo aplicada em caráter experimental. Consta que, só no ano de 1899, teriam sido esterilizadas oitocentas pessoas naquele Estado. De lá, a medida propagou-se para a Califórnia e Connecticut em 1909; para Iowa em 1911; Nova York em 1912; Michigan, Kansas e Wisconsin em 1913; Nebraska, Dakota do Sul e Oregon em 1917. Até março de 1918, teriam sido efetuadas 1.422 esterilizações por determinação judicial nos Estados Unidos. Naquele ano, a esterilização compulsória foi implantada em Nova Jersey, com uma inovação: os criminosos condenados por estupro sofreriam a punição suplementar da "orquiectomia", nada mais, nada menos que a ablação dos testículos.

Os avanços dos norte-americanos nesse terreno cativaram a simpatia da imprensa médica brasileira, que os divulgava favoravelmente. A esse respeito, acompanhemos trecho editorial do *Brasil-Médico*, noticiando o Congresso de Eugenia reunido em Londres, entre 24 e 30 de julho de 1912:

> O animal humano, a esse respeito, tem sofrido o mais cruel abandono, pois ao passo que para os outros animais tomam-se todas as precauções para que só se obtenham produtos vigorosos e de raça pura, para o homem consente-se, nas leis e nos costumes, a mais ampla liberdade aos degenerados, aos cretinos, aos tarados, para propagarem a sua espécie doentia e às vezes criminosa e malfazeja. Por que consentir na perpetuação hereditária da imbecilidade, da loucura moral, da paranoia, da epilepsia, do cretinismo, da delinquência profissional? Os norte-americanos, com a sã audácia de espírito que lhes é peculiar, já resolveram o problema pelo melhor método: esterilizam os deficientes e degenerados. (*Brasil-Médico*, Editorial, 1912)

Em 1920, o doutor Manoel T. Neves Jr. apresentou tese à Faculdade de Medicina do Rio de Janeiro, defendendo a esterilização de anormais como fator eugênico, medida de "elevado alcance" para a sociedade e para o "aperfeiçoamento físico, moral e intelectual da raça". As vantagens de tal procedimento seriam amplamente comprovadas pelos dados vindos dos países que já o praticavam; os argumentos em contrário não resistiriam ao confronto com a "atuação maléfica" dos anormais na sociedade, malefício que "tenderia a se perpetuar na sua descendência". Além do conteúdo preconceituoso de sua apologia à esterilização compulsória, importa sublinhar que o doutor Neves Jr. admitia ainda não existir um método ideal para suprimir o poder fecundante de um indivíduo sem lhe determinar graves alterações no organismo.

Também Deusdedit Alves (1929) escreveu, defendendo a esterilização "dos anormais e dos mórbidos transmissores e incuráveis". Nessa categoria, ele incluiu os criminosos que caracterizava como anormais do ponto de vista da fisiologia cerebral. O doutor Alves procurava associar-lhes a irrigação sanguínea defeituosa à falta de amor ao próximo, o sangue contaminado à incapacidade de receber um mínimo raio de luz. Para que as "trevas" da libertinagem, da dor e do crime não fossem legadas, ele instava no pedido de adoção da medida já em vigor em "muitos países cultos".

Mas talvez o principal propagandista da ideia no Brasil tenha sido o doutor Renato Kehl (1921), "médico sociólogo", como ele mesmo se apresentava, que se destacou pela defesa da eugenia e pela difusão dos preceitos neomalthusianos na primeira metade do século. Tradicional defensor do exame médico pré-nupcial obrigatório e da proibição do matrimônio para os indivíduos supostamente incapazes de uma procriação saudável, o eugenista lembrava que essas medidas não passariam de "meio atenuado" para a profilaxia da espécie; como complemento a elas, postulava, dever-se-ia lançar mão do "meio radical" da esterilização, para evitar a perpetuação dos "cacoplastas". O verdadeiro fim da esterilização seria a melhoria eugênica da raça; daí derivava a necessidade, para se chegar a um resultado completo, de aplicar a medida de forma compulsória e permanente, pois seus resultados só se fariam sentir após muitos anos de execução reiterada. Além disso, o processo deveria ser aplicado em larga escala, não poupando sequer os indivíduos que, aparentando "normalidade superficial", fossem "intrinsecamente defeituosos". De modo subliminar, Renato Kehl afirmava a competência dos médicos para efetuar essa seleção, o que não deixava de ser – além de mais uma crueldade – uma forma de projetar a ascensão social de sua categoria profissional.

5 MORTE

Em sua *História da morte no Ocidente*, Philippe Ariès propõe uma imagem do "interdito da morte", algo que ele associou à expansão do poder médico sobre esta dimensão da existência humana. Em 1973, o padre François de Dainville, acometido de leucemia, "perfeitamente consciente de seu estado", via a morte aproximar-se com coragem e lucidez, e colaborava com a equipe hospitalar que o assistia em sua agonia. Ao se agravar seu estado geral, foi encaminhado a um serviço de reanimação, onde nenhum "tratamento de choque" seria empreendido para tentar fazê-lo sobreviver. O autor reproduz a pungente narrativa feita por um de seus colegas, que o visitara naquele momento:

> Lá, foi terrível. A última vez que o vi, através do vidro de um quarto esterilizado e só podendo falar-lhe pelo interfone, jazia num leito de rodas, com dois tubos inalatórios nas narinas e um tubo expiratório que lhe fechava a boca, não sei que aparelho para manter-lhe o coração, um braço no soro, outro com transfusão, e na perna o sustentáculo do rim artificial. "Sei que você não pode falar ... Fico aqui a lhe fazer companhia por alguns instantes ...". Vi então o Padre Dainville puxar seus braços presos e arrancar sua máscara respiratória. Disse-me aquelas que foram, acredito, suas últimas palavras antes de entrar em coma: "Estão privando-me de minha morte". (Ariès, 1977)

Também Ivan Illich, em seu polêmico livro de crítica à "hipertrofia" da atividade médica, abordou a progressiva apropriação da luta contra a morte por parte da medicina. Segundo ele, em meados do século XX, a figura do médico ter-se-ia interposto entre o paciente e sua morte, implantando o ideal da "morte natural", que deveria "sobrevir em seres medicamente acompanhados, saudáveis e de idade avançada". Na medida em que esta nova imagem da morte procede da tecnologia, ela deveria ter um "caráter supranacional"; contudo, não sendo "culturalmente neutra", esta figura teria contribuído "poderosamente" para a colonização cultural, constituindo "expressão de um *ethos* ocidental".

Ivan Illich acusa a intervenção médica sobre a morte como mais uma estratégia de comercialização característica das sociedades altamente industrializadas. Segundo ele, a mais recente conquista do processo de "medicalização da morte" – seu acompanhamento hospitalar intensivo – representaria a derradeira etapa de subtração da morte ao sujeito que a experimenta, a fase final da expropriação do ato de morrer pelo sistema de consumo comercial:

> A luta contra a morte, que domina o estilo de vida dos ricos, traduz-se através das agências de desenvolvimento em um conjunto de regras que todos os pobres do mundo serão constrangidos a obedecer ... Em sua forma extrema, a morte natural é agora o limiar além do qual o organismo humano recusa todo tratamento adicional. As pessoas morrem quando o eletroencefalograma registra o testemunho da inatividade definitiva de suas células cerebrais. Elas não dão o último suspiro, não morrem porque o coração parou de bater. A morte aprovada pela sociedade é a que sobrevém quando o homem se tornou inútil não apenas como produtor mas também como consumidor. É o momento em que um consumidor, formado a grandes expensas, deve finalmente passar a pura perda. A morte se tornou a última forma de resistência do consumidor ... A sociedade, agindo por intermédio do sistema médico, decide quando e após quais indignidades e quais mutilações ele morrerá. A medicalização da sociedade pôs fim à era da morte natural. O homem ocidental perdeu o direito de presidir o ato de morrer. A saúde, ou o poder de enfrentar os acontecimentos, foi expropriada até o último suspiro. A morte técnica saiu vitoriosa sobre o trespasse. A morte mecânica conquistou e aniquilou todas as outras mortes. (Illich, 1975)

Independente de como se interprete esse momento da "medicalização da morte", o fato é que ele foi precedido por uma ampla intervenção da medicina sobre todos os aspectos relativos aos despojos humanos. Se o processo abordado por Philippe Ariès e Ivan Illich dizia respeito a uma fração de tempo imediatamente anterior à morte, pode-se dizer que, antes disso, os médicos estiveram preocupados em expandir sua atuação sobre o segmento temporal imediatamente posterior ao triste evento vital.

Dessa perspectiva, isto é, centrado nos cuidados que deveriam ser dispensados aos despojos humanos, João José Reis (1991) estudou a "medicalização da morte" no Brasil, a partir de 1830. Em seu livro *A morte é uma festa*, ele reconstituiu, de vários ângulos, a "cemiterada" na Bahia, revolta popular movida como reação à transformação higiênica dos ritos fúnebres. E procurou mostrar que o médico brasileiro se reconhecia como "um herói civilizador", verdadeiro "representante nos trópicos" do "racionalismo iluminista", alguém que acreditava poder alçar o país "à altura da civilizada Europa" por meio da aplicação continuada de seu saber especializado.

Coligindo a literatura médica da época, João José Reis sublinhou o fato de que, no Brasil, o direcionamento da atividade médica para os fenômenos e objetos subsequentes à morte foi catalisado pela percepção social da necessidade de se depurar os enterramentos de seus muitos fatores de insalubridade. Apesar disso, verifica-se que o pensamento médico brasileiro aplicado à morte, no período de final do século XIX ao início do XX, não se manteve restrito a esta problemática.

Mediante o levantamento da imprensa especializada, veremos que, ao lado dos estudos sobre a organização dos cemitérios, sobre os critérios sanitários para os sepultamentos, sobre as vantagens e desvantagens da incineração de cadáveres, encontraremos os trabalhos de estatística demógrafo-sanitária sobre a mortalidade, as discussões sobre a emissão dos atestados de óbito, as propostas de técnicas para a conservação de peças anatômicas, para a desinfecção terminal de ambientes e objetos etc. Desse modo, pode se dizer que a medicina procurou revestir o cuidado dispensado aos mortos com os supostos interesses e necessidades dos vivos.

Tomado nesta acepção, o processo de "medicalização da morte" talvez fosse mais bem referido pelo emblema da "medicalização dos mortos", uma vez que se tratava, naquele momento, de estender a competência da atividade médica sobretudo que dissesse respeito ao destino dos cadáveres. Veremos que, dos três blocos temáticos selecionados para a pesquisa – crime, sexo e morte –, a assistência aos mortos foi o setor em que com mais propriedade se poderia falar em "medicalização" da sociedade, pois à intervenção médica neste campo correspondeu um maior número de medidas efetivamente adotadas, as quais de fato transformaram os procedimentos sociais tradicionalmente aplicados aos mortos, ainda que para sua efetivação houvesse concorrido inúmeros fatores alheios à medicina.

Dentre as principais modificações introduzidas no período por inspiração ou com a participação da categoria médica, poderíamos lembrar a regulamentação das autópsias; a expansão das práticas de desinfecção terminal, bem como sua supressão posterior; a difusão dos atestados de óbito e das estatísticas mortuárias; a multiplicação dos cemitérios etc. Apesar disso, outras tantas medidas não chegaram a ser implantadas, a despeito do empenho dedicado pelos médicos em sua promoção. Seja pela ausência de consenso em meio aos próprios médicos, seja pela dificuldade em cativar adeptos, não se conseguiu reunir o poder necessário para tornar obrigatória a cremação dos cadáveres, como pretenderam os higienistas, ou para proibir este método, como quiseram os médicos-legistas. Também não foram bem-sucedidos os médicos que se preocuparam em instituir um serviço oficial de verificação da realidade da morte, reivindicando mudanças nos necrotérios, nos caixões e nos carros usados para o transporte de cadáveres, visando evitar que se consumasse o óbito das vítimas de "morte aparente".

Sigamos, agora, como se desenvolveu o conhecimento médico aplicado a cada um desses pontos, quais os debates travados, quais as ideias que transbordaram do âmbito da medicina, disseminando-se por toda a sociedade. Focalizemos, então, a incorporação desses temas pelo pensamento médico brasileiro. Acompanhemos, do ponto de vista da própria medicina da época, como se deu, no país, o ainda pouco estudado processo de "medicalização" da assistência aos mortos.

VERIFICAÇÃO DA MORTE

Sejam quais forem os exageros da lenda, não deixa de ser verdadeiro, que no estado atual das coisas, qualquer um de nós, qualquer cidadão está teoricamente exposto à possibilidade daquela surpresa – *a de ser enterrado vivo*. (Seabra, 1904) (grifos do autor)

o que me apavora e acovarda é a ideia da possibilidade de uma inumação antecipada, ainda com um resto de vida latente!, coisa a que infelizmente não se presta entre nós a devida atenção. E por isso, além do testamento, que não é guardado em casa, fiz disposições particulares, que estão na gavetinha do criado-mudo, recomendando, entre outras coisas, que não me velem o rosto durante a exposição do corpo antes do saimento para o cemitério e que este não se efetue senão depois do prazo regulamentar e após a verificação da realidade da morte por exame pericial, devendo o caixão levar a tampa somente arriada, mas não fechada a cadeado, a fim de permitir novo reconhecimento pelas pessoas presentes, antes de baixar ao túmulo. (Souza Lima, 1916)

Quem temia tamanha incúria na assistência à própria morte era Agostinho José de Souza Lima, um dos principais nomes da medicina legal no país, que bem conhecia o precário procedimento de verificação dos óbitos. O texto aflito, ele escreveu em carta ao doutor Amâncio de Carvalho, professor de Medicina Pública na Faculdade de Direito de São Paulo, pouco antes de morrer, quando já sabia da gravidade de sua doença e de sua condição terminal. Em diversas ocasiões, os dois médicos haviam chamado a atenção para o problema da morte aparente – a suspensão dos sinais exteriores de vida, virtualmente causada por asfixia, apoplexia, síncope, catalepsia ou outros fatores –, sublinhando a necessidade da participação de médicos no diagnóstico da morte.

Olympio da Fonseca (1930) sugere que a preocupação do doutor Souza Lima com o tema já houvesse sido despertada ao início de sua carreira, quando acompanhou o aflitivo transe vivido pela nora do marquês de Sapucaí, em uma fazenda nas cercanias de Teresópolis. Acometida por grave infecção puerperal, ela caiu em profunda letargia, permanecendo por aproximadamente trinta horas em estado de morte aparente. Conseguiram reanimá-la após uma empregada ter notado ligeiro movimento de pálpebras, dando o alarme. A enferma viveu ainda 33 anos após o incidente; para seu pânico, teve a audição preservada durante todo o tempo, podendo notar que apenas não fora sepultada porque o caixão havia sido encomendado na Corte e não chegara em tempo. Em seu compêndio de medicina legal, Souza Lima (1924) registrou ainda outros casos de morte aparente. Um deles, em particular, ilustrava sua crítica aos procedimentos usuais de diagnóstico da morte, em especial a emissão de atestados de óbito pelos médicos, sem a devida visita ao falecido. Tratava-se de uma criança entregue aos seus cuidados, que se encontrava em estado verdadeiramente desesperador. Quando o pai procurou-o solicitando o atestado de óbito para providenciar o enterro, o médico não hesitou em atendê-lo, pois em sua última visita deixara o doentinho já quase sem esperanças. Para sua grande surpresa, o pai retornou para comunicar que o filho ainda vivia, tendo se recuperado de "um espasmo ou torpor um pouco longo". Dois dias depois, infelizmente, a criança faleceu de fato, vítima de uma nova crise. Desta feita, Souza Lima foi pessoalmente verificar a realidade do óbito, antes de passar o novo atestado.

Existiam procedimentos técnicos que permitiam diferenciar a morte aparente da real, com maior ou menor precisão. O estudo dos sinais da morte foi pondo à disposição da classe médica nacional, por meio da imprensa especializada, vários recursos para esta determinação. Em 1868, era divulgado o método oftalmoscópico de Bouchut (*Gazeta Médica da Bahia*, Editorial, 1868), que constatava a morte mediante o exame da córnea. A reação de Severin Icard consistia na averiguação do desprendimento de "gás sulfídrico" pelo cadáver, indicativo de putrefação já iniciada, por meio de uma haste delgada envolta em papel reagente, introduzida por cerca de cinco a seis centímetros nas fossas nasais. De fácil aplicação, o método era preconizado para aplicação no campo, quando não fosse possível a participação do médico no diagnóstico da morte. Para as perícias médicas, contudo, deveria ser preferida a injeção de "fluoresceína", técnica reconhecida como mais precisa.

Em 1908, Antonio Lecha Marzo, conhecido médico-legista espanhol condenou os processos de pesquisa até então empregados, propondo a constatação da acidez *post mortem* das lágrimas, de facílima execução. Entretanto, Icard constatou que embora fosse este o método mais prático e simples, não teria valor absoluto, e desenvolvia nova técnica de determinação da acidez subcutânea, por meio de agulha cirúrgica, método que já produziria resultados confiáveis entre cinco e sete horas após a morte. Também Ramón Álvarez de Toledo, na Espanha, Sylvio Rebello, em Portugal, Chauvigny e Simonin, na França, dentre vários outros médicos, associaram os seus nomes a esse ramo do desenvolvimento tecnológico.

No Brasil, essas pesquisas foram divulgadas por Henrique Tanner de Abreu (1930), catedrático de Medicina Legal da Faculdade de Medicina do Rio de Janeiro, por Gonçalo Moniz (1906), na Bahia, e por vários outros médicos. Sob a orientação de Oscar Freire, o doutor Drummond apresentou tese de graduação comparando experimentalmente alguns desses métodos e selecionando a reação de Icard como o de melhor resultado. Esse campo experimental, contudo, não recebeu maiores influxos dos médicos-legistas brasileiros; os quais, em geral, só se aplicaram ao seu exercício para divulgar e avaliar os trabalhos desenvolvidos no exterior. No que tange à verificação da morte, o principal ponto de aglutinação dos esforços médicos no Brasil foi mesmo a reivindicação de um serviço de assistência pública para prestar os devidos cuidados aos supostos mortos.

Em diferentes ocasiões, esta bandeira foi levantada pelo doutor Amâncio de Carvalho, como no III Congresso Científico Latino-Americano, realizado em 1905, quando ele detalhou melhor a proposta. O serviço de verificação de óbitos deveria ser composto por "obitórios" ou "câmaras mortuárias" instaladas nos cemitérios ou em outros locais adequados, em quantidade suficiente, prevista em função do coeficiente de mortalidade da população. Ali, os corpos permaneceriam durante o prazo regulamentar antes da inumação, sendo tomadas as devidas providências, tanto para constatar a realidade da morte, como para permitir uma virtual reanimação. O prazo de 24 horas antes do enterro, muitas vezes desrespeitado no Brasil, deveria ser ampliado para 36 horas, com exceção para as vítimas de moléstias epidêmicas, que poderiam continuar disseminando a moléstia mesmo após a morte. Além disso, deveriam ser reformados os carros e os caixões destinados à condução dos supostos mortos até o necrotério, para não consumar as mortes que ainda não houvessem de fato acontecido.

Essas medidas foram logo subscritas pelo doutor Souza Lima (1909, 1916 e 1921), que abraçou a causa da verificação da morte como um de seus temas favoritos, lastimando a falta de preocupação da administração pública com "este ramo da assistência médico-policial". Ele também julgava insuficiente o período de 24 horas para a inumação e lembrava que Holanda e Itália adotavam as 36 horas; Áustria e Alemanha, 48. Na Inglaterra, o costume obrigava esperar os primeiros sinais da decomposição cadavérica; só Espanha e Portugal admitiam prazos menores, entre cinco e seis horas, o que o levava a ironizar o risco de serem enterrados em vida aqueles que, nesses países, "adormecessem um sono demasiado longo".

O doutor Souza Lima reconhecia as dificuldades que obstavam a implantação de um serviço especial de verificação de óbitos. As despesas demandadas para custeio de pessoal, instalações, equipamentos etc. constituíam óbice sempre lembrado. Outro problema dizia respeito às possíveis disputas e dissensões, que decerto oporiam os médicos clínicos que assistiram a agonia de um paciente e os peritos que deveriam verificar o seu óbito. Esses dois fatores, em conjunto, talvez explicassem por que durou tão pouco a instituição dos "verificadores de óbitos", criada no Rio de Janeiro em 1866 pelo então ministro da Justiça, o conselheiro Nabuco. Por isso, Souza Lima propunha que "a melhor solução prática" seria o recurso à corporação de higiene e assistência municipal, bastante numerosa, a qual acabava de ter suas atribuições consideravelmente diminuídas após a promulgação da primeira constituição da República, que transferiu muitas de suas obrigações para os governos estaduais (para o governo federal, no caso do Rio de Janeiro).

Entretanto, a pretexto do excesso de trabalho, o doutor Luiz Barboza, diretor da repartição municipal de higiene e assistência do Rio de Janeiro, rejeitou reiteradas vezes o pedido de Souza Lima. Nos anos que se seguiram, tampouco se efetivou a implantação de um serviço especial, o que deixou o diagnóstico da morte relegado a função superficialmente desempenhada pelas instâncias policiais até 1921, quando uma reforma no Departamento Nacional de Saúde Pública transferiu a atividade para a Inspetoria de

Fiscalização do Exercício da Medicina, então dirigida pelo doutor Theophilo Torres. Já avançado em idade, o doutor Souza Lima não deixou de dedicar à "inovação" o seu "protesto" e "censura". Sob a rubrica "verificação de óbitos", o que de fato estava sendo transferido era a pesquisa das causas da morte, dever que, a seu ver, a polícia teria exercido a contento até então, com peritos suficientemente habilitados. Ademais, admoestava o conhecido médico-legista, a repartição sanitária federal não disporia do material e instrumentos necessários para "o desempenho cabal de diligências dessa natureza".

Insatisfeito e contrariado, o doutor Souza Lima faleceu, no ano seguinte, temendo ser ele mesmo objeto do descaso que ele tanto denunciara na assistência aos mortos: "Desta forma, continuarei eu e os que comigo têm pugnado nesta campanha, a incorrer na pecha de visionários e sonhadores, vítimas da obsessão mórbida da tafofobia, como já foi classificado pelo espírito malicioso e satírico de um festejado colega" (Souza Lima, 1921).

Argumento radicalmente oposto moveu a intervenção de Afrânio Peixoto, outro importante nome da medicina legal no Brasil. Segundo ele, o prazo de 24 horas usualmente esperado para as "secções cadavéricas" seria mais do que suficiente para que os sinais de putrefação afastassem até "a mais grosseira incredulidade" quanto à realidade da morte. Antes de pretender dilatá-lo, dever-se-ia lutar para diminuí-lo, uma vez que o tempo seria longo o bastante para produzir alterações necroscópicas capazes de influenciar prejudicialmente as análises médico-legais de anatomia patológica. Afrânio Peixoto recomendava a antecipação desse prazo para 12 horas após o falecimento, medida ainda mais necessária em um país de clima quente, e recomendava a aplicação de instrução normativa de 1907, que permitia o início da autópsia em prazos ainda menores, caso houvessem sido efetuados os testes habituais de verificação da realidade do óbito:

> É uma verdadeira obsessão a de certas pessoas pela possibilidade da morte aparente, confundida com a real: isso não tem justificativa. Bem verificada, e pelos caracteres comuns, a morte, não existe perigo das inumações precipitadas, nem das secções em vida. As velhas histórias eram produto do medo e da imaginação, um criando, outro

ampliando, narrações e possibilidades tremendas... As anedotas antigas são todas contestáveis... Com os progressos científicos e a veracidade dos inquéritos, cessará certamente essa colaboração do medo e da imaginação, que atormenta a tantos indivíduos impressionáveis. (Peixoto, 1918)

Embora Afrânio Peixoto demonstrasse ceticismo a respeito da possibilidade da morte aparente, Flamínio Fávero afirmava que, em alguns casos, ela poderia prolongar-se por algum tempo, como em vítimas de afogamento. Desse modo, a responsabilidade do médico assistente impor-lhe-ia a obrigação profissional de não desistir de empregar os recursos necessários para tentar a reanimação.

Na Bahia, o Serviço de Verificação de Óbitos foi organizado por Oscar Freire em 1916, por ocasião da regulamentação do Serviço Médico-Legal do Estado. Suas atribuições foram definidas pelo Artigo 302 do Decreto Estadual n.1.572, incluindo a determinação da realidade da morte, além de outras obrigações: verificar se o óbito tivera origem criminosa; certificar-se de que não houvesse sido causado por moléstias infectocontagiosas; caso contrário, acionar as medidas profiláticas estipuladas pela defesa sanitária; determinar a causa da morte nos casos que não receberam assistência médica; expedir os atestados de óbito. Embora tenha sido posteriormente transferido para a corporação de Saúde Pública do Estado o Serviço de Verificação de Óbitos retornou, em pouco tempo, ao Instituto Médico-Legal Nina Rodrigues, da Bahia.

Em São Paulo, a preocupação com a morte aparente foi contemplada no Código Sanitário, promulgado pelo Decreto Estadual n.2.918, de 9 de abril de 1918, que impedia, pelo Artigo 537, a cremação ou enterro antes de se manifestarem no cadáver os primeiros sinais de decomposição orgânica. O Serviço de Verificação de Óbitos foi criado na Capital do Estado em 13 de abril de 1931, pelo Decreto Estadual n. 4.967, que o subordinava à Inspetoria de Profilaxia de Moléstias Infecciosas, com as funções precípuas da expedição de atestados de óbito, da determinação da *causa mortis* e do diagnóstico da morte real. Alguns anos depois, pelo Decreto Estadual n.10.139, de 18 de abril de 1939, este órgão foi transferido para a Faculdade de Medicina da Universidade de São Paulo, anexo ao Departamento de Anatomia Patológica, com o intuito de suplementar suas atribuições com as atividades correlatas do ensino médico.

AUTÓPSIAS

> A medicina legal, senhores, é tão importante, e as dificuldades de seu estudo são tais, que muitas vezes se torna impossível que o mesmo perito tenha aptidão para resolver de uma maneira satisfatória todas as questões que lhe podem ser propostas ... A necessidade, portanto, da criação de um júri médico-legal, composto dos mais hábeis profissionais, salta aos olhos os mais míopes, às inteligências as mais acanhadas. (Moreira, 1861)

A intervenção médico-legal no campo da "tanatologia forense" apenas se iniciava com a comprovação pericial da morte real. Seu próximo passo seria o mais abrangente exame cadavérico, visando sobretudo determinar a causa da morte. Postura do corpo, análise das lesões encontradas, exame das vísceras e dos tecidos, cronologia da morte – estes seriam os principais elementos da realização de autópsias, um campo de aplicação da medicina legal contemplado por efetivo desenvolvimento técnico no Brasil durante as primeiras décadas do século XX. A participação dos médicos-legistas nas perícias necroscópicas foi tão intensa, que se chegou a tomar como quase sinônimos os termos "autópsia" e "medicina legal". Várias inovações tecnológicas no setor foram obtidas no período, tendo sido registradas nas publicações especializadas. A título de ilustração, poder-se-ia destacar os estudos de entomologia médica e sobre a fauna cadavérica realizados por Oscar Freire na Bahia e em São Paulo; os trabalhos pesquisando os sinais da morte por submersão; as determinações laboratoriais procurando diferenciar a morte súbita daquela precedida de agonia; as análises toxicológicas para a caracterização dos virtuais envenenamentos.

Mas a preocupação médica envolvendo as autópsias não se esgotaram nesse conjunto de aspectos técnicos. Como organizar um serviço médico-legal de autópsias? Quando a autópsia deveria necessariamente ser realizada? Em que casos ela poderia ser dispensada? Sob que condições justificar-se-iam as exumações para a realização tardia de autópsias? Estes foram os principais problemas de ordem político-administrativa que os médicos-legistas procuraram resolver. Ao abordar esses temas, discutindo-os na imprensa especializada, mais uma vez vamos encontrá-los exercendo sua vocação normativa; isto é, procurando implantar ordem em uma realidade denunciada como caótica, precária, prejudicial. Vamos igualmente verificar que a ordem que pretenderam implantar não derivava de consenso ou unanimidade, sequer de projeto majoritário na categoria, o que retardou a organização institucional do setor.

Até 1866, as atividades médico-legais na circunscrição do Rio de Janeiro estiveram entregues a dois médicos mantidos pela repartição central de polícia da Corte, os doutores Antônio José Pereira das Neves e José Francisco de Souza Lemos, nomeados dez anos antes, pelo Decreto n.1.740. Naquele ano, havia sido criado um corpo de médicos verificadores de óbitos, encarregados de efetuar o diagnóstico da morte real, liberar os corpos para o enterramento ou convocar a polícia para averiguar os casos suspeitos de crime. Além disso, os mesmos profissionais foram sobrecarregados com o encargo de prestar os primeiros socorros às vítimas de acidentes ou de moléstias. A partir de 1873, a cidade passou a contar com um necrotério, aumentando os recursos e as condições para a realização de autópsias. Tendo sido constatada a necessidade de acesso aos exames laboratoriais, em 1881 foi nomeado médico consultante da polícia o doutor Agostinho José de Souza Lima, professor da Faculdade de Medicina, e seu auxiliar, o preparador químico Borges da Costa, para efetuarem as análises de vísceras e outras determinações que se fizessem necessárias para a instrução dos processos criminais. Pouco tempo depois, entretanto, o conhecido médico-legista abandonou a função, obrigado pela promulgação de uma lei impedindo o acúmulo de cargos públicos. Foi então substituído pelo doutor Antônio Maria Teixeira, outro nome proeminente na história da medicina legal no Brasil.

Durante o período imperial, estas foram as principais medidas oficiais relativas à realização de autópsias. Desse período, o primeiro documento selecionado para destaque mostra o discurso que o doutor Costa Ferraz proferiu no dia 5 de janeiro de 1873, ocasião da cerimônia de inauguração e bênção do necrotério da Corte. Em sua preleção, entremeada de termos altissonantes de saudação à "Augusta Princesa", podia-se aferir ambos os sentidos da intervenção médico-legal: rejeição da desordem associada à situação vivida; atribuição de conotação moral para a ordem que se pretendia implantar. Ouçamos algumas das palavras que ecoam ainda nos anais da Academia Imperial de Medicina:

> A Capital do Império não podia por mais tempo suportar o repugnante espetáculo que quase diariamente presenciava, vendo atirados em acanhado e imundo telheiro os corpos de seus desventurados habitantes, vítimas dos mais variados sinistros.
> A sentença que há tantos anos infamava a esta cidade, e condenava a moral de um povo educado nas práticas severas do cristianismo, está revogada do modo mais peremptório e convincente!
> O necrotério está felizmente levantado!
> Símbolo de fé e de caridade, ele é o testemunho eloquente de um grande e generoso sentimento, obra de amor e piedade – é um exemplo de moralidade, é um protesto que se levanta contra o falseamento de princípios que têm atrofiado a consciência pública para aniquilar seus direitos e fazer esquecer seus mais caros deveres. É o grito que reanima um princípio, que acorda no homem a sublime virtude do amor do próximo, é finalmente o farol luminoso que, dissipando as trevas da incerteza e revelando à ciência a verdade em todo o seu esplendor, abrirá um campo vasto para novas e proveitosas indagações.
> A justiça pública, esse poder criado em todos os países para garantir a honra e a vida do cidadão, essa barreira, de encontro à qual se devem quebrar os embustes e artifícios do crime, de posse de tão poderoso instrumento poderá receber a resolução de seus graves e complicados problemas; não se terá mais o direito de instruí-la com incompletos e detestáveis esclarecimentos. (Ferraz, 1873)

Outro destaque selecionado para o período imperial refere-se à discussão suscitada em 1887 pelo doutor Henrique Monat sobre a organização do serviço médico-legal da polícia e mostra a dificuldade da categoria médica em conduzir o debate até alguma conclusão que recebesse apoio suficiente para deflagrar as reformas. Bastante insatisfeito com a atuação daquele serviço no episódio conhecido como "questão Castro Malta", ocorrido em 1884, o doutor Monat instava com a Academia Imperial de Medicina, pleiteando sua intervenção nos poderes competentes, para conseguir reorganizar a prática e os procedimentos policiais que antecediam a inumação de cadáveres. Em seu conjunto, as modificações que ele propunha eram excessivamente amplas. Iam desde medidas administrativas – como aumento do pessoal encarregado desses trabalhos, melhores remunerações etc. – até a revisão do Código Penal e a instituição de normas e diretrizes para a realização de autópsias e demais exames médico-legais. Como base para sua proposta, o doutor Henrique Monat delineou uma severa crítica à situação em que se encontrava o serviço médico-legal:

> Temos tudo a criar: não temos verdadeiramente um sistema médico-legal; não temos estatísticas; as nossas leis estão muitas vezes em desacordo com a ciência; a confusão é completa ... O material do serviço é o mais pobre possível; a polícia não dispõe do necessário para uma autópsia completa; não tem um microscópio para exames de manchas de sangue, de esperma; entretanto os defloramentos são tão frequentes ... O necrotério não tem acomodações para a conservação de peças que devam ser estudadas, nem um local onde se possa fazer um estudo longo, minucioso; não dispõe de aparelhos fotográficos, de uma geleira, não tem, enfim, nem o necessário a uma simples morgue. Nesse estabelecimento não há recursos para se prestarem socorros a um asfixiado que ainda possa ser chamado à vida; não há um médico a seu serviço que reconheça a morte nos indivíduos remetidos; entretanto se sabe que qualquer autoridade pode para aí enviar um corpo, sem ter previamente feito estabelecer a morte por um profissional! (Já tinha sido apresentado este trabalho, quando um fato veio corroborar esta acusação.) ... Se tal sucede na Capital do Império, temos necessidade de dizer o que se passa nas Províncias? (Monat, 1888)

Em resposta à sua moção, a Academia de Medicina nomeou uma comissão para estudar a questão e propor soluções. Souza Lima, Soeiro Guarany (1888), Alfredo Piragibe, Antônio Maria Teixeira (1888) e José Eduardo Teixeira de Souza (1888) foram os membros designados, que não conseguiram chegar ao consenso e apresentaram relatórios separados, preservando seus próprios pontos de vista. Se considerarmos a proposta original de Henrique Monat e outra, apresentada pelo conselheiro Caminhoá (1888), que a redigiu voluntariamente como subsídio para a discussão da comissão, foram ao todo seis projetos sobre o mesmo tema, constituindo um emaranhado de ideias contraditórias, medidas específicas em desacordo, que não chegaram a ser integradas em um único texto. Acompanhando a discussão que então se travava na Academia, o doutor Azevedo Sodré (1888), editorialista do *Brasil-Médico*, destacou os principais pontos polêmicos: a subordinação que alguns pretendiam estabelecer entre o serviço médico-legal da polícia e a Faculdade de Medicina; a questão de deontologia relativa à competência de uma repartição de polícia regular honorários médicos; a confusão entre as atribuições exclusivamente médico-legais e as de assistência médica e de higiene pública; a discussão sobre a conveniência ou não de se unificar o serviço médico-legal nas províncias sob a direção da repartição existente na Corte.

Os debates se estenderam por quase todo o ano de 1888 sem que se chegasse a uma conclusão, sem que fossem definidas medidas de apoio majoritário. Talvez por esse mesmo motivo, nada se alcançou na ocasião: as reclamações ficaram sem resposta e o serviço médico-legal da polícia continuou funcionando sem a reforma desejada. Todavia, os vários projetos ficaram arquivados nos anais da Academia, para consulta das gerações seguintes de médicos-legistas.

No final do século, novos fatos vieram avivar a polêmica. No dia 5 de novembro de 1897, Marcellino Bispo de Mello atentou contra a vida do presidente da República e assassinou o ministro da Guerra, marechal Machado de Bittencourt. Levado à prisão, ele foi encontrado enforcado em sua cela, no dia 24 de janeiro do ano seguinte. Suicídio ou homicídio? Com a opinião pública mobilizada, o governo resolveu dotar o ato pericial com a máxima transparência e confiabilidade. Para tanto, nomeou uma numerosa comissão de médicos, reconhecidos especialistas em suas áreas de atuação. Dos convidados, 26 compareceram à autópsia; como todos quisessem trabalhar ao mesmo tempo, os instrumentos foram insuficientes e as cenas de atropelo havidas foram reproduzidas na imprensa diária.

Pouco tempo depois, outra autópsia ganhou as páginas dos jornais, evidenciando irregularidades em sua execução. Tratava-se do exame sobre o corpo da pequena Maria, irmã xifópaga de Rosalina, que não resistira à cirurgia de separação realizada pelo doutor Eduardo Chapot Prévost – um dos eventos em que a intervenção médica conquistou maior repercussão social no Brasil. Os três peritos designados divergiram sobre vários aspectos da autópsia e apresentaram dois relatórios separados; um deles acusando imprudência e imperícia médica em todo o procedimento diagnóstico, prognóstico e cirúrgico a que havia sido submetida a paciente. Analisando o caso, Afrânio Peixoto (1902) condenou a inclusão desse tipo de avaliação em um protocolo de autópsia, o qual deveria apenas "descrever, mencionar, referir" e não "qualificar, julgar e até prejulgar".

Os dois casos foram relacionados pelo doutor Afrânio Peixoto, por ocasião de sua indicação pelo Ministério da Justiça e Negócios Interiores, em 26 de dezembro de 1901, para elaborar o projeto de regulamentação do serviço médico-legal de autópsias. Sua crítica à conduta médica nesses episódios procurava firmar a necessidade de "um critério superior" que dirigisse as perícias necroscópicas, conferindo-lhes "uma sanção científica indispensável". "Uma autópsia mal feita não se refaz": era o mote proposto. O médico lembrava ser necessário obrigar os peritos a "uma disciplina técnica" que satisfizesse as exigências da medicina pública. A regulamentação desse serviço especial seria "o remédio assinalado nos países de adiantada cultura científica" para as "graves ameaças à segurança pública" que resultariam da prática irregular de autópsias.

Os trabalhos de Afrânio Peixoto culminaram no Decreto n.4864, de 15 de junho de 1903, que regulamentou os procedimentos periciais da autópsia. O texto legal repercutiu favoravelmente na classe médica, tendo recebido o importante aval de Nina Rodrigues (1904), ex-professor de Afrânio Peixoto, cujo parecer elogioso foi recebido com agrado pelo discípulo e admirador. Mesmo assim, esse regulamento só foi de fato implantado em 1907, quando o Decreto n.6.440, de 30 de março, criou o Serviço Médico-Legal do Distrito Federal, após uma ação conjunta de pressão sobre o poder executivo, realizada pela Academia Nacional de Medicina e pelo Instituto dos Advogados. Seu primeiro diretor e fundador foi o doutor Jacyntho de Barros, precocemente falecido, seguido pelo doutor Moretzsohn Barbosa. A nova repartição contava com laboratório de química, microscopia, fotografia, museu, biblioteca, sala de secções, sala de exames, aparelhos, instalações, além de um corpo de profissionais mais abrangente.

No que se refere aos exames necroscópicos, no entanto, a nova estrutura e o funcionamento do Serviço Médico-Legal continuaram suscitando manifestações de insatisfação dos médicos fluminenses. Nos anos seguintes, a imprensa médica voltou a estampar artigos denunciando a realização de autópsias consideradas desnecessárias; protestos contra exumações judiciárias conduzidas sem o respeito devido aos despojos humanos; em suma, apontando irregularidades no exercício das atividades periciais de sua competência. Em particular repercutiu consideravelmente na imprensa médica e nos jornais a campanha movida pelo doutor Alfredo Nascimento (1915) na Academia Nacional de Medicina, condenando como uma "crueldade inútil" a realização de autópsia nas vítimas do naufrágio da barca "Sétima", em 26 de outubro de 1915, em plena baía de Guanabara, ocasião em que morreram afogadas trinta das quatrocentas crianças de um colégio de Niterói, que retornavam de um desfile em homenagem ao cardeal arcebispo.

ATESTADOS DE ÓBITO

Expostas essas opiniões despretensiosas, muito nos desvaneceríamos se elas tivessem o dom de promover quaisquer medidas tendentes a pôr cobro aos males apontados. (Torres, 1912)

Verificar a realidade da morte; determinar suas causas, seja por meio do exame externo do cadáver, seja pelo acompanhamento clínico que o caso possa ter recebido, seja por autópsia completa. Dedicar atenção especial para a possibilidade de a morte ter resultado de fatores externos à vítima, como em crimes, acidentes, afogamentos. Nessas situações, a exigência da realização de autópsias era ainda mais imperiosa, para que o maior número de elementos elucidativos da ocorrência fosse detectado, instruindo possíveis procedimentos judiciais. No que tange à assistência aos mortos, estas seriam as primeiras tarefas impostas aos médicos. A próxima seria a emissão do atestado de óbito, documento sumariando as principais informações sobre o evento, cuja emissão seria exigida para liberar o sepultamento do cadáver. Embora o Decreto Imperial n.9.886 (que regulamentou o registro civil de nascimentos, casamentos e óbitos no âmbito do Rio de Janeiro) já estipulasse a obrigatoriedade do atestado de óbito, só em 21 de novembro de 1891 o Decreto n.680, assinado por Deodoro da Fonseca e Alencar Araripe, padronizou um formulário único, com os quesitos necessários aos trabalhos da demografia sanitária: sexo, cor, idade, estado civil, profissão, nacionalidade etc. Dentre os itens que deveriam ser preenchidos pelo médico que assistiu o caso, a *causa mortis* foi o único que suscitou controvérsia.

Como se tratasse de inovação, a Inspetoria Geral de Higiene incluiu, no próprio texto legal publicado no Diário Oficial, um longo trecho justificando a medida. O inquérito teria como finalidade o esclarecimento de um grande número de problemas relativos à distribuição geográfica e temporal das várias manifestações patológicas. Quanto às moléstias infecciosas, como a varíola e a febre amarela, as vantagens do acompanhamento estatístico seriam "intuitivas" de tão evidentes. Em relação à mortalidade infantil, aos nascidos mortos, às vítimas de enfermidades associadas a outras patologias, o registro civil das causas de morte seria um importante instrumento para a administração sanitária.

A despeito desses argumentos e dos demais benefícios prometidos pela análise das estatísticas vitais, e apesar de o Decreto n.680 abranger apenas o Distrito Federal, o doutor Nina Rodrigues (1892), de Salvador, intercedeu junto à Sociedade de Medicina e Cirurgia do Rio de Janeiro, reivindicando a sua mobilização contra a inclusão obrigatória da causa de morte nos atestados de óbito. O médico-legista não aceitava os argumentos evocando a utilidade pública da medida, pois acreditava que, em todas as causas, quando o interesse se opõe "ao direito e ao dever", seríamos conduzidos "à dissolução dos princípios tutelares da sociedade"; em política, seríamos conduzidos ao arbitrário, "em direito à injustiça, em moral ao relaxamento".

O que movia tamanha indignação cívica era a constatação de que os médicos fluminenses teriam aceito com muita facilidade a supressão do segredo profissional a que estariam obrigados pelo Artigo 192 do Código Penal, pelos princípios do Código de Ética Médica adotado pelas associações médicas brasileiras e pelo juramento prestado no ato de sua investidura na profissão. Nina Rodrigues louvava o zelo com que a Inspetoria Geral de Higiene se empenhava em organizar um bom serviço de estatística médica, mas não podia concordar com "a sumária condenação lavrada contra o importuno obstáculo do segredo profissional". E mencionava, como modelo, a "bela organização das estatísticas demográficas" da cidade de Paris, mantidas por Bertillon, para provar que seria possível harmonizar os interesses da higiene com as obrigações da ética médica.

Se o seu parecer houvesse prevalecido, nunca se poderia condensar os atestados de óbito segundo as causas de morte; nenhum médico poderia atestar essa informação. Apesar de todos os argumentos ressaltando o valor desses dados para a organização dos serviços de Saúde Pública, Nina Rodrigues não condescendia sequer com a proposta conciliatória do doutor Alfredo Britto (1894), seu concunhado e amigo, a qual previa a notificação da causa de morte apenas em uma segunda via, a ser encaminhada à repartição pública responsável pela estatística demógrafo-sanitária. Segundo sua proposta, esta segunda via deveria ser numerada de acordo com a primeira, de posse da família, para permitir uma virtualmente necessária verificação das informações registradas; todavia, não teria identificação de nome, preservando os interesses particulares que o sigilo médico procurava proteger.

Durante as últimas décadas do período imperial, os estudos estatísticos de mortalidade baseavam-se em informações colhidas nos jornais, que publicavam a cada dia os óbitos ocorridos na cidade. Após a proclamação da República, com a implantação de serviços de demografia sanitária em alguns Estados, os levantamentos tornaram-se mais amplos e criteriosos, envolvendo informações mais confiáveis.

Nesse período, o doutor Eudóxio de Oliveira (1898a e b e 1899) valia-se da *Gazeta Médica da Bahia* para divulgar sua análise dos dados do registro civil, colhidos nos vários distritos urbanos e suburbanos de Salvador. Em seus estudos, ele quantificava e classificava os óbitos segundo diversos fatores de interesse sanitário: sexo, idade, nacionalidade, raça, estado civil, profissão, causa da morte, mês da ocorrência e qual o cemitério em que se deu o enterramento. Além disso, ele reunia os dados relativos às doenças de notificação compulsória, tabulava as certidões de casamento e contabilizava os extratos de nascimentos do registro civil. Como fruto de seu trabalho, eram apresentadas diversas informações de grande valia para os serviços de saúde: os meses em que acirrava a incidência da febre amarela e da varíola na cidade; as causas de morte que incidiram com maior intensidade em cada período, em cada faixa etária, em cada sexo; cálculo do coeficiente de mortalidade infantil etc.

Um dos pioneiros da estatística vital no Brasil, o doutor Eudóxio de Oliveira também voltou seus estudos para uma apreciação crítica quanto à qualidade dos dados analisados, constatando a falta de empenho das autoridades em apurar o sistema de registro civil e colocando uma questão que se manteve atual durante todo um século: "Quando o governo tomará medidas, a fim de podermos ter um serviço feito em ordem de prestar os seus reais resultados, pela exatidão de seus dados?" (Oliveira, 1899)

Além dos estudos sobre o obituário geral, a imprensa médica destacou aspectos específicos das estatísticas de mortalidade. No Rio de Janeiro, o doutor Ismael da Rocha (1901) apreendeu o crescimento da "cifra" de mortes devidas aos acidentes na "via urbana", em que "carros, tílburis, bondes e carroças" contribuiriam em larga escala para os repetidos desastres e atropelamentos. Em São Paulo, a *Gazeta Clínica* (Editorial, 1908) abrigava comparações entre os índices de mortalidade segundo as profissões; o Gabinete Médico-Legal divulgava mapas anuais da realização de autópsias, contribuindo para a classificação dos óbitos gerais, sobretudo daqueles devidos às "causas externas".

Em 1914, o doutor Aristides de Campos Seabra valia-se da estatística vital para consolidar sua tese contrária ao "malthusianismo triunfante". Demonstrando o excesso do número de óbitos ante o número de nascimentos em várias cidades do interior, o famoso médico concluía que a "despovoação" era uma realidade no Estado, pois também a capital conhecera coeficientes de natalidade decrescentes nos últimos anos, sendo 3,64% em 1912, segundo o anuário demográfico. Campos Seabra divulgava também dados de literatura internacional para reforçar seu pedido às autoridades governamentais por medidas de repressão à propaganda anticoncepcional. Segundo ele, o controle de natalidade, quando "estribado" na liberdade individual, atentaria "contra a moral pública" e traria graves ameaças "para a nacionalidade brasileira".

Além dos levantamentos e análises das estatísticas demógrafo--sanitárias, o registro civil dos atestados de óbito favorecia a identificação de diferentes problemas associados à organização dos serviços de saúde. Uma questão relativa ao exercício ilegal da medicina, por exemplo, foi levantada em 1908 pelo doutor Carlos de Castro: se os falsos médicos e curandeiros não podiam emitir atestados de óbito, e supondo que ao menos alguns de seus clientes morressem, como eles conseguiam "continuar abusando" da "boa fé dos incautos" em tantas cidades e por tanto tempo? Ele mesmo avançava a resposta; esse serviço estaria sendo prestado por clínicos amigos, que assinavam o atestado, mesmo sem ter assistido a vítima em sua agonia. Desse modo, o doutor Carlos de Castro apontava um dos fatores que supunha realimentar o exercício ilegal da medicina no período, a conivência dos médicos e até o "coleguismo" estabelecido entre "charlatães" e alguns clínicos, que se tornavam, assim, igualmente passíveis de enquadramento no Código Penal.

Alguns anos depois, o periódico médico paulista *Gazeta Clínica* (Editorial, 1915) também se voltava contra a emissão dos atestados médicos de favor, prática que seria bastante comum, especialmente no interior do Estado. Segundo o editorialista, muitos médicos consentiriam levianamente em atestar "por informações", mesmo sendo o informante "um ignorante que nada esclarecia para o diagnóstico". Os certificados assim emitidos, além de destituídos de qualquer valor, serviriam, não raro, para encobrir alguma ação criminosa, obstar a vigilância das autoridades higiênicas e prejudicar o acompanhamento estatístico das moléstias, indicador das reais condições de saúde da população local.

Em 1912, o doutor Theophilo Torres apresentou uma memória à Academia Nacional de Medicina, na qual estudava os diversos quadros da estatística mortuária no Rio de Janeiro. Seu trabalho de observação e crítica logo descobriu o viés que impedia esses dados de condizerem com a realidade. Ante a exigência regulamentar que proibia a inumação sem a devida declaração médica consignando a natureza da moléstia, muitos profissionais expediam atestados de óbito com o "diagnóstico de ocasião". Dependendo das circunstâncias, cresciam sem fundamento as cifras de óbitos devidos ora ao paludismo, ora à gripe, ora a outras enfermidades. Até obscuras entidades nosológicas, como "acesso pernicioso" e "gripe intestinal", surgiam com certa intensidade e logo desapareciam dos quadros compulsados.

Impressionado com esses registros, o doutor Theophilo Torres havia, em outra ocasião, representado à Diretoria Geral de Saúde Pública, solicitando a permissão, aos clínicos, de omitir o diagnóstico nos atestados de óbito, quando não lhes fosse possível firmar convicção a respeito da real causa de morte. Uma forte objeção se levantou contra essa proposta, uma vez que a omissão poderia eventualmente se estender às mortes envolvendo crimes, que escapariam, assim, à ação da justiça. Nesse sentido, o doutor Torres trazia outra solução para o problema: a criação de um corpo de médicos verificadores de óbito, especialmente habilitados para as perícias necroscópicas. Esses médicos deveriam ser responsabilizados pela emissão dos atestados de óbito, sempre que os clínicos tivessem dúvidas sobre o diagnóstico a ser registrado.

Uma proposta mais abrangente para a organização dos serviços médico-legais, a qual também reconhecia a especificidade desse segmento da atividade profissional médica, havia sido feita anos antes pelo doutor Nina Rodrigues (1892), em moção apresentada à congregação da Faculdade de Medicina da Bahia. Naquela moção, o médico defendia a criação no Brasil de um título particular de habilitação para o "médico oficial", título que seria exigido dos candidatos ao exercício da medicina pública em seus dois ramos, os cargos sanitários e as funções periciais de ordem médico-legal. Sua proposta, contudo, não cativou a simpatia de seus colegas docentes, e a congregação preferiu não dar seguimento ao plano que restringia a ação dos profissionais dedicados às demais especialidades médicas. Outro fator de erro no preenchimento dos atestados de óbito foi apontado em 1919 pelo doutor Luiz de Rezende Puech, da Santa Casa de Misericórdia de São Paulo. Segundo ele, havia uma "deplorável confusão" entre a *causa mortis* – a causa direta da morte, o "incidente" ou "complicação" que efetivamente provocara o óbito – e a moléstia ou doença que deflagrava esse evento patológico. Assim, por exemplo, seria comum os clínicos atestarem óbitos de crianças por broncopneumonia ocorridos no decurso do sarampo, sem sequer mencionarem esta enfermidade; desse modo, o sarampo aparecia nas estatísticas com uma impressão ilusória de pequena gravidade. Esse problema era levantado com o intuito de reforçar o apelo pela reforma e unificação dos atestados de óbito em São Paulo; algo que só se verificou anos depois, sob a égide dos trabalhos de Oscar Freire, que trouxera sua experiência de ex-diretor do Serviço de Verificação de Óbitos da Bahia, e de Geraldo Horário de Paula Souza, quando dirigiu o Serviço Sanitário do Estado.

INUMAÇÃO E CREMAÇÃO DE CADÁVERES

> Os cemitérios, conquanto não em colinas, devem ser colocados em lugares altos e num ponto oposto àquele por onde sopram os ventos predominantes, a fim de que estes não tragam para a cidade as emanações. (Chermont, 1909)

Após a emissão do atestado de óbito, a próxima etapa da intervenção médica sobre a morte recairia sobre a inumação dos cadáveres. Durante todo o período colonial, a forma institucional de inumação mais usual foi o sepultamento no interior das igrejas, procedimento regulamentado apenas pelo direito eclesiástico. A primeira lei imperial provendo a instalação de cemitérios fora dos recintos dos templos só foi promulgada em 1º de outubro de 1828. De modo ainda inteiramente dominado pelo elemento religioso, o dispositivo legal determinava às Câmaras Municipais que provessem o estabelecimento de cemitérios subordinados ao clero local.

Em Pernambuco, esta obrigação só começou a ser cumprida anos depois, quando a Lei Provincial n.91, de 7 de maio de 1841, firmou as primeiras providências para a construção de um cemitério público em Recife, no campo de Santo Amaro. Apesar da iniciativa legal, e apesar de os vereadores terem aprovado a destinação de recursos orçamentários para esta finalidade, a medida ainda foi postergada por mais dez anos. O cemitério de Santo Amaro só foi inaugurado no dia 1º de março de 1851, justamente um ano depois da epidemia de febre amarela ter enchido as igrejas de cadáveres, demonstrando os limites de sua capacidade em promover tantos sepultamentos.

A princípio, a população teria reclamado contra o cemitério, temendo o enterro fora das igrejas ou considerando-o um ato de irreverência contra os mortos. Todavia, aos poucos, todos se acomodaram com a situação, abandonando os sinais de revolta. Para isso, contribuiu sobretudo a invasão do cólera em Recife, em 1856, um novo surto de grande mortandade. O doutor Olympio Leite Chermont (1909), que reconstituiu a história dos cemitérios de sua cidade, chegou a afirmar que, com o intenso crescimento da demanda, não só desapareceu o preconceito contra o cemitério como, em pouco tempo, teria causado repulsa o retorno à situação anterior. Estimulando a difusão desse estabelecimento pelos povoados vizinhos, no mesmo período, o bispo diocesano teria determinado aos vigários que abençoassem os cemitérios existentes na circunscrição de sua paróquia.

Em Salvador, a transição do enterramento nas igrejas para o cemitério não foi tão pacífica. A lei proibindo o costume tradicional e concedendo o monopólio dos sepultamentos a uma companhia privada entraria em vigor em outubro de 1836, mas foi obstada pela rebelião popular do dia 25 daquele mês, episódio que ficou conhecido como "cemiterada". Logo ao amanhecer, as irmandades leigas e ordens terceiras de Salvador convocaram o protesto, fazendo soar os sinos de muitas igrejas. Durante todo o dia e até de madrugada, a comoção popular contagiou a cidade, culminando na destruição do cemitério do Campo Santo, que mal acabara de ser construído.

A despeito da oposição popular, pode-se dizer que foi bem-sucedida, já em meados do século XIX, a campanha médica contra os sepultamentos *intra muros*. João José Reis (1991), estudioso do assunto, reconstituiu a literatura médica do período sobre o tema, com destaque para os textos pioneiros de Vicente Coelho de Seabra Silva Teles, "Memória sobre os prejuízos causados pelas sepulturas dos cadáveres nos templos e métodos de os prevenir", de 1800; de José Correa Picanço, depois nomeado cirurgião-mor do Reino Unido e barão de Goiana, "Memória sobre os enterramentos nas igrejas", de 1812; de Manuel Maurício Rebouças, tio paterno do abolicionista famoso de mesmo sobrenome, "Dissertação sobre as inumações", de 1832.

Os argumentos médicos voltavam-se contra os "vapores fétidos" que emanavam dos túmulos como consequência da decomposição cadavérica. Esses "miasmas" nocivos e letais exalariam de todo o interior das igrejas, sendo sentidos até mesmo nas ruas e casas mais próximas. Uma famosa experiência realizada na França teria constatado que cães e gatos lançados em covas recém-reabertas morriam em poucos segundos, após terríveis convulsões. Além disso, havia o registro da morte de operários contratados para abrir e fechar os sepulcros, por terem inspirado o "odor cadaveroso". Mais que uma ameaça à saúde individual, o hábito do enterro nas igrejas era apontado como ameaça à higiene pública, uma vez que as "emanações prejudiciais" propagar-se-iam filtradas através das paredes, afetando toda a vizinhança.

João José Reis observa que, além de terem se voltado contra os odores da putrefação cadavérica, os médicos que estudaram o tema durante a primeira metade do século XIX preconizaram o silêncio que deveria envolver a morte. Em especial, acusavam "a bulha excessiva dos sinos" com que os religiosos saudavam a passagem dos féretros, como "uma perturbação ao repouso público" e "um martírio para os doentes", posto que lhes lembrava a todo instante nosso destino comum. Os efeitos antiterapêuticos dos dobres de sinos, bem como os riscos físicos e espirituais associados, foram sublinhados em trabalhos divulgados pela Sociedade de Medicina do Rio de Janeiro, de autoria de Cláudio Luís da Costa, em 1833, e Soares Meireles, em 1834. Em sua crônica de 20 de outubro de 1872 à *Semana Ilustrada*, Machado de Assis (1938) reclamava não só da persistência do costume em Porto Alegre, mas de uma inovação introduzida na constituição sinodal, para evitar o excesso de badaladas: os féretros seriam saudados por três dobres de sinos para os defuntos do sexo masculino, duas para o sexo feminino e apenas uma para as crianças, independente do sexo.

Reconstituindo o contexto em que estiveram inseridos esses trabalhos médicos, João José Reis chama atenção para o significado simbólico da intervenção médica sobre a assistência aos mortos. Na impossibilidade de erradicar a morte, a medicina teria procurado escondê-la. O ocultamento da morte, a supressão de seus sinais mais perceptíveis e seu afastamento dos logradouros públicos teriam sido uma importante estratégia dirigida à potencialização dos recursos médicos:

> A desodorização e o silêncio foram outras tantas táticas de ocultamento do morto. A morte não devia ser lembrada, por representar uma espécie de chamamento. Os médicos contrariavam o tradicional dever de lembrança da morte do próximo como ato de preparação para a própria morte. Para eles, o fim da vida devia apresentar-se como surpresa – porque a medicina prometia a possibilidade de adiá-lo –, o que implicava abolir a necessidade do indivíduo de prevê-lo e de prevenir-se. Morte segredo, morte vazia. O doutor Costa escreveu: para o morto, "a despeito de todo o estrépito dos funerais, não lhe é menos pesada a terra, e sua memória, acompanhando-o ao sepulcro, aí desaparece no pó que o envolve". (Reis, 1991)

Ao contrário do que se verificou em Salvador, a construção dos grandes cemitérios públicos começou tardiamente em São Paulo, o que favoreceu uma transição pacífica para o novo costume. O primeiro cemitério municipal foi inaugurado em 1854, localizado a cerca de três quilômetros da cidade, no futuro bairro da Consolação, em terreno doado pela Marquesa de Santos para esta finalidade. Além de suprimir os sepulcros no interior das igrejas, pretendia-se que o cemitério abrigasse os corpos recolhidos em um terreno no interior do perímetro urbano, conhecido como "cemitério dos aflitos", próximo ao Largo da Forca, na Liberdade, onde eram abandonados praticamente insepultos os indigentes e os supliciados, para escândalo dos setores mais instruídos da população e inúmeras reclamações da classe médica.

Quando se tornou necessário ampliar a capacidade instalada, um novo cemitério foi estabelecido pouco mais afastado, na antiga Estrada do Araçá, a atual Avenida Doutor Arnaldo, em 1896, como complemento ao da Consolação, em terreno contíguo ao Hospital de Isolamento da Capital (outra instituição projetada para manter certa distância da cidade, diante do receio do contágio), hoje Hospital Emílio Ribas. Cerca de vinte anos depois, acompanhando a expansão urbana em direção oeste, mais um cemitério foi construído, já nas proximidades de Pinheiros, antigo povoado dos índios guaianazes. Com o tempo, conforme a cidade, em seu contínuo processo de crescimento, foi incorporando vilas e povoados vizinhos em outras regiões, como a Penha, Santo Amaro etc., vários cemitérios vieram se integrar à paisagem urbana.

Estudar a sequência temporal e a localização geográfica dos cemitérios paulistanos tem valor urbanístico e historiográfico, pois auxilia a reconstituir a projeção da metrópole. Contudo, mais significativo para a história do pensamento médico é o fato de se poder depreender, desse conhecimento, mais um elemento – se não de "medicalização" da sociedade – de afirmação da autoridade médica no Brasil. Porque o afastamento dos grandes centros populosos, argumento que a vertiginosa expansão da cidade logo reduziu a pó, era justamente uma das medidas preconizadas com mais insistência pela literatura médica relativa à construção dos cemitérios, durante o século XIX.

Para os médicos, a localização ideal dos cemitérios seria fora da cidade. À distância segura, que os impedisse de corromper os ares ou contaminar as fontes subterrâneas de água, sem que a dificuldade de acesso inviabilizasse seu uso continuado. Durante todo o século XIX, a literatura médica tratou dos vários aspectos relativos à construção e ao funcionamento dos cemitérios. Neste período, determinou-se a profundidade de seis pés, equivalente à medida emblemática dos sete palmos, que as covas deveriam observar, como medida higiênica que obstaria a disseminação das moléstias. A construção de muros suficientemente altos em todo o seu redor, para impedir a entrada de porcos e outros animais, que de fato vinham, como se tinha registro, para devorar os despojos humanos. Além disso, os médicos propugnaram o plantio de árvores e vegetação nos cemitérios, não só para purificar o ambiente, como para adornar com sobriedade a "morada da morte".

Vários estudiosos procuraram avaliar a salubridade dos cemitérios. Em 1883, o doutor Domingos Freire (*Gazeta Médica da Bahia*, Editorial, 1893) veio a público denunciar que escavara a terra sobre a sepultura de uma pessoa falecida de febre amarela, para analisar amostras desse material no microscópio, encontrando "vibriões que se moviam com rapidez", "miríadas de micróbios" idênticos aos que ele descobrira em vômito, urina e sangue de pessoas afetadas pela moléstia. Seu achado estava baseado, sabe-se hoje, em uma suposição errônea quanto ao virtual agente etiológico daquela enfermidade.

Pouco tempo depois, o doutor José Maria Teixeira (1887) redigiu memória sobre as causas da mortalidade de crianças no Rio de Janeiro, em resposta à questão proposta pela Academia Imperial de Medicina. O trabalho, laureado com o primeiro prêmio da sessão magna aniversária de 1887, dedicava todo um capítulo aos cemitérios da cidade, em função da "influência preponderante" que eles exerceriam sobre a higiene pública. O doutor Teixeira propugnava a construção de uma grande necrópole na periferia da cidade, onde também dever-se-ia processar a cremação de cadáveres. Para ele, os cemitérios que serviam à Corte seriam em número insuficiente e de pequenas dimensões, fatores que contribuiriam para a permanência e repetição das epidemias que mais atingiam as crianças.

A preocupação com a salubridade dos cemitérios fluminenses já havia suscitado, em 1878, o cuidadoso estudo do doutor José Lourenço de Magalhães, saudado pela imprensa médica como referência básica para o tema, reiteradas vezes citado por seus colegas coetâneos. Seu opúsculo *Parecer sobre os cemitérios de São João Baptista e São Francisco Xavier* foi publicado sob os auspícios da Provedoria da Santa Casa de Misericórdia do Rio de Janeiro, que durante muitos anos manteve o monopólio legal dos enterros em sua alçada. Sua observação pautava-se pelo viés normativo; nesse sentido, sua obra registra importante marco da intervenção médica sobre os domínios da morte. Mesmo não tendo solucionado a questão que dirigira sua investigação – a participação dos cemitérios no reaparecimento periódico da febre amarela –, o autor preocupou-se em fornecer elementos para uma ordenação médica desses estabelecimentos, subsidiando a tarefa de seus administradores. Também na Bahia os médicos foram chamados a avaliar as condições de higiene dos cemitérios locais. Os doutores Pacífico Pereira (1906), Gonçalo Moniz (1910) e José Júlio Calasans (1911), dentre outros, esquadrinharam os cemitérios existentes e prescreveram normas para reformar seu funcionamento. Estiveram especialmente preocupados com a geografia descritiva do estabelecimento: localização e inserção urbana, dimensões, capacidade, número de covas para adultos, para crianças, total de inumações por ano etc. Composição geológica do terreno; posicionamento relativo às fontes de água subterrânea; enfim, tudo que pudesse interferir na barreira asséptica que se pretendia interpor entre vivos e mortos.

Do final do século XIX ao início do XX, a crítica médica concentrou-se na persistência dos enterros em igrejas e conventos, hábito que ainda se verificava até mesmo nas capitais dos Estados, a despeito de toda a legislação já firmada sobre o assunto. Outra questão à qual a imprensa médica dedicou maior ênfase e os mais incisivos ataques foi a transposição para os cemitérios de um antigo expediente utilizado pelas igrejas para aumentar sua capacidade de sepultamentos em espaço exíguo: a construção de artefatos chamados "carneiros", termo que poderia ser mencionado, de forma mais esclarecedora, como "depósitos das carnes".

Carneiros eram estruturas de alvenaria, em geral muros suficientemente largos, construídos com várias cavidades dispostas regularmente, onde se instalavam as gavetas ou urnas tumulares das quais derivava o nome do artefato. Vedadas com mármore, ferro ou tijolos, as câmaras mortuárias comunicavam-se com o solo através de um tubo superficialmente enterrado. Sob o efeito da pressão, os "eflúvios cadavéricos" transportados por esses tubos logo atingiriam o terreno e, graças à sua permeabilidade natural, em pouco tempo, migrariam para a atmosfera, contribuindo para a produção dos tão temidos miasmas.

Após a proclamação da República, a primeira providência legal no campo da inumação de cadáveres foi movida pelo Decreto n.789, de 27 de novembro de 1890, que determinava a secularização dos cemitérios e os submetia à inspeção e à polícia do poder municipal. O mesmo dispositivo legal vedava o estabelecimento de cemitérios particulares, proibição depois reforçada pelo Artigo 72, Parágrafo 5°, da Constituição Federal de 1891, respeitando apenas os já existentes, mantidos por irmandades, confrarias e hospitais. Apesar disso, algumas congregações religiosas burlaram essa legislação, adquirindo extensas áreas no interior dos cemitérios regulares e mandando-as cercar para uso exclusivo de seus próprios membros.

Por ter promovido o afastamento de religiosos da gestão dos cemitérios, esta reforma pôde ser caracterizada como mais uma conquista no processo de "medicalização" da morte, uma vez que o controle leigo desses estabelecimentos era uma medida há muito postulada pela categoria médica. Mesmo assim, deve-se ponderar que, no momento em que essas providências eram tomadas, a reivindicação médica no campo da inumação já era outra: sua substituição pela cremação dos cadáveres.

Já em 1873, a *Gazeta Médica da Bahia* divulgava as vantagens do método, "no interesse da higiene pública", pois faria desaparecer "as numerosas causas de alteração do ar e de infiltração das águas potáveis pelas substâncias nocivas à saúde". Era feita a ressalva de não haver prejuízo ao respeito devido aos despojos humanos, porque, reduzidos a cinza, os restos poderiam ser igualmente conservados, resolvendo também o problema da insuficiência de espaço nos cemitérios. E noticiava conferências e organizações nos Estados Unidos e na Europa, que visavam implementar a medida.

Um dos primeiros defensores da cremação de cadáveres no meio médico nacional foi o doutor Alfredo Britto (1892), professor de Clínica Médica na Faculdade de Medicina da Bahia, que já tratara do assunto em sua tese inaugural, defendida em 1884. Nos anos seguintes, cada vez mais convencido das vantagens do procedimento sobre a inumação, tanto do ponto de vista higiênico como "do sentimento moral, da religião e da antropologia", ele divulgava na imprensa especializada a instalação de fornos crematórios e o número de incinerações realizadas em países de todos os continentes. Só a África ainda não dispunha de avanços nessa área, apontava de modo pejorativo, para concluir que o Brasil deveria se apressar em adotar a "prática salutar", mesmo que a título de ensaio e com caráter facultativo.

Outro médico que se pronunciou favorável à cremação dos despojos humanos foi Nina Rodrigues (1892), que acentuava não ser possível evocar, contra a medida, "razões científicas indiscutíveis". Apesar disso, ele era contrário à adoção de sua obrigatoriedade, como pretendia impor o regulamento sanitário do Estado de São Paulo, pois reconhecia existir um sentimento público de "acentuada e invencível repugnância" contra a cremação. Embora considerasse prematura e até prejudicial sua imposição obrigatória, Nina Rodrigues postulava solução prática que tornasse exequível a cremação no país, preservando a liberdade de escolha individual ou familiar.

Também sobre esse assunto, Machado de Assis (1938) se pronunciara ao periódico *Ilustração Brasileira*, em sua crônica do dia 1º de abril de 1877. Ele chamava a atenção para uma vantagem inaudita da cremação sobre a inumação dos cadáveres, aliás a única em seu modo de ver: "evitar essas mortes horríveis que se hão de dar algumas vezes debaixo da terra"; uma clara alusão ao risco de inumação das vítimas de morte aparente, possibilidade que os jornais sempre noticiavam com alarde.

Outro aspecto relativo à incineração de cadáveres, que causou polêmica nos meios médicos, era sua utilidade em tempos de epidemia. Em se tratando de enfermidades eminentemente transmissíveis, a cremação era apregoada com ainda maior insistência, como recurso suplementar para a profilaxia dessas moléstias. Temia-se também que os cemitérios não conseguissem absorver uma ampliação excessiva na demanda por sepultamentos em períodos de grande mortandade, algo que de fato veio a se verificar no Rio de Janeiro em 1918, por ocasião da epidemia de "gripe espanhola", de triste lembrança. Apesar desses argumentos, persistiam opiniões contrárias à cremação das vítimas de epidemias, uma vez que este procedimento exigiria maior número e mais extensas manipulações do cadáver do que quando o corpo fosse simplesmente enterrado.

Pode-se então apreciar um dos motivos que dificultaram a implantação da medida. Para cativar as autoridades públicas, a classe médica precisaria convergir esforços, reunir suficiente poder de persuasão para uma iniciativa notadamente impopular. Mas isto não ocorreu e da própria categoria médica partiram os argumentos mais convincentes de oposição à cremação dos cadáveres.

Um dos médicos que mais insistiram em se pronunciar contrários à medida foi o doutor Agostinho José de Souza Lima (1880), cuja memória de ingresso na Academia Imperial de Medicina já versava sobre o tema. Para ele, a questão não se resumia a seus aspectos morais e religiosos, de um lado, a seus aspectos higiênicos, de outro. Havia igualmente de se considerar uma série de fatores relacionados à sua especialidade, a medicina legal, pois o método proposto suprimiria a possibilidade de se procederem às exumações judiciárias, o que decerto acobertaria muitos crimes. Uma vez reduzidos a cinzas os cadáveres, desapareceriam todos os traços de uma morte violenta, todas as provas de um envenenamento, indícios ainda passíveis de detecção pela perícia médico-legal nos momentos que se sucedem à morte. Ainda mais: perder-se-ia, no que tange ao falecido, todos os sinais de identificação pessoal, favorecendo ações mal-intencionadas das mais variadas espécies.

Nesse sentido, a cremação seria um "perigo público" contra o qual o então lente da Faculdade de Medicina do Rio de Janeiro protestava, "em nome da medicina legal", no mesmo instante em que o governo mandava instalar no cemitério de São Francisco Xavier fornos para a cremação dos cadáveres de pessoas que houvessem declarado preferir a incineração de seus restos mortais. O doutor Souza Lima nem sequer consentia que se deixasse ao livre--arbítrio de cada um o destino de seus despojos:

> E agora, quando todos os higienistas proclamam que, em matéria de higiene pública, as meias medidas são improfícuas, por assim dizer nada aproveitam, como deixar à vontade, ao livre-arbítrio de cada um a escolha entre dois processos, dos quais um se condena como causa de insalubridade, como fonte perene de infecção para as grandes cidades, e outro se apregoa e recomenda como tendo todas as vantagens todos os títulos de preferência sobre o primeiro? Dada a hipótese de que assim fosse, e supondo que ninguém aceita o novo

sistema, não traria consequências perniciosas, e não seria altamente repreensível essa estranha e singular condescendência da parte dos governos? Sua conduta não seria um crime de lesa-administração? Se nenhuma dúvida mais restasse de que as inumações apresentam todos os perigos de que se acusa, não cumpria lançar-lhes o anátema irrevogável da proscrição, ainda mesmo arrostando e preterindo os sentimentos e conveniências individuais? (Souza Lima, 1880)

Alguns anos depois, o doutor Souza Lima (1883) renovava sua crítica. Tendo sido alçado à presidência da Academia de Medicina, em substituição ao barão do Lavradio, ele proferiu discurso na sessão magna aniversária de 30 de junho de 1883, apontando as questões que durante o ano mais preocuparam a categoria médica. E não deixou de devotar considerações críticas à iniciativa governamental de construir forno crematório em Jurujuba, Niterói, em função de uma severa epidemia de febre amarela que grassava na cidade.

Durante o primeiro quartil do século XX, o debate médico sobre as vantagens e desvantagens da inumação e da cremação de cadáveres continuou sendo reproduzido na imprensa médica, ora trazendo novos elementos, ora repetindo antigos argumentos. Alguns artigos noticiavam a difusão da cremação em países latino-americanos, buscando prosélitos em território nacional; outros tentavam atenuar, do ponto de vista higiênico, as supostas inconveniências do sepultamento de cadáveres. O debate não evoluiu em direção à desqualificação de uma das posições; ao contrário, ambos os lados beneficiaram-se desses estudos, resultando melhoramentos técnicos na aplicação dos dois métodos de assistência aos mortos.

CONSERVAÇÃO DE CADÁVERES

Lembraremos aqui diversos processos de conservação, alguns dos quais vimos empregados com excelente resultado, e poderiam prestar ótimo serviço ao nosso ensino prático, com uma despesa relativamente pequena. (Pereira, 1882)

Enterrar ou incinerar os despojos humanos? Também adepto da cremação, o doutor Tito de Medici (Souza Lima, 1882) apresentou memória para obtenção do título de membro correspondente da Academia Imperial de Medicina do Rio de Janeiro. Naquele trabalho, o médico italiano relembrava a terceira alternativa do dilema: o embalsamamento ou a conservação de cadáveres. Métodos com essa finalidade eram praticados desde a Antiguidade; comprovavam-no os achados arqueológicos de corpos mumificados, há muito conhecidos.

Havia ocasiões em que se precisava evitar a deterioração de órgãos ou partes do organismo, às vezes de todo o corpo humano, para fins de comprovação dos laudos periciais, para estudos anatômicos, para a visualização da estrutura óssea, para o ensino de patologia médica e finalidades afins. Em outros casos, era necessário retardar a ação da natureza sobre os despojos humanos, quando estes devessem ser submetidos a prolongadas viagens antes do sepultamento (o que era bastante comum, quando alguém falecia longe de sua terra natal), ou mesmo, em se tratando de personalidades ilustres, fossem expostos à visitação pública por um prazo um pouco mais dilatado.

A imprensa médica acompanhava com interesse os avanços técnicos nessa área, os novos métodos que iam sendo propostos, o desenvolvimento da decomposição dos corpos embalsamados. Um dos primeiros médicos a associar seu nome a esse procedimento foi o doutor Costa Ferraz, que desenvolveu tecnologia própria para a conservação de cadáveres, por meio de experimentos com pequenos animais e com fetos que lhe enviava a conhecida parteira Mme. Durocher. Quando faleceu o renomado ator João Caetano, no dia 24 de agosto de 1863, o médico-legista aplicou o método em seus despojos, com repercussão na imprensa e na opinião pública.

Tal fato teria impressionado o sapateiro Antônio Rodrigues, conhecido pela alcunha de Pichilim, que passou a reservar economias para atender disposição testamentária de embalsamamento. Assim, decorridos cinco anos, quando faleceu o sapateiro, Costa Ferraz aplicou pela segunda vez no cadáver de um adulto o método que desenvolvera. O resultado foi tão positivo, que muitos anos depois a Provedoria da Santa Casa de Misericórdia resolveu expor à visitação pública o corpo de Pichilim no cemitério de São

Francisco Xavier. Em 1923, mais de cinquenta anos após sua morte, a imprensa médica voltava ao caso para protestar contra o abandono insepulto de seu cadáver, "denegrido e ressecado", em dependências do cemitério profusamente povoada por ratos, que mesmo eles não conseguiam corroer "o empedernido cadáver" (*Revista Siniátrica*, Editorial, 1923).

Outro médico que projetou seu nome no campo da conservação de cadáveres foi o doutor Brant Paes Leme (1899), professor da Faculdade de Medicina do Rio de Janeiro, que estava particularmente interessado em melhorar as condições de salubridade dos anfiteatros onde se ministravam aulas de anatomia. Seu método consistia em injetar no cadáver soluções de formol, um poderoso agente antisséptico. Apesar de ter sido bem recebido no meio médico nacional, seu método suscitou alguma polêmica, tendo sido acusado como não original, uma vez que o formol já era empregado para a conservação de peças anatômicas e a aplicação de injeções de ácido fênico já era prática usual para o embalsamamento de cadáveres.

Durante os primeiros anos do século XX, outros episódios relativos ao embalsamamento de cadáveres impressionaram especialmente a imprensa médica. A 17 de julho de 1906, Raimundo Nina Rodrigues falecia na França, supostamente vitimado por câncer no fígado. Era sua primeira viagem à Europa e ele fora acompanhado pela família, para representar a Faculdade de Medicina da Bahia em dois congressos médicos. A notícia comoveu toda a categoria médica; seu corpo foi remetido de volta ao Brasil, tendo sido enterrado na Bahia no dia 11 de agosto do mesmo ano, ou seja, quase um mês depois de sua morte. Foi preciso, portanto, embalsamar o cadáver para a longa viagem. Quem assumiu o encargo foi o professor Brouardel, da Faculdade de Medicina de Paris, justamente um dos médicos-legistas a quem Nina Rodrigues mais admirava.

Anos depois, era a vez de outro nome de grande vulto na medicina legal voltar à Bahia embalsamado para a inumação na terra natal. Oscar Freire de Carvalho faleceu em São Paulo, onde lecionava, a 11 de janeiro de 1923. A preparação de seu cadáver para a viagem foi encargo assumido pelos doutores Alfonso Bovero, seu colega do corpo docente da Faculdade de Medicina de São Paulo, e Flamínio Fávero, seu aluno e discípulo, que o substituiu na cátedra de Medicina Legal. Anos mais tarde, Flamínio Fávero relembrava o embalsamamento em uma descrição apaixonada:

> Alfonso Bovero não quis injetar diretamente no encéfalo o líquido conservador. Parecia-lhe uma profanação tocar naquele centro maravilhoso de vida e energia extintas. Pedi-lhe, porém, que me permitisse fazê-lo ... E o caro Prof. Bovero consentiu. Seguindo a própria técnica que Oscar Freire me ensinara, com um trocáter perfurei a lâmina crivada do etmoide, através das fossas nasais, e, trêmulo, emocionado, com lágrimas nos olhos, depositei naquele nobilíssimo tecido nervoso de onde tanta energia criadora se destilara, o líquido conservador que iria prolongar-lhe a duração da forma arquitetônica. Ó! tivesse a rudeza do aço o condão de ressuscitar aquele corpo inanimado e permitir que coração e cérebro retomassem a atividade que desempenharam até a véspera, por 40 anos ininterruptos! ... Mas assim não pôde ser. A morte era ciosa demais na guarda da rica presa que fizera!... (Fávero, 1968)

DESINFECÇÃO TERMINAL

Tecnicamente, "desinfecção terminal" era aquela que se praticava nos aposentos que abrigaram doentes, assim como em seus pertences, após sua cura, morte ou remoção. O adjetivo "terminal" servia apenas para diferenciar esta desinfecção de procedimentos similares, de indiscutível utilidade, realizados no decurso da doença, não implicando referência implícita à morte. O método consistia em fumigações de formol ou outros agentes químicos; eventualmente incluía a queima de objetos de uso pessoal, como roupas, toalhas e colchão.

O doutor Gustavo Lessa (1923), do Departamento Nacional de Saúde Pública, associava o advento da desinfecção terminal à propaganda dos higienistas do século XIX, cujo objetivo seria fixar a atenção do público sobre as doenças que poderiam originar-se do meio ambiente. A ideia de que "a corrupção fermentativa e a doença" poderiam provir de "miasmas tenebrosos" não foi devidamente suprimida pelas novas concepções derivadas da bacteriologia. Enquanto não se firmou a diferenciação entre os "micróbios patogênicos" e os inúmeros "saprófitas" presentes na "matéria orgânica morta", as descobertas da microbiologia apenas vieram reforçar a convicção de que o lixo, as plantas e os animais putrefactos seriam fonte permanente de infecção do ar, um dos principais veículos das moléstias. Contra a exalação dos miasmas ou contra a disseminação de micróbios pelo meio ambiente, um mesmo remédio foi prescrito: a desinfecção terminal de fômites e de recintos.

A necessidade desta medida era ponto pacífico no final do século XIX. Não se discutia sua validade no combate à febre amarela, tuberculose, tifo e várias outras enfermidades. Em São Paulo, quando as autoridades sanitárias ligadas à primeira República implantaram a rede estadual de saúde, dedicaram todo um estabelecimento a esse tipo de atividade. Era o Desinfectório Central, parte do Serviço Geral de Desinfecções, com ramificações no interior e no litoral, criado pela Lei n.240, de 4 de setembro de 1893. Instalado na Chácara do Bom Retiro, no prédio que outrora abrigara a Hospedaria dos Imigrantes, o Desinfectório Central executava, ainda, outras tarefas, como a remoção de doentes para o Hospital de Isolamento, o transporte de cadáveres etc.

As desinfecções terminais implicavam a interdição do domicílio por algumas horas. Janelas e portas eram calafetadas com tiras de papel; sulfato de cobre era lançado nos aparelhos sanitários; sublimado corrosivo ou anidrido sulfuroso aspergido sobre o assoalho. Isto feito, submetia-se à combustão uma solução de enxofre e álcool, para que a fumaça impregnasse bem os móveis e as paredes. Além disso, recolhiam-se objetos, como copos, pratos e talheres, para desinfecção em estufas aquecidas.

Conquanto debitassem à desinfecção terminal uma contribuição específica para a profilaxia das doenças infecciosas, os profissionais de saúde esforçaram-se por difundir o procedimento e cativar a adesão da opinião pública. Por outro lado, para o povo em geral, com o hábito adquirido ao longo do tempo, a desinfecção terminal acabou adquirindo foros de rito fúnebre, algo como as exéquias devidas ao falecido, indispensável para a reabilitação das residências após o óbito.

Desse modo, na década de 1920, quando as autoridades sanitárias passaram a caracterizar a desinfecção terminal como excessiva perante seus reais benefícios, tiveram de enfrentar a resistência de uma tradição fortemente arraigada na consciência popular. Afirmaram e reafirmaram a ineficácia da medida; sugeriram a solução menos dispendiosa de uma boa lavagem com água e sabão, insolação e arejamento prolongados, que os próprios moradores poderiam realizar. Apesar de seu esforço, e apesar de o procedimento ter sido de fato suprimido, não se conseguiu eliminar o temor que muitas pessoas experimentavam quando iam residir ou visitar locais onde alguém houvesse falecido.

6 HUMANIZAÇÃO DA MEDICINA E MEDICALIZAÇÃO DA SOCIEDADE

Acompanhamos as manifestações do pensamento médico na imprensa especializada durante anos a fio. Por páginas e mais páginas, estivemos aplicados à reconstituição das estratégias de intervenção social de um saber. Após todo esse esforço, podemos então nos dedicar a uma das questões que, conforme avisamos já no início do trabalho, motivara o levantamento. No que se refere à interseção entre a medicina, as leis e a moral, os médicos brasileiros do final do século XIX ao início do XX teriam de fato conseguido reformar a sociedade? Teriam efetivamente implantado as medidas preconizadas ou, ao menos, consolidado as ideias que as fundamentavam?

Se pudéssemos dirigir a pergunta aos médicos do passado, eles decerto responderiam que sim, que participaram ativamente na definição das normas de convívio social, que legaram ao futuro a repercussão do seu saber. Nesse sentido, eles fariam jus às expressões com que Mariza Corrêa (1982) e João José Reis (1991) os adjetivaram; respectivamente, "anjos tutelares da sociedade" e "heróis civilizadores".

No entanto, uma consideração não tão grandiosa parece resultar da leitura do presente estudo. Apesar das restrições que virtualmente teceriam os protagonistas desta história, as páginas precedentes conduzem-nos francamente à resposta contrária. E, se a qualidade e a quantidade dos dados apresentados puderem sustentar conclusões tão definitivas, seremos inclinados a dizer: não, os médicos não modificaram a sociedade; não forjaram as prescrições morais que suas alocuções refletiram; nem sequer se puseram de acordo quanto aos ideais que deveriam dirigir suas intervenções.

Vimos que havia médicos postulando maior quantidade política para a pena atribuída ao infanticídio; ao passo que outros justificavam o contrário. Vimos que parte da categoria procurou adaptar os hospitais psiquiátricos para a internação de loucos criminosos, ao passo que os demais queriam que os presídios se preparassem para cumprir essa tarefa. Alguns médicos defenderam a transposição dos métodos de identificação pessoal do direito penal para o direito civil, mas houve quem tentasse obstar esse processo. Uns queriam regulamentar a prostituição, outros não queriam nem ouvir falar nisso. Vários outros pontos relativos à moral encontraram contendores ardorosos e radicais, pró e contra, em meio à classe médica: a instituição do exame médico pré-nupcial obrigatório; a notificação compulsória dos abortos provocados; a esterilização eugênica dos anormais; a explicitação da *causa mortis* nos atestados de óbito; a incineração dos despojos humanos etc.

E foram tantas as dissensões registradas, tão agudos os debates, tão contrários os argumentos...

Pode-se ir ainda mais longe, ao se fazer um apanhado geral da leitura de mais de sessenta anos da imprensa especializada, e lembrar que foi tão atabalhoada a intervenção médica nos vários aspectos relativos ao crime, ao sexo e à morte...

Com estas percepções, fica difícil acreditar que a ação médica no campo da moral tivesse se orientado por um padrão racional uniforme. Que houvesse existido um conjunto de preceitos e diretrizes comportamentais logicamente articulado, algo que com propriedade se pudesse nomear "racionalidade médica", dirigindo as aparições públicas desses profissionais ou transparecendo do pensamento médico aqui coligido.

Ainda outro registro negativo deve ser estabelecido, no momento em que se procede um balanço do levantamento realizado.

Seja por falta de unidade na reivindicação, seja pela falta de poder da própria categoria médica, os profissionais da arte de curar não conseguiram implantar a maioria das medidas preconizadas no âmbito da moral. Não conseguiram transformar em lei as modificações de costumes e comportamentos desejadas. Do ponto de vista da profilaxia social da sífilis, por exemplo, não puderam regulamentar a prostituição, não lograram instituir o exame pré-nupcial obrigatório, e só tardiamente conseguiram criminalizar o ato de transmissão das doenças venéreas. Não conquistaram a proibição da esterilização voluntária de mulheres como recurso anticoncepcional, tampouco suscitaram ações mais contundentes contra os abortos criminosos já bastante disseminados no período. Quando viram o Código Civil curvar-se a uma antiga postulação médica e introduzir restrições ao casamento de parentes consanguíneos, constataram resignados que a iniciativa atendia mais a interesses patrimoniais que sanitários.

Vários outros insucessos poderiam ser contabilizados. Dentre outras medidas pretendidas, os médicos não conseguiram impedir nem restringir a divulgação de notícias sobre os suicídios na imprensa diária. Nada obtiveram contra a comercialização de bebidas alcoólicas. Não conseguiram regionalizar o Código Penal, adaptando-o às características populacionais das macrodivisões geopolíticas do Brasil. Sequer implementaram, como vários pretenderam, atenuantes na imputabilidade penal de segmentos populacionais específicos, como os negros, as mulheres, os portadores de estigmas físicos etc.

Até no campo da assistência aos mortos, em que os médicos conquistaram em maior número as reformas postuladas, seu relativo sucesso foi temperado pela percepção de que seu esforço foi secundado por fatores extrassanitários. A regularização da construção e do funcionamento dos cemitérios, por exemplo, só foi possível após a Igreja ter se convencido da oportunidade da medida, uma vez que nos períodos de epidemias a grande mortandade demonstrara a insuficiência e precariedade das inumações *intra muros*. Outro exemplo: antes mesmo que os médicos instituíssem e regulamentassem os serviços de estatística demógrafo-sanitária, aplicados fundamentalmente aos estudos de contabilidade da morte, os jornais já procuravam fornecer os subsídios para essa análise.

Vimos então que os médicos não conseguiram impor a maioria das medidas que aventaram no âmbito da moral, a título de uma profilaxia social das doenças. Vimos que tampouco eles estiveram de acordo entre si sobre cada uma destas medidas; em outras palavras, não se deixaram orientar por um programa de ação logicamente ordenado. Se não podemos concluir que a sociedade tenha sofrido as modificações exigidas pelos médicos, ou que tenha experimentado um processo de transformação dirigido pela medicina, se não podemos concluir, também, que as várias propostas de mudanças apresentadas pelos médicos estivessem organizadas em um plano integrado, então como falar em "medicalização da sociedade"?

Embora seja inadequada para referir alterações na dimensão moral da vida coletiva e apesar de sugerir a alocação na classe médica de uma capacidade de intervenção social muito maior que a de fato existente, a expressão parece poder ser preservada, pelo menos em um sentido. Para designar um processo historicamente datado de modificação da própria medicina, uma reorientação de seus objetos e métodos. Um deslocamento de seu foco preferencial de observação e análise. Das doenças de nossa constituição biológica para os males de nossa conformação moral; da medicina *stricto sensu* para o direito; da biologia para a sociologia.

Outrora aplicados à transmissão e ao desenvolvimento dos agentes e dos fatores patogênicos, os médicos passaram a se concentrar, a pretexto da prevenção, nos fenômenos sociais que propiciariam a difusão das doenças. É óbvio que, uma vez tendo trilhado esse caminho, os médicos brasileiros avançariam até propostas de redefinição da engenharia social, e a profusão dessas propostas deu ensejo, mas não razão, ao entendimento da "medicalização da sociedade" como processo de efetiva transformação social.

"Medicalização da sociedade", contudo, não seria o termo mais adequado para designar mudanças da própria medicina. Para isso, talvez fosse melhor dizer "socialização da medicina", invertendo o mote e destacando a ideia de que as transformações referidas refletiam e reforçavam a construção social do conhecimento médico na nova configuração da atividade científica. Então quase despojada de sua tradicional aura de magia, a medicina passava a submeter-se às demandas conjunturais da coletividade, repercutindo, em especial, a dimensão moral da vida social.

Ou talvez fosse ainda mais conveniente nomear esse processo de "humanização da medicina", não para associar a profissão aos ideais humanitários, mas para sublinhar sua conversão aos temas e aos procedimentos das ciências humanas. Se de fato foi este o sentido da transformação da medicina no Brasil, então será preciso convir que, ao longo da história, esta transformação esteve subordinada às determinações de ordem social. Antes de promover a renovação das formas de sociabilidade, o pensamento médico teria refletido e interagido no fenômeno cultural da atualização da medicina. A sociedade modela a medicina e não vice-versa, ainda que se reconheça a interferência mútua das influências recíprocas.

Chegamos agora ao ponto que havíamos estipulado desde a introdução ao presente estudo. Uma "medicina humana" ou "humanizada" – forma cognitiva que procuramos caracterizar ao longo de todo nosso estudo – teria consolidado um primeiro paradigma para o desenvolvimento das ciências humanas no país. Trata-se, em particular, de evocar a reflexão sociológica, uma vez que, como vimos, uma virtual "medicina humanizada" concentrava-se sobre os temas relacionados à moral.

De modo ainda mais específico, poderíamos assim resumir as linhas mestras do pensamento que migraria da medicina para as ciências humanas. Uma consideração distintiva e valorativa entre o normal e o patológico, o desejável e o indesejável. Uma tecnologia voltada à conformação da realidade, pautada pelos procedimentos da avaliação diagnóstica e da prescrição terapêutica. Como decorrência das premissas anteriores, um saber constituído como campo de luta, no qual a todo momento eclodiam os conflitos gerados pela proposição de "profilaxias" discordantes, no qual ecoavam os contrastes das diferentes leituras dos fenômenos. Enfim, uma forma de conhecimento não apaziguada pelo referencial teórico de métodos e doutrinas hegemônicos coerentemente articulados.

Uma atividade cognitiva que, na impossibilidade de um acordo quanto ao geral, se dirigisse preferencialmente ao particular. Conhecimento aplicado aos detalhes específicos e aos eventos singulares, a respeito dos quais conseguiria melhor contemplar sua vocação normativa. Algo como um prisma que pudesse, segundo o ângulo de inclinação em que fosse colocado, decompor a luz que irradia sobre os seus objetos em diferentes espectros de cores bem delineadas.

Assim referido, o processo de "humanização da medicina" foi a matéria de reflexão de todas as páginas precedentes. Ao longo de cada capítulo, procuramos abordá-lo em todos os seus desdobramentos. Como ele se desenvolveu, de modo aplicado a cada um dos temas que mereceram maior dispêndio de energias por parte dos médicos do passado. De que maneira foi-se gestando um pensamento médico multifacetado, fragmentado, heterogêneo em suas diversas manifestações. O dinamismo das polêmicas, o envolvimento popular, o ambiente dos congressos e encontros profissionais.

Desse modo, pode-se condescender que muito já foi dito sobre aquilo a que designamos "humanização da medicina". E que, já suficiente a caracterização, poucas palavras ainda precisem ser ditas para concluir a presente discussão. Todavia, o leitor que nos acompanhou até esse ponto pode apreciar ainda algumas ideias sobre mais uma questão. Quem se interessa pela história da medicina, e olha para o presente, pode com justiça perguntar-se qual teria sido o fim de uma "medicina humana" ou "humanizada" que já não consta nos currículos escolares, que hoje não se aprende nos cursos práticos, nem se reconhece nos consultórios. Uma "medicina humana" ou "humanizada" totalmente alheia à inserção da medicina na atual configuração da assistência pública e privada no país.

Para esse leitor, começaríamos por lembrar que não se pode atribuir com precisão um início ou um término para o processo de "humanização da medicina". Porque a vontade de transcender os estudos mais específicos sobre a doença e encontrar a dimensão "humana" de seus objetos é inata à medicina, talvez a sua mais recôndita inclinação. Portanto, o período estudado, de 1870 a 1930, marca apenas a intensificação de algo inscrito no âmago da medicina, algo que ela ainda terá de carregar consigo por muito tempo, mesmo que não encontre novas possibilidades para lhe dar vazão. A partir de 1930, no entanto, outras instâncias sociais foram progressivamente empunhando a tarefa da reflexão moral, ocupando o espaço deixado vago pela retração da medicina neste setor. É o caso da literatura, dos meios de comunicação de massa, das ciências humanas em geral e de todas as denominações religiosas.

Mas estas instâncias sociais não eram incompatíveis com uma medicina humana ou humanizada, argumentará o leitor, ao contrário, conviveram às vezes mais, às vezes menos, harmoniosamente por quase todo o período analisado. De fato, a retração da medicina no campo da formulação moral parece ter sido menos devida a pressões exercidas por outros segmentos sociais que a um movimento autônomo da própria medicina. Um rearranjo interno de refluxo e progressão dirigidos diferenciadamente às áreas de maior ou menor interesse para a profissão. Um movimento de redefinição das prioridades que viriam a orientar as atividades médicas no Brasil.

Para abordar esse processo, será preciso direcionar a atenção para um trecho da história da medicina no país, cuja redação já excede em muito o escopo do presente trabalho. Um momento posterior da "medicalização da sociedade" ou da "humanização da medicina", conforme se prefira nomeá-lo, o qual deverá motivar estudos específicos para a sua compreensão. Uma nova fase da inserção social da medicina no Brasil, sobre a qual podemos apenas aventurar algumas hipóteses, tentando vislumbrar os indícios desta transformação.

Por um lado, sabe-se que o avanço das técnicas cirúrgicas (mormente os recursos antissépticos e anestésicos) e das práticas clínicas (então apoiadas nos desenvolvimentos laboratoriais e farmacêuticos) permitiu um progresso nunca antes imaginado da assistência médica individualizada, de seu potencial diagnóstico, terapêutico e reabilitador. Concentrando-se nesses avanços, as melhores cabeças do meio médico teriam relegado a medicina pública a um segundo plano, ao contrário do que se verificara no período anterior, sobre o qual estivemos detidos. Desse modo, a intervenção médica na moral, que nos anos estudados congregara muitos esforços, no momento posterior foi motivo de poucas iniciativas, quase sempre pouco prestigiadas pela própria categoria médica. Por outro, deve-se lembrar que a medicina legal, a especialidade médica que mais de perto se empenhou na formulação moral, parece ter optado por abandonar as muitas controvérsias em que esteve envolvida, passando a seguir o caminho da experimentação, a indicação metodológica proposta pela microbiologia para todos os ramos da atividade científica. Com isso, a medicina legal teria encontrado um novo ponto de equilíbrio nos sucessos dos laboratórios, na segurança das dosagens e titulações. E pôde se afastar do terreno incerto das polêmicas de outrora, da esfera insidiosa das indeterminações, das interpretações e dos métodos tão pouco práticos das ciências humanas. Aplicando-se ao desenvolvimento técnico dos procedimentos periciais, a medicina legal afastou-se, enfim, dos resultados contestáveis, das discussões que se estabeleciam em torno de seus laudos. Assim, prescindiu da dependência às forças sociais antagônicas, eximiu-se das disputas que não mais condiziam com a elevada tarefa que o orgulho corporativo do ofício impõe, agora, até ao mais humilde de seus profissionais.

REFERÊNCIAS BIBLIOGRÁFICAS

ABREU, H. T. Cemitério e crematório. *Gazeta Clínica*, v.22, p.23-9 e 64, 1924.

_____. O exame médico pré-nupcial: eugenia e direito natural. *Gazeta Clínica*, 24, 78, 1926.

_____. Estudo médico-legal da capacidade civil. *Gazeta Clínica*, v.26, p.79-83 e 101-2, 1928.

_____. Os olhos em tanatologia forense. *Gazeta Clínica*, v.28, p.113-5, 1930.

ACHÉ JÚNIOR, P. Responsabilidade criminal do embriagado. *Mem. Hosp. Juqueri*, p.291-313, 1932-1933.

ADAM, V. I. O segredo do cadafalso. *Gazeta Médica da Bahia*, v.15, p.384-95, 1883-1884.

AGUIAR, O. Um caso de excitação sexual em uma criança de 19 meses. *Brasil-Médico*, v.16, p.341, 1902.

ALCÂNTARA, P. Conselhos de higiene sexual e moral. *Rev. Med. CAOC*, p.20-6, 1924.

ALMEIDA, W. Considerações psiquiátricas sobre o valor do testemunho. *Arq. Bras. Med.*, p.223-36, 1931.

ALVES, D. Do exame médico pré-nupcial. *Gazeta Clínica*, v.27, p.1-3, 1929a.

_____. Da esterilização de anormais e dos mórbidos transmissores e incuráveis. *Gazeta Clínica*, v.27, p.91-4, 1929b.

_____. Privados... de luz. *Gazeta Clínica*, v.27, p.195-7, 1929c.

ALVIM, J. F. Contribuição ao estudo do suicídio em São Paulo. *Arq. Soc. Med. Legal e Criminologia de São Paulo*, p.30-44, 1927.

ALVIM, J. F., ELLIS JÚNIOR, A. Liga Paulista de Higiene Mental. *Gazeta Clínica*, v.25, p.158-60 e 174-6, 1927.

AMARAL, A. Dos termos autópsia, necrópsia e necroscopia. *Gazeta Médica da Bahia*, v.56, p.485-91, 1924-1925.

ANDRADE, A. Docimasia fêmuro epifisária. *Gazeta Médica da Bahia*, v.36, p.511-2, 1904-1905.

ANJOS, J. Sobre a dactiloscopia: identificação pessoal – dactiloscopia *versus* antropometria. In: CONGRESSO MÉDICO DE PERNAMBUCO, 1, 1909, Recife. *Anais*... Recife, 1909. p.367-87.

ANTUNES, A. A. A. Valor clínico da soro-reação de Wassermann. *Rev. Med. CAOC*, p.30-6, 1916.

ARAGÃO, A. M. S. *As três escolas penais: clássica, antropológica e crítica (Estudo comparativo)*. São Paulo: Saraiva, 1928.

ARAGÃO, R. Um caso raro de gravidez com hímen íntegro não complacente. *Arq. Bras. Med.*, v.14, p.496-9, 1924.

ARAÚJO, R. M. B. *A vocação do prazer*: a cidade e a família no Rio de Janeiro republicano. Rio de Janeiro: Rocco, 1993.

ARIÈS, P. *História da morte no Ocidente*: da Idade Média aos nossos dias. Rio de Janeiro: Francisco Alves, 1977.

AVELINO, C. M. *Eugenia e casamento*. Salvador, 1924. Tese (Graduação em Medicina) – Faculdade de Medicina da Bahia.

AVENDAÑO, L. Legislación sobre el infanticidio en America. *Arq. Bras. Med.*, v.13, p.695-715, 1923.

AVILEZ, S. A ginecologia forense em um caso de paternidade contestada. *Rev. Médica de São Paulo*, v.12, p.20, 1909a.

_____. A procriação dos sexos. *Rev. Médica de São Paulo*, v.12, p.262-4, 1909b.

AZEVEDO, F. *As ciências no Brasil*. São Paulo: Melhoramentos, 1955.

_____. *Princípios de sociologia e pequena introdução ao estudo da sociologia geral*. 11ed. São Paulo: Duas Cidades, 1973.

AZEVEDO, S. Sífilis e casamento. *Folha Médica*, v.8, p.166, 1922.

BARBOSA, P., REZENDE, C. B. *Os serviços de Saúde Pública no Brasil*. Rio de Janeiro: Imprensa Nacional, 1909. 2v.

BARRETO, J. B. O segredo médico ante o crime de aborto. *Arq. Bras. Med.*, v.15, p.149-67, 1925.

BARROS, F. Responsabilidade penal e loucura. *Folha Médica*, v.6, p.170-3, 1920.

BARROS, G. Necessidade da fundação de um instituto médico-criminal em nossa casa de detenção (profilaxia e tratamento do criminoso). In: CONGRESSO MÉDICO DE PERNAMBUCO, 1, 1909, Recife. *Anais*... Recife, 1909. p.149-54 e cxviii-cxx.

BARROS, J. Hímens complacentes. *Arq. Bras. Med.*, v.3, p.508-14, 1913.

BARROS, S. M. P. *Poder, sexo e letras na República Velha.* São Paulo: Perspectiva, 1977.

_____. *Intelectuais e classe dirigente no Brasil (1920-1945).* São Paulo: Difel, 1979.

_____. (Org.) *História das Ciências Sociais no Brasil.* São Paulo: Vértice, Rev. dos Tribunais & IDESP, 1989. v.1.

BOYER, J. A responsabilidade penal. *Brasil-Médico*, v.17, p.54-5, 1903.

BRANDT, A. M. *No Magic Bullet*: a Social History of Venereal Disease in the United States since 1880. New York: Oxford University Press, 1987.

BRAZIL, M. Regulamentação sanitária da prostituição e sífilis ocular no Rio de Janeiro. *Anais Bras. Med.*, p.415-32, 1889-1890.

BRITTO, A. *A cremação e a inumação.* Salvador, 1885. Tese (Graduação em Medicina), Faculdade de Medicina da Bahia.

_____. Cremação dos cadáveres. *Gazeta Médica da Bahia*, v.13, p.514-6, 1891-1892.

_____. Atestados médicos. *Gazeta Médica da Bahia*, v.16, p.265-7, 1894-1895.

_____. Alienados delinquentes na Bahia. *Gazeta Médica da Bahia*, v.48, p.229-47, 1916-1917.

BUSCHKE, A, GUMPERT, M. Sífilis e interrupção da gravidez. *Folha Médica*, v.12, p.110-3, 1926.

CALASANS, J. J., BITTENCOURT, A. F. M. Cemitério de plataforma. *Gazeta Médica da Bahia*, v.42, p.414-7, 1910-1911.

CAMAÑA, R. La cuestión sexual. *Arq. Higiene*, p.214-25, 1910.

CAMINHOÁ, J. M. Projeto do Serviço Médico-Legal. *Anais Bras. Med.*, p.29-35, 1888.

_____. Memória sobre a profilaxia da sífilis no Rio de Janeiro. *Anais Bras. Med.*, p.363-414, 1889-1890.

CARRARA, S. A sciencia e a técnica da identificação no Brasil: ou do controle do eu no templo da técnica. *Religião e Sociedade*, p.83-105, 1990.

CARRARA, S. *Tributo a Vênus*: a luta contra a sífilis no Brasil, da passagem do século aos anos 40. Rio de Janeiro: FIOCRUZ, 1996.

CARRILHO, H. Considerações sobre a Medicina Legal, a repressão e a profilaxia dos anômalos morais perigosos. *Brasil-Médico*, v.34, p.363-4, 1920.

_____. Neuro-sífilis e delinquência. *Cultura Médica*, p.240-4, 1939-1940.

CARVALHO, A., MELLO, C. H. Parecer médico-legal sobre o estado mental de Antonietta Cornazzani. *Rev. Médica de São Paulo*, v.2, p.102-7, 1899.

CASTRO, A. R. R. A propósito de nubentes consanguíneos. *Gazeta Médica da Bahia*, v.14, p.564-6, 1882-1883.

CASTRO, C. O exercício ilegal da medicina e os atestados médicos. *Gazeta Clínica*, v.6, p.65-6, 1908.

_____. Eugenia. *Gazeta Clínica*, v.17, p.124, 1919.

_____. Fisiognomonia, prolegômenos. *Gazeta Clínica*, v.25, p.220-1 e 252-3, 1927. v.26, p.20-1, 1928.

_____. O atavismo na raça humana. *Gazeta Clínica*, v.26, p.127-9, 1928.

CAVALCANTI, A. Da profilaxia antivenérea ou a regulamentação da prostituição. *Arq. Bras. Med.*, v.8, p.199-204, 1918.

_____. A profilaxia das moléstias venéreas. *Folha Médica*, v.6, p.26-7, 1920a.

_____. Combate a sífilis e moléstias venéreas. *Folha Médica*, v.6, p.140-2, 1920b.

CHERMONT, O. L. Estudos sobre cemitérios. In: CONGRESSO MÉDICO DE PERNAMBUCO, 1, 1909, Recife. *Anais*... Recife, 1909. p.457-557.

CIANCIO, N. Não importa o tamanho do cérebro humano? *Gazeta Clínica*, v.23, p.137-8, 1925.

CODECEIRA, A. Da profilaxia da loucura. In: CONGRESSO MÉDICO DE PERNAMBUCO, 1, 1909, Recife. *Anais*... Recife, 1909. p.325-43 e cxvi-cxviii.

CORBIN, A. *Saberes e odores*: o olfato e o imaginário social dos séculos XVIII e XIX. São Paulo: Cia. das Letras, 1987.

_____. A fascinação do adultério. In: Vv. Aa. *Amor e sexualidade no Ocidente*. Porto Alegre, 1992. p.112-9.

CORRÊA, M. *As ilusões da liberdade*: a escola Nina Rodrigues & a Antropologia no Brasil. São Paulo, 1982. Tese (Doutorado em Antropologia) – Faculdade de Filosofia, Letras e Ciências Humanas, Universidade de São Paulo.

COSTA, J. F. *História da Psiquiatria no Brasil*. Rio de Janeiro: Documentário, 1976.

_____. *Ordem médica e norma familiar*. 2.ed. Rio de Janeiro: Graal, 1983.

COSTA, O. D. A perícia psiquiátrica e a responsabilidade criminal. *Arq. Soc. Med. Legal e Criminologia de São Paulo*, p.79-81, 1922.

COSTA DORIA, J. R. Deve-se modificar o Código Criminal brasileiro de acordo com os progressos da medicina e da sociologia? *Gazeta Médica da Bahia*, v.25, p.57-64; 97-104; 145-54 e 193-203, 1893-1894a.

_____. A idade e o sexo em matéria criminal. *Gazeta Médica da Bahia*, v.25, p.385-93 e 433-45, 1893-1894b.

_____. Os traumatismos morais e o Código Penal. *Gazeta Médica da Bahia*, v.26, p.49-60, 1894-1895.

_____. Toxemia e crime. *Rev. Cursos Fac. Med. da Bahia*, p.194-236, 1907.

_____. O erro essencial de pessoa na lei do casamento civil. *Gazeta Médica da Bahia*, v.47, p.536-7, 1915-1916.

_____. A regulamentação do meretrício. *Gazeta Clínica*, v.15, p.35-9, 1917.

_____. *Questões médico-legais relativas ao casamento*. Salvador: Econômica, 1922.

_____. *Reforma do Código Penal brasileiro e outros artigos*. Salvador: Econômica, 1925a.

_____. *O crime*: suas causas, seus autores e seu tratamento. Salvador: Econômica, 1925b.

_____. *Em torno dos atos de um presidente*. Salvador: Livraria Econômica, 1926.

_____. *Responsabilidade criminal*: seus modificadores. Salvador: Econômica, 1929.

COTIAS, J. C. Os testamentos sob o ponto de vista médico-legal. *Rev. Cursos Fac. Med. da Bahia*, p.25-45, 1907.

COUTINHO, O. Tem a sociedade o direito de opor-se ao casamento de um indivíduo, portador de uma moléstia transmissível à esposa e à prole? In: CONGRESSO MÉDICO DE PERNAMBUCO, 1, 1909, Recife. Anais... Recife, 1909. p.139-47 e lxix-lxxvi.

COUTO, N. S. Suicídios na capital de São Paulo. Gazeta Clínica, v.3, p.481-2, 1905.

CRUZ, C. O médico deve revelar a um doente de gravidade o seu estado? Gazeta Médica da Bahia, v.41, p.228-35, 1909-1910.

CUNHA, E. Os sertões. Porto: Lello & Irmão, 1983. 2v.

DARMON, P. Médicos e assassinos na Belle Époque: a medicalização do crime. Rio de Janeiro: Paz & Terra, 1991.

DE-SIMONI, L. V. Inconveniência dos casamentos entre parentes. Anais Bras. Med., p.430-40, 1872-1873.

DORIA, E. Assistência aos egressos da prisão. Brasil-Médico, v.23, p.357-8, 1909.

DUMAS, G. Psicologia dos moribundos. Brasil-Médico, v.22, p.357-8, 1908.

DURKHEIM, E. El suicidio. Buenos Aires: Schapire, 1965.

EDITORIAL. Revista dos jornais. Gazeta Médica do Rio de Janeiro, v.1, p.1-2, 1862a.

EDITORIAL. Estatística mortuária. Gazeta Médica do Rio de Janeiro, v.1, p.3-4, 1862b.

EDITORIAL. O ensaio médico-legal sobre o infanticídio, pelo Doutor José Soriano de Souza. Gazeta Médica do Rio de Janeiro, v.2, p.1-6, 1863.

EDITORIAL. Sinais da morte fornecidos pela oftalmoscopia. Gazeta Médica da Bahia, v.2, p.59, 1868a.

EDITORIAL. A influência benéfica do casamento. Gazeta Médica da Bahia, v.2, p.95, 1868b.

EDITORIAL. Os homens cães. Gazeta Médica da Bahia, v.5, p.220-1, 1873-1874a.

EDITORIAL. Cremação. Gazeta Médica da Bahia, v.5, p.352, 1873-1874b.

EDITORIAL. Os cemitérios públicos do Rio de Janeiro. Gazeta Médica da Bahia, v.10, p.493-6, 1878-1879.

EDITORIAL. Cremação dos cadáveres. Gazeta Médica da Bahia, v.15, p.206, 1883-1884.

EDITORIAL. O cérebro de Gambetta. Gazeta Médica da Bahia, v.18, p.44-5, 1886-1887.

EDITORIAL. Academia Nacional de Medicina: ata das sessões. Brasil--Médico, v.4, p.22-3, 38-9, 54-5, 62, 73-4, 88-9, 98-9, 128-9, 136, 153, 1890.

EDITORIAL. Profilaxia pública da sífilis, pelo Dr. Silva Araújo. *Gazeta Médica da Bahia*, v.23, p.40-2, 1891-1892a.

EDITORIAL. A sorte de crianças sifilíticas. *Gazeta Médica da Bahia*, v.23, p.325-7, 1891-1892b.

EDITORIAL. Uma questão de ética na Academia Nacional de Medicina. *Gazeta Médica da Bahia*, v.25, p.289-93, 1893-1894.

EDITORIAL. A cadeira de medicina legal na Faculdade da Bahia. *Brasil- -Médico*, v.9, p.31-2, 1895.

EDITORIAL. Assistência Médico-Legal dos Alienados. *Gazeta Médica da Bahia*, v.28, p.74-80, 128-33, 145-51, 197-203, 244-53, 1896-1897.

EDITORIAL. O cérebro de Bismarck. *Brasil-Médico*, v.12, p.235, 1899.

EDITORIAL. La réglementation de la prostitution au Brésil, par M. le Dr. Bruno Chaves. *Brasil-Médico*, v.13, p.160-1, 1900.

EDITORIAL. La folie des foules, contribution à l'étude des folies épidemiques au Brésil, pelo Dr. Nina Rodrigues. *Rev. Médica de São Paulo*, v.4, p.453-4, 1901.

EDITORIAL. Peso do cérebro humano. *Gazeta Médica da Bahia*, v.34, p.239-40, 1902-1903.

EDITORIAL. O alcoolismo na infância; papel que representa na etiologia do retardamento físico e intelectual. *Gazeta Clínica*, v.1, p.88-9, 1903a.

EDITORIAL. Estudo médico-legal do casamento. *Gazeta Clínica*, v.1, p.108-11, 1903b.

EDITORIAL. O cérebro de Laborde. *Gazeta Médica da Bahia*, v.35, p.144, 1903-1904a.

EDITORIAL. Liberdade profissional em medicina: o caso do curandeiro Faustino Ribeiro. *Gazeta Médica da Bahia*, v.35, p.193-216, 1903-1904b.

EDITORIAL. Um caso médico-legal. *Gazeta Médica da Bahia*, v.35, p.380, 1903-1904c.

EDITORIAL. As vítimas da herança. *Gazeta Médica da Bahia*, v.35, p.381, 1903-1904d.

EDITORIAL. A identificação dos cadáveres. *Rev. Médica de São Paulo*, v.8, p.432, 1905.

EDITORIAL. O cérebro dos grandes homens. *Gazeta Médica da Bahia*, v.37, p.27-9, 1905-1906a.

EDITORIAL. A criminalidade feminina em França. *Gazeta Médica da Bahia*, v.37, p.479, 1905-1906b.

EDITORIAL. As novas ideias na ciência do direito penal. *Gazeta Médica da Bahia*, v.37, p.542-52, 1905-1906c.

EDITORIAL. Suicídios na capital de São Paulo. *Rev. Médica de São Paulo*, v.9, p.374-5, 1906.

EDITORIAL. Da identificação (Estudo comparativo dos diversos processos de identificação de pessoas), pelo Dr. Galdino Ramos, tese de doutoramento, Rio, 1905. *Brasil-Médico*, v.20, p.269-70, 1906a.

EDITORIAL. Esterilização da mulher. *Brasil-Médico*, v.20, p.444-5, 1906b.

EDITORIAL .Um caso de avulsão do pênis. *Gazeta Médica da Bahia*, v.39, p.83, 1907-1908.

EDITORIAL. Nomenclatura das causas de morte adotada na estatística demógrafo-sanitária. *Gazeta Clínica*, v.6, p.77, 1908.

EDITORIAL. É possível ressuscitar um morto? *Rev. Médica de São Paulo*, v.12, p.106, 1909a.

EDITORIAL. Boletim policial. *Rev. Médica de São Paulo*, v.12, p.373, 1909b.

EDITORIAL. A identidade do homem pela impressão digital. Dactiloscopia, pelo Dr. Hermeto Lima. *Brasil-Médico*, v.23, p.9-10, 1909a.

EDITORIAL. Identificação judiciária, pelo Dr. Edgard Costa. *Brasil-Médico*, v.23, p.379, 1909b.

EDITORIAL. Tamassia: as veias dorsais da mão como meio de identificação. *Gazeta Médica da Bahia*, v.41, p.43-4, 1909-1910.

EDITORIAL. A esterilização dos criminosos reincidentes. *Rev. Médica de São Paulo*, v.13, p.217-8, 1910.

EDITORIAL. A esterilização dos deficientes e dos degenerados. *Brasil-Médico*, v.26, p.358-9, 1912.

EDITORIAL. A sífilis como perigo social. A questão da vigilância por parte do Estado. *Brasil-Médico*, v.28, p.446, 1913.

EDITORIAL. Alphonse Bertillon. *Gazeta Clínica*, v.12, p.45-6, 1914a.

EDITORIAL. Atestados de óbito. *Gazeta Clínica*, v.12, p.53, 1914b.

EDITORIAL. Os abortos. *Gazeta Clínica*, v.12, p.161, 1914c.

EDITORIAL. A questão da eutanásia. *Gazeta Clínica*, v.12, p.183-8, 1914d.

EDITORIAL. Atestados de óbito. *Gazeta Clínica*, v.13, p.44, 1915.

EDITORIAL. Psicologia da mentira. *Rev. Siniátrica*, v.8, p.109-11, 1915a.

EDITORIAL. O crime do aborto. *Rev. Siniátrica*, v.8, p.171-3, 1915b.

EDITORIAL. Profilaxia da sífilis na armada. *Brasil-Médico*, v.31, p.301, 1917a.

EDITORIAL. Infância abandonada e delinquente. *Brasil-Médico*, v.31, p.371-2, 1917b.

EDITORIAL. Sobre um caso de atentado ao pudor com contaminação venérea. *Gazeta Médica da Bahia*, v.49, p.40-1, 1917-1918a.

EDITORIAL. Um parecer médico-legal: a questão das concausas. *Gazeta Médica da Bahia*, v.49, p.495-7, 1917-1918b.

EDITORIAL. O aborto criminoso. *Rev. Siniátrica*, v.11, p.130-1, 1918.

EDITORIAL. Aborto criminoso. *Brasil-Médico*, v.32, p.149, 158, 324-5, 381, 389-90, 1918.

EDITORIAL. Higiene Social. *Folha Médica*, v.6, p.13-5, 1920.

EDITORIAL. Loucos de todo gênero. A questão da capacidade civil. *Brasil-Médico*, v.34, p.363-4, 1920a.

EDITORIAL. Eutanásia. *Brasil-Médico*, v.34, p.597, 699, 1920b.

EDITORIAL. A questão do aborto criminoso. *Brasil-Médico*, v.34, p.597-8, 1920c.

EDITORIAL. O álcool e a criminalidade. *Rev. Siniátrica*, v.14, p.44-5, 1921.

EDITORIAL. O cérebro de E. Haeckel. *Brasil-Médico*, v.36, p.277, 1922.

EDITORIAL. Fundação da sociedade. *Arq. Soc. Med. Legal e Criminologia de São Paulo*, v.1, p.1-36, 1922.

EDITORIAL. Necessidade do exame mental dos detentos feitos por um médico perito antes do inquérito policial. *Arq. Bras. Med.*, p.813, 1922.

EDITORIAL. Embalsamamentos. *Rev. Siniátrica*, v.16, p.11-4, 1923.

EDITORIAL. A educação das prostitutas. *Brasil-Médico*, v.37, p.323, 1923.

EDITORIAL. A opinião do Dr. Plácido Barbosa. *Folha Médica*, v.9, p.83, 1923a.

EDITORIAL. A ciência e o crime. *Folha Médica*, v.9, p.139, 1923b.

EDITORIAL. Determinação do sexo dos filhos. *Gazeta Clínica*, v.23, p.120-1, 1925.

EDITORIAL. Assistência aos menores desamparados. *Folha Médica*, v.11, p.237, 1925a.

EDITORIAL. Como escolher uma boa esposa. *Folha Médica*, v.11, p.251, 1925b.

EDITORIAL. Aumento da população mundial. *Gazeta Clínica*, v.24, p.11-2, 1926.

EDITORIAL. O aborto criminoso. *Folha Médica*, v.12, p.33, 1926.

EDITORIAL. Os debates em torno da questão da responsabilidade atenuada. *Gazeta Clínica*, v.26, p.171-3, 1928.

EDITORIAL. A ovulação e o sexo. *Gazeta Clínica*, v.28, p.64, 1930a.

EDITORIAL. O parentesco do gênio: um estudo sobre a família dos grandes homens. *Gazeta Clínica*, v.28, p.80, 1930b.

EDITORIAL. Eutanásia. *Gazeta Clínica*, v.28, p.117-9, 1930c.

EDITORIAL. Determinação de sexo. *Gazeta Clínica*, v.28, p.332, 1930d.

ENGEL, M. *Meretrizes e doutores*: o saber médico e a prostituição na cidade do Rio de Janeiro (1845-1890). São Paulo: Brasiliense, 1989.

ESTEVES, M. A. *Meninas perdidas*: os populares e o cotidiano do amor no Rio de Janeiro da Belle Époque. Rio de Janeiro: Paz & Terra, 1989.

FALCÃO, E. C., FERREIRA, A. A. (Org.) *Lições e conferências do Prof. Oscar Freire*. São Paulo: Rev. dos Tribunais, 1968.

FARANI, A. Ruptura de vagina *sub coitu lithal*. *Arq. Bras. Med.*, v.3, p.787, 1913.

_____. Dupla infecção venérea adquirida na infância (Contribuição médico-legal). *Arq. Bras. Med.*, p.268-71, 1917.

FAUSTO, B. *Crime e cotidiano*. A criminalidade em São Paulo (1880-1924). São Paulo: Brasiliense, 1984.

FÁVERO, F. *Noções de deontologia médica e medicina profissional*. Rio de Janeiro: Pimenta de Mello, s. d.

_____. De alguns ensaios sobre a possibilidade de obtenção, através de luvas finas, de impressões digitais identificáveis. *Rev. Med. CAOC*, p.32-5, 1920.

_____. O emprego de luvas na prática criminal. *Anais Paul. Med. e Cirurgia*, p.14, 1921.

_____. Evolução científica da medicina legal no Brasil. *Arq. Soc. Med. Legal e Criminologia de São Paulo*, p.139-56, 1922.

_____. O médico nas suas relações consigo mesmo. *Gazeta Clínica*, v.27, p.160-3, 1929.

_____. *Código Penal brasileiro comentado*. São Paulo: Saraiva, 1950.

_____. Oscar Freire, meu mestre. In: FALCÃO, E. C., FERREIRA, A. A. F. (Org.) *Lições e conferências do Prof. Oscar Freire*. São Paulo: Soc. Paul. Hist. Med. e Soc. Med. Legal e Criminologia de São Paulo, 1968. p.312.

FÁVERO, F. *Medicina legal.* 12.ed. Belo Horizonte: Villa Rica, 1991.

FERRAZ, C. Discurso. *Anais Bras. Med.*, p.153-5, 1872-1873.

_____. Monopólio sobre os enterros. *Anais Bras. Med.*, p.427-9, 1879-1880.

_____. Da regulamentação da prostituição. *Anais Bras. Med.*, p.259-78, 1889-1890.

FERREIRA, P. S. Mortandade de crianças. *Gazeta Clínica*, v.20, p.47, 1922.

FIGUEIRA, F. Medicina psíquica. *Brasil-Médico*, v.15, p.431-2, 1901.

FIGUEIRA, H. Cura(?) e profilaxia da sífilis: conselhos higiênicos à mocidade; Visita das meretrizes. *Rev. Médica de São Paulo*, v.11, p.32-3, 1908.

FONSECA, G. *História da prostituição em São Paulo*. São Paulo: Resenha Universitária, 1982.

_____. *Crimes, criminosos e a criminalidade em São Paulo (1870-1950)*. São Paulo: Resenha Universitária, 1988.

FONSECA, O. Morte aparente. *Gazeta Clínica*, v.28, p.193-4, 1930.

_____. *Em torno da medicina*. Rio de Janeiro: edição do autor, 1933.

FONTENELLE, J. P. As doenças venéreas no nosso programa sanitário. *Folha Médica*, p.230, 1923.

FONTES, F. Assistência aos alienados na Bahia. *Gazeta Médica da Bahia*, v.27, p.410-22, 1894-1895.

FOUCAULT, M. *Microfísica do poder*. 8.ed. Rio de Janeiro: Graal, 1989.

FREIRE, O. C. Um processo novo para pesquisa das manchas espermáticas no pano. *Gazeta Médica da Bahia*, v.40, p.485-91, 1908-1909.

_____. Notas médico-legais. *Gazeta Médica da Bahia*, v.47, p.433-8, 1915-1916.

_____. Localização das lesões himeniais. *Brasil-Médico*, v.32, p.57-60, 1918.

_____. Gravidez com persistência do hímen. *Anais Paul. Med. e Cirurgia*, p.123, 1920.

_____. Valor médico-legal da contaminação gonocócica. *Anais Paul. Med. e Cirurgia*, p.165-75, 1921a.

_____. Notas de terminologia médica. *Anais Paul. Med. e Cirurgia*, p.175-6, 187-92, 1921b.

_____. Defloramento antigo ou recente? *Rev. Med. CAOC*, p.3-6, 1923.

FREIRE, O. C., FÁVERO, F. Relação cronológica dos trabalhos brasileiros de medicina legal e ciências afins, de 1814 a 1918. *Arq. Soc. Med. Legal e Criminologia de São Paulo*, v.86-9, p.161-6, 213-8, 1922.

FREITAS, O. A nupcialidade no Recife. *Brasil-Médico*, v.18, p.212-4, 1905.

FREYRE, G. *Casa-grande & senzala*. Rio de Janeiro: J. Olympio, 1961.

_____. *Sobrados & mocambos*. Rio de Janeiro: J. Olympio, 1968. 2v.

FRÓES, F. P. Vulvovaginite gonocócica em uma menor de 3 anos de idade. *Gazeta Médica da Bahia*, v.35, p.433-40, 1903-1904.

_____. Profilaxia matrimonial. *Gazeta Clínica*, v.21, p.244-8, 1923.

FRÓES, J. A. G. Roentgendactiloscopia onicográfica. *Brasil-Médico*, v.33, p.73-4, 1919.

GABIZO, P. Sobre a regulamentação da prostituição. *Brasil-Médico*, v.4, p.68-9, 1890.

GODINHO, V. Crises da existência humana. *Rev. Médica de São Paulo*, v.13, p.343-7, 1910.

GODINHO, V., ÁLVARO, G. Contágio, curabilidade, tratamento higiênico e profilaxia da tuberculose. *Brasil-Médico*, v.12, p.165, 1899.

GONÇALVES, J. Crime, degenerescência e atavismo. *Gazeta Clínica*, v.21, p.198-209, 1923.

GOULART, Z. Gravidez sem defloramento, por Leonor da Silva. *Arq. Bras. Med.*, v.3, p.896, 1913a.

_____. A estatura dos criminosos portugueses, pelo Doutor Mendes Correia. *Arq. Bras. Med.*, v.3, p.896, 1913b.

GUARANY, S. Razões que motivam a minha assinatura com restrições ao relatório da comissão sobre a reforma do serviço médico-legal. *Anais Bras. Med.*, p.25-7, 1888.

HARRIS, R. *Assassinato e loucura*: medicina, leis e sociedade no *fin de siècle*. Rio de Janeiro: Rocco, 1993.

ILLICH, I. *A expropriação da saúde*: nêmesis da medicina. 4.ed. Rio de Janeiro: Nova Fronteira, 1981.

ITAPOAN, B. de, SILVA LIMA, J. F., TEIXEIRA, F. J., PEREIRA, A. P. Ainda o caso de defloração pós-nupcial negada pelo marido; resposta dos peritos aos Srs. Drs. Souza Lima e Feijó Filho. *Gazeta Médica da Bahia*, v.10, p.107-49, 1878-1879a.

ITAPOAN, B. de, SILVA LIMA, J. F., TEIXEIRA, F. J., PEREIRA, A. P. Ainda uma vez o caso de defloração pós-nupcial negada pelo marido;

exame dos pareceres de Coimbra e Paris. *Gazeta Médica da Bahia*, v.10, p.164-91, 1878-1879b.

JOBIM, J. M. C. Parecer médico-legal. *Gazeta Médica do Rio de Janeiro*, v.3, p.1-3, 1864.

JUCÁ, C. A multiplicação dos suicídios. *Rev. Siniátrica*, v.14, p.1-3, 1921.

KEHL, R. O casamento em face da eugenia. *Brasil-Médico*, v.34, p.626-7, 1920a.

_____. A regulamentação eugênica do casamento. *Brasil-Médico*, v.34, p.689-91, 1920b.

_____. A esterilização sob o ponto de vista eugênico. *Brasil-Médico*, v.35, p.155-7, 1921.

KROEFF, M. Valor da desinfecção individual na luta antivenérea. *Brasil--Médico*, v.37, p.297-302, 1923a.

_____. Educação e orientação dos doentes venéreos: papel dos dispensários profiláticos. *Brasil-Médico*, v.37, p.315-8, 1923b.

LACASSAGNE, A. *Précis de médecine légale*. Paris: Masson, 1906.

LEAL, E. Assistência a alienados. *Gazeta Médica da Bahia*, v.43, p.359-71, 404-19, 472-87, 1911-1912.

LEAL, M. Um caso de demência precoce da puberdade. *Gazeta Médica da Bahia*, v.34, p.178-9, 1902-1903.

LEME, B. P. Conservação de cadáveres. *Rev. Médica de São Paulo*, v.2, p.226-30, 1899; v.3, p.41-5, 80-3, 108-9, 1900.

LESSA, G. O valor da desinfecção terminal: esboço do estado atual da questão. *Gazeta Clínica*, v.21, p.103-13, 1923.

LIMA, A. A. A pretensa fatalidade sexual. *Gazeta Clínica*, v.5, p.51-2, 1907.

LIMA, E. *A inversão dos sexos*. Rio de Janeiro: Guanabara, 1930.

LIMA, H. *A identidade do homem pela impressão digital*. Rio de Janeiro: Imprensa Nacional, 1908.

LOBO, A. As doenças venéreas no exército brasileiro. *Folha Médica*, v.9, p.108-11, 1923.

LUISI, P. La enseñanza sexual. *Folha Médica*, v.8, p.1-5, 1922.

MACHADO, J. A. Suicídios na capital de São Paulo. *Gazeta Clínica*, v.3, p.443-6, 1905.

MACHADO, W. Profilaxia da sífilis. *Arq. Bras. Med.*, v.2, p.158-66, 1912.

MACHADO, W. Profilaxia da sífilis e das moléstias venéreas. *Arq. Bras. Med.*, v.3, p.861, 1913a.

_____. Profilaxia da sífilis e das doenças venéreas. *Brasil-Médico*, v.27, p.309-15, 356-60, 1913b.

_____. Profilaxia da sífilis e das doenças venéreas. *Brasil-Médico*, v.27, p.508, 1913c.

_____. A profilaxia da sífilis entre nós (contribuição histórica). *Brasil--Médico*, v.28, p.413-6, 421-6, 430-3, 437-9, 1914.

_____. A profilaxia da sífilis entre nós (contribuição histórica). *Brasil--Médico*, v.29, p.3-6, 1915.

_____. A profilaxia da sífilis entre nós. *Brasil-Médico*, v.30, p.94-5, 1916.

MACHADO, R., LOUREIRO, A., LUZ, R., MURICY, K. *Danação da norma*: medicina social e constituição da psiquiatria no Brasil. Rio de Janeiro: Graal, 1978.

MACHADO DE ASSIS, J. M. *Crônicas*. Rio de Janeiro: W. M. Jackson, 1938.

MACHADO NETO, A. L. *Estrutura social da república das letras (sociologia da vida intelectual brasileira, 1870-1930)*. São Paulo: Grijalbo, EDUSP, 1973.

MAGALHÃES, A. F. Atentados ao pudor da criança. *Gazeta Clínica*, v.21, p.33, 1923.

MAGALHÃES, F. A questão do aborto criminoso. *Folha Médica*, v.6, p.49-50, 1920.

MAGALHÃES, J. L. Os cemitérios públicos do Rio de Janeiro. *Gazeta Médica da Bahia*, v.10, p.416-23, 1878-1879.

MAGALHÃES, V. F. Um exame de sanidade. *Gazeta Médica da Bahia*, v.5, p.185-7, 1873-1874.

MARTINS, J. S. *A morte e os mortos na sociedade brasileira*. São Paulo: Hucitec, 1983.

MARZO, A. L. Mais algumas considerações sobre os novos métodos para o diagnóstico da morte real. *Gazeta Médica da Bahia*, v.40, p.232-45, 1908-1909.

MEDEIROS, L. A educação sexual. *Folha Médica*, v.8, p.73-6, 85-6, 1922.

MEIRA, R. Demografia, São Paulo, 1905. *Gazeta Clínica*, v.4, p.153-68, 1906.

_____. Demografia Sanitária, o ano de 1906 em São Paulo. *Gazeta Clínica*, v.5, p.33-40, 1907.

MONAT, H. Questão médico-legal: caso Malta. *Anais Bras. Med.*, p.241-432, 1884.

_____. Organização de um serviço médico-legal. *Anais Bras. Med.*, p.1-9, 1888.

MONIZ, G. Ligeiras notas médico-legais. *Gazeta Médica da Bahia*, v.37, p.231-5, 313-5, 1905-1906.

_____. Sobre as condições higiênicas dos cemitérios da cidade do Irará. *Gazeta Médica da Bahia*, v.41, p.532-40, 1909-1910; v.42, p.68-78 e 203-18, 1910-1911.

_____. A consanguinidade e o Código Civil brasileiro. *Gazeta Médica da Bahia*, v.54, p.101-9, 251-67, 297-314, 357-70, 385-91, 446-91, 523-38, 1922-1923.

MORAES, E. Prostituição e infância. *Gazeta Clínica*, v.21, p.33-4, 1923.

MOREIRA, J. A sífilis como fator de degeneração. *Gazeta Médica da Bahia*, v.21, p.112-24, 1889-1890.

_____. Esboço de Psiquiatria Forense, pelo Dr. Franco da Rocha. *Brasil-Médico*, v.19, p.149, 1905.

_____. A lei federal de assistência a alienados e a crítica do Prof. Nina Rodrigues. *Brasil-Médico*, v.21, p.221-5, 231-3, 1907.

_____. Discurso por ocasião do lançamento da pedra fundamental do Manicômio Criminal do Rio de Janeiro. *Brasil-Médico*, v.34, p.312-3, 1920.

MOREIRA, N. J. Dificuldades dos exames médico-legais toxicológicos. *Gazeta Médica do Rio de Janeiro*, p.5-13, 1862.

MORPURGO, A. D. Vaginites blenorrágicas das meninas. *Brasil-Médico*, v.22, p.291-3, 1908.

MORSE, R. M. *Formação histórica de São Paulo*: de comunidade a metrópole. São Paulo: Difel, 1970.

MOSS, B. O álcool sob o ponto de vista médico-legal, civil e criminal. CONGRESSO BRASILEIRO DE MEDICINA E CIRURGIA, 7, 1912, Belo Horizonte. *Anais...* Belo Horizonte, 1912. p.214-46.

MOTTA, O. Luta contra o aborto criminoso. *Arq. Bras. Med.*, v.12, p.804-5, 1922.

NASCIMENTO, A. Crueldade Inútil. *Rev. Siniátrica*, v.8, p.167-70, 1915.

_____. Uma visita médica à Casa de Correção. *Rev. Siniátrica*, v.11, p.137-43, 1918.

NASCIMENTO, A. Uniões consanguíneas. *Rev. Siniátrica*, v.12, p.147-54, 1919.

_____. Loucos condenados: o direito e a lei. *Rev. Siniátrica*, v.13, p.17-20, 1920a.

_____. Perdão de um louco condenado. *Rev. Siniátrica*, v.13, p.65-9, 1920b.

_____. Manicômio Judiciário e Instituto de Regeneração. *Rev. Siniátrica*, v.13, p.69-74, 1920c.

_____. O centenário da Academia Nacional de Medicina do Rio de Janeiro, 1829-1929, primórdios e evolução da medicina no Brasil. Rio de Janeiro: Imprensa Nacional, 1929.

NASCIMENTO SILVA, E. Medicina legal. In: ACADEMIA NACIONAL DE MEDICINA. *Em comemoração do centenário do ensino médico*. Rio de Janeiro: Tip. Jornal do Comércio, 1908. p.613-9.

_____. Diagnose de vida extrauterina do feto. *Arq. Bras. Med.*, v.7, p.14-27, 1917.

NERY, M. Fragmentos de psiquiatria, pelo Dr. Franco da Rocha. *Brasil-Médico*, v.9, p.351, 1895.

_____. Loucos e criminosos. *Brasil-Médico*, v.10, p.216, 1896a.

_____. Loucura da puberdade. *Brasil-Médico*, v.10, p.311-3, 330-2, 1896b.

_____. *Habeas corpus* para alienados. *Brasil-Médico*, v.11, p.161-2, 1897.

_____. *Habeas corpus* a alienados. *Brasil-Médico*, v.13, p.474-5, 1899.

_____. *Habeas corpus* a alienados. *Brasil-Médico*, v.14, p.23-4, 1900a.

_____. O relatório Cunha Cruz. *Brasil-Médico*, v.14, p.104-5, 1900b.

_____. Psicose consecutiva à esterilização. *Brasil-Médico*, v.14, p.428-30, 1900c.

_____. La folie des foules (nouvelle contribution à l'étude des folies épidemiques au Brésil), par le Dr. Nina Rodrigues, professeur de médecine légale a la Faculté de Bahia. *Brasil-Médico*, v.16, p.189, 1902.

NERY, M., SÁ, H., CRUZ, C. Sugestão curativa: Relatório apresentado ao 1º Delegado Auxiliar da Polícia da Capital Federal pela Comissão Médica nomeada para estudar as curas anunciadas pelo curandeiro Eduardo Silva. *Brasil-Médico*, v.14, p.17-22, 27-30, 45-6, 1900.

NEVES JÚNIOR, M. T. Da esterilização de anormais como fator eugênico. *Folha Médica*, v.7, p.55-6, 1921.

NINA RODRIGUES, R. *As raças humanas e a responsabilidade penal no Brasil*. 2.ed. Rio de Janeiro: Guanabara, s. d.

NINA RODRIGUES, R. Como se faz uma tese, como se deveria fazer. *Gazeta Médica da Bahia*, v.22, p.372-7, 1890-1891a.

_____. Abasia coreiforme epidêmica no norte do Brasil. *Gazeta Médica da Bahia*, v.22, p.396-405, 452-9, 548-57, 1890-1891b.

_____. Declaração de óbitos. *Gazeta Médica da Bahia*, v.23, p.303-9, 1891-1892a.

_____. Estudos de craniometria. O crânio do salteador Lucas e o de um índio assassino. *Gazeta Médica da Bahia*, v.23, p.385-8, 433-7, 479-87, 527-31, 1891-1892b.

_____. A cremação. *Gazeta Médica da Bahia*, v.23, p.531-8, 1891-1892c.

_____. A vulvo-vaginite em medicina legal: erros a que dá lugar. Um caso de suposto defloramento. *Gazeta Médica da Bahia*, v.24, p.110-5, 1892-1893.

_____. Feridas cortantes da região anterior do pescoço. *Brasil-Médico*, v.8, p.33-6, 1894a.

_____. Carta da Bahia. *Brasil-Médico*, v.8, p.41-3, 101-3, 1894b.

_____. As raças humanas e a responsabilidade penal; a criminalidade e a imputabilidade à luz da evolução mental. Aplicações ao direito criminal brasileiro. *Brasil-Médico*, v.8, p.121-2, 129-32, 1894c.

_____. O caso médico-legal Custódio Serrão: Moção apresentada à Sociedade de Medicina Legal da Bahia. *Rev. Médico-Legal da Bahia*, p.2, 1897.

_____. *O alienado no direito civil brasileiro*. Salvador: Imprenta Moderna, 1901.

_____. Os progressos da medicina legal no Brasil no século XIX. *Rev. Cursos Fac. Med. Bahia*, p.11-50, 1902.

_____. A ruptura do hímen nas quedas. *Rev. Cursos Fac. Med. da Bahia*, p.31-56, 1903.

_____. Um caso de loucura lúcida. Providências legais reclamadas pelos alienados deste gênero no direito brasileiro. *Brasil-Médico*, v.18, p.43-6, 54-9, 66-72, 1904a.

_____. Atavismo psíquico e paranoia. *Rev. Médica de São Paulo*, v.7, p.102-9 e 131-8, 1904b.

_____. A reforma dos exames médico-legais no Brasil. *Rev. Cursos Fac. Med. Bahia*, p.9-52, 1904c.

_____. As perícias médico-legais no Brasil. *Rev. Cursos Fac. Med. Bahia*, p.53-99, 1904d.

_____. A assistência médico-legal aos alienados no Estado da Bahia. *Rev. Cursos Fac. Med. da Bahia*, p.163-470, 1904e.

NINA RODRIGUES, R. Das concausas: sua doutrina médico-legal. *Gazeta Médica da Bahia*, v.36, p.503-11, 529-48, 1904-1905.

_____. *A medicina legal no Brasil*. Salvador: Tip. Bahiana, 1906.

_____. *Os africanos no Brasil*. 7.ed. Brasília: Editora UnB, 1988.

NINA RODRIGUES, R., LEITÃO, A. A putrefação gasosa dos pulmões dos natimortos. *Rev. Cursos Fac. Med. da Bahia*, p.57-66, 1903.

NINA RODRIGUES, R., SANTOS, M. Parecer sobre o estado mental de um indivíduo julgado incapaz por suposta existência de um delírio de perseguição. *Brasil-Médico*, v.8, p.20-1, 1894.

NOVAES, J. Identificação militar. *Brasil-Médico*, v.22, p.31-4, 1908.

_____. Identificação criminal: os erros do Sr. Juan Vucetich na estrutura da fórmula dactilográfica. *Anais Acad. Med. Rio de Janeiro*, p.27-43, 1910.

NOVIS, A. Os estupros e a telegonia. *Gazeta Médica da Bahia*, v.46, p.510-1, 1914-1915.

OLINTO, P. Sobre a mentira infantil. *Brasil-Médico*, v.27, p.46-7, 1912.

_____. O homem e a mulher (estudo psicológico). *Arq. Bras. Med.*, v.12, p.550-9, 1922.

OLIVEIRA, E. Obituário geral durante o 1º semestre de 1898, na cidade da Bahia. *Gazeta Médica da Bahia*, v.30, p.177-87, 1898-1899a.

_____. Obituário geral durante o ano de 1898 na cidade da Bahia. *Gazeta Médica da Bahia*, v.30, p.355-61, 417-20, 471-5, 1898-1899b.

_____. Obituário geral durante o ano de 1899 na cidade da Bahia. *Gazeta Médica da Bahia*, v.31, p.187-9, 372-5, 568-73, 608-24, 1899-1900.

OLIVEIRA, L. J. O., PINTO, S. L. B., LEITE, A. C. Processo Custódio Serrão. *Brasil-Médico*, v.10, p.430-1, 1896.

ORLANDO, A. Eros sob o ponto de vista do "Direito Sanitário" ou da Higiene Jurídica. In: CONGRESSO MÉDICO DE PERNAMBUCO, 1, 1909, Recife. *Anais...* Recife, 1909. p.117-9.

PACHECO, R. Algumas notas sobre esterilização sob o ponto de vista da higiene da raça. *Arq. Bras. Med.*, v.5, p.480, 1915.

PARANHOS, U. Profilaxia pública da sífilis. In: CONGRESSO MÉDICO PAULISTA, 1, 1916, São Paulo. *Anais...* São Paulo, 1916. p.13-9.

PEIXOTO, A. *Epilepsia e crime*. Salvador, 1897. Tese (Graduação em Medicina) – Faculdade de Medicina da Bahia.

_____. Serviço Médico-Legal de Autópsias. *Gazeta Médica da Bahia*, v.34, p.145-54, 1902-1903.

_____. Palavras vãs. *Brasil-Médico*, v.17, p.157-8, 1903.

PEIXOTO, A. Profilaxia pública da sífilis e enfermidades venéreas. *Brasil--Médico*, v.18, p.271-4, 1904.

_____. Desenvolvimento histórico e ensino da medicina legal. *Jornal Med. de Pernambuco*, p.52-5, 1916a.

_____. *Psicopatologia forense*. Rio de Janeiro: Francisco Alves, 1916b.

_____. Curso de medicina pública. *Anais Fac. Med. Rio de Janeiro*, p.477-83, 1917a.

_____. *Higiene*. 2.ed. Rio de Janeiro: Francisco Alves, 1917b.

_____. *Medicina legal*. 3.ed. Rio de Janeiro: Francisco Alves, 1918.

_____. Exame pré-nupcial. *Folha Médica*, v.12, p.71, 1926.

_____. *Criminologia*. Rio de Janeiro: Guanabara, 1932.

_____. *Novos rumos da medicina legal*. Rio de Janeiro: Guanabara, 1933.

_____. *Sexologia forense*. 3.ed. São Paulo: Cia. Editora Nacional, 1940.

PEREIRA, A. P. Conservação dos cadáveres. *Gazeta Médica da Bahia*, v.14, p.54-60, 1882-1883.

_____. Instalação de novos cemitérios, proibição de enterramentos nas igrejas e conventos. *Gazeta Médica da Bahia*, v.37, p.345-59, 1905-1906.

PIMENTA, O. Morte por peritonite em seguida à ruptura da vagina. *Gazeta Médica da Bahia*, v.49, p.260-3, 1917-1918.

PINTO, E. Projeto de Regulamentação. In: CONGRESSO BRASILEIRO DE MEDICINA E CIRURGIA, 4, 1901, Rio de Janeiro. *Anais...* Rio de Janeiro: Imprensa Nacional, 1901. p.353-8.

PIRES DE ALMEIDA, J. R. A libertinagem no Rio de Janeiro perante a história, os costumes e a moral. *Brasil-Médico*, v.6, p.25-7, 35-6, 45-6, 55-6, 65-6, 75-7, 95-7, 116-7, 124-6, 153-6, 186-7, 217-8, 225-6, 330-2, 338-9, 353-4, 359-61, 371-2, 379-81, 389-92, 400-3, 411-3, 422-4, 434-4, 439-43, 461-4, 471-2, 1902.

_____. *Homossexualismo (a libertinagem no Rio de Janeiro)*: estudo sobre as perversões e inversões do instinto genital. Rio de Janeiro, Laemmert, 1906.

_____. *História da Instrução Pública no Brasil (1500-1889)*: História e Legislação. São Paulo: PUC, INEP, 1992.

PLANOS, E. G. A correção de menores delinquentes. *Folha Médica*, v.8, p.102, 1922.

PORTELLA, J. P. Discurso proferido na sessão magna. *Anais Acad. Nac. Med.*, p.5-16, 1904-1905.

PORTUGAL, O. Profilaxia das moléstias venéreas: conselhos aos moços. *Gazeta Clínica*, v.16, p.94-6, 107-10, 1918.

PRADO, F. C. Apontamentos para a história das campanhas sanitárias no Brasil. *Rev. Med. CAOC*, p.19-24,1923.

PUECH, L. R. Atestados de óbito. *Anais Paul. Med. e Cirurgia*, p.277-83, 1919.

RABELLO, E. A moderna orientação na profilaxia da sífilis. In: CONGRESSO MÉDICO PAULISTA, 1, 1916, São Paulo. *Anais*... São Paulo, 1916. p.327-31.

RABELLO, E. A propósito do novo regulamento sanitário. *Brasil-Médico*, v.34, p.598, 1920.

_____. Luta contra as doenças venéreas. *Brasil-Médico*, v.36, p.225, 1922a.

_____. Como evitar as doenças venéreas. *Folha Médica*, v.8, p.134-6, 144, 1922b.

RAMOS, A. *Psiquiatria e psicanálise*. Rio de Janeiro: Guanabara, s. d.

_____. A perícia médico-legal na avaliação da *potentia coeundi*. *Gazeta Médica da Bahia*, v.63, p.375-80, 1931-1932a.

_____. Alcoolismo crônico, síndrome de Korsakoff e criminalidade. Registro médico-legal. *Gazeta Médica da Bahia*, v.63, p.509-11, 1931-1932b.

_____. *Loucura e crime*: questões de psiquiatria, medicina forense e psicologia social. Porto Alegre: Globo, 1937.

_____. *A criança problema*: a higiene mental na escola primária. São Paulo: Editora Nacional, 1939.

REGO, J. P. Discurso do Presidente anual o Sr. Conselheiro Doutor José Pereira Rego. *Anais Bras. Med.*, p.4-16, 1872-1873.

REIS, A. B. Formas himeniais mais frequentes na Bahia. *Gazeta Médica da Bahia*, v.49, p.256-9, 1917-8.

REIS, J. J. *A morte é uma festa*: ritos fúnebres e revolta popular no Brasil do século XIX. São Paulo: Cia. das Letras, 1991.

REZENDE, C. Esterilização da mulher. *Brasil-Médico*, v.20, p.354-5, 1906a.

_____. A maravilha do século. *Brasil-Médico*, v.20, p.393-5, 1906b.

_____. O suicídio no Rio de Janeiro. *Brasil-Médico*, v.22, p.432-6, 444-7, 454-8, 1908.

_____. Sobre a notificação compulsória de todos os casos de aborto. *Brasil-Médico*, v.34, p.530-2, 1920.

RIBEIRO, E. B. A imprensa e a formação de hábitos sadios nas crianças. In: CONGRESSO BRASILEIRO DE HIGIENE, 3, 1926. *Anais...* Rio de Janeiro, 1926. p.927-34.

RIBEIRO, L. *A dor em medicina legal*. Rio de Janeiro: Leite Ribeiro & Maurillo, 1920.

_____. *Questões médico-legais*. Rio de Janeiro: Schmidt, 1931.

_____. *Medicina legal*. São Paulo: Editora Nacional, 1933.

_____. *Homossexualismo e endocrinologia*. Rio de Janeiro: Francisco Alves, 1938.

_____. *Dactilo-diagnose*. Rio de Janeiro: Imprensa Nacional, 1939.

_____. *Medicina no Brasil*. Rio de Janeiro: Imprensa Nacional, 1940.

_____. *O novo Código Penal e a medicina legal*. Rio de Janeiro: Jacintho, 1942.

_____. *Medicina legal e criminologia* – estudos e observações. Rio de Janeiro: Avenida, 1949.

_____. *De médico a criminalista*: depoimentos e reminiscências. Rio de Janeiro: São José, 1966.

RICARDO, A. Nocividade do beijo. *Gazeta Clínica*, v.19, p.45-6, 1921.

ROCHA, F. F. Duas páginas de psiquiatria criminal, por José Ingegñieros. *Rev. Médica de São Paulo*, v.4, p.19-21, 1901a.

_____. A grafologia em medicina legal. *Rev. Médica de São Paulo*, v.4, p.56-7, 1901b.

_____. O alienado no direito civil brasileiro, pelo Doutor Nina Rodrigues. *Rev. Médica de São Paulo*, v.4, p.327-9, 1901c.

_____. Menores delinquentes. *Rev. Médica de São Paulo*, v.6, p.77-9, 1903a.

_____. Assistência pública aos alienados delinquentes no Brasil. *Rev. Médica de São Paulo*, v.6, p.135-6, 1903b.

_____. A velha e a nova escola penal. *Gazeta Médica da Bahia*, v.41, p.34-42, 1909-1910.

_____. Contribution a l'étude de la folie dans la race noire. *Rev. Médica de São Paulo*, v.14, p.458-62, 1911.

_____. Os alienados perigosos e o Código Penal. *Arq. Soc. Med. e Cirurgia de São Paulo*, p.80-95, 1912.

_____. Exame mental de H.: Imbecil. *Anais Paul. Med. e Cirurgia*, p.11-4, 1921a.

_____. Exame do estado mental do Sr. E. *Anais Paul. Med. e Cirurgia*, p.45-8, 1921b.

ROCHA, F. F. Psiquiatria forense – parecer. *Anais Paul. Med. e Cirurgia*, p.137-42, 1921c.

_____. Degeneração psíquica. *Anais Paul. Med. e Cirurgia*, p.192-8, 1921d.

_____. São os criminosos aleijados do cérebro? *Gazeta Médica da Bahia*, v.56, p.333-6, 1924-1925.

ROCHA, I. A via urbana. *Brasil-Médico*, v.15, p.176-7, 1901.

_____. A responsabilidade criminal em relação ao estado mental. *Brasil-Médico*, v.17, p.79, 1903.

ROXO, H. B. B. Atos psíquicos. *Gazeta Clínica*, v.2, p.493-501, 1904a.

_____. Perturbações mentais nos negros do Brasil. *Brasil-Médico*, v.18, p.156-60, 170-2, 178-82, 190-2, 1904b.

_____. Da consciência nos alienados. *Brasil-Médico*, v.21, p.459-64, 1907.

_____. Dos estados mentais nas grandes neuroses. *Rev. Médica de São Paulo*, v.11, p.327-32, 1908.

_____. Da memória nos alienados. *Brasil-Médico*, v.23, p.21-3, 31-3, 1909.

_____. Da vontade nos alienados. *Arq. Bras. Med.*, p.123-31, 288-92, 1911.

_____. Da afetividade nos alienados. *Arq. Bras. Med.*, p.177-88, 1915.

_____. Raciocínio nos alienados. *Brasil-Médico*, v.30, p.179-81, 185-7, 1916.

_____. Alienados delinquentes na Bahia, pelo Doutor Alfredo Britto. *Brasil-Médico*, v.31, p.189, 1917.

_____. *Manual de psiquiatria*. Rio de Janeiro: Francisco Alves, 1921.

_____. Valor das clínicas psiquiátricas na assistência aos psicopatas. *Brasil-Médico*, v.37, p.285-9, 1923.

_____. Delírio episódico dos degenerados. *Brasil-Médico*, v.40, p.251-7, 1926.

SÁ, F. Tese. In: CONGRESSO MÉDICO DE PERNAMBUCO, 1, 1909, Recife. *Anais...* Recife, 1909. p.171-93.

SALLES, M. Hímens complacentes, tréplica. *Arq. Bras. Med.*, v.3, p.817-22, 1913.

SAMPAIO, G. *A esterilização eugênica e a deontologia médica*. São Paulo, 1928. Tese (Graduação em Medicina) – Faculdade de Medicina, Universidade de São Paulo.

SAMPAIO, O. Contribuição para o estudo da docimasia para-renal no diagnóstico da morte súbita. *Brasil-Médico*, v.32, p.81-3, 90-2, 1918.

SANTIAGO, F. R. Liga contra a sífilis. *Rev. Médica de São Paulo*, v.5, p.13-6, 1902.

SANTOS FILHO, L. C. *História geral da medicina brasileira.* São Paulo: Hucitec, EDUSP, 1977 (v.1) e 1991 (v.2).

SCHWARCZ, L. K. M. *"Homens de sciencia e a raça dos homens"* – cientistas, instituições e teorias raciais no Brasil do final do século XIX. São Paulo, 1992. Tese (Doutorado em Antropologia) – Faculdade de Filosofia, Letras e Ciências Humanas, Universidade de São Paulo.

SEABRA, A. Regulamentação da prostituição. *Rev. Médica de São Paulo*, v.5, p.61-5, 1902.

_____. Verificação de óbitos. *Rev. Médica de São Paulo*, v.7, p.357-8, 1904.

_____. Alcoolismo e criminalidade. *Arq. Soc. Med. e Cirurgia de São Paulo*, p.87-92, 1912.

SEABRA, A. C. A despopulação. *Gazeta Clínica*, v.12, p.133-4, 1914a.

_____. A liberdade moral em face da medicina legal. *Gazeta Clínica*, v.12, p.156-7, 1914b.

_____. A ruptura himenial com dilaceramento vaginal. *Gazeta Clínica*, v.13, p.64, 1915a.

_____. É legítimo o aborto provocado na mulher violentada? *Gazeta Clínica*, v.13, p.129-31, 1915b.

_____. O livre-arbítrio no tuberculoso. *Gazeta Clínica*, v.14, p.3-4, 1916.

_____. O casamento consanguíneo. *Gazeta Clínica*, v.17, p.148-50, 1919.

SEIDL, C. Um caso médico-legal. *Brasil-Médico*, v.15, p.145-7, 306, 1901.

_____. O problema da eutanásia. *Gazeta Clínica*, v.18, p.93-5, 1920.

SILVA, A. C. S. Fiscalização da prostituição no Brasil em favor da infância. *Gazeta Clínica*, v.21, p.34, 1923.

SILVA, R. Persistência de hímen cribriforme, coito uretral, prenhez. *Arq. Bras. Med.*, v.5, p.201-3, 1915.

SIMÕES, A. Do magnetismo animal e suas manifestações nas relações médico-legais. *Brasil-Médico*, v.16, p.85-7, 1902.

SMILLIE, W. G. Valor do índice uncinárico em identificações médico--legais. *Rev. Med. CAOC*, p.3-9, 1922.

SOARES, L. C. *Rameiras, ilhoas, polacas*... *A prostituição no Rio de Janeiro do século XIX*. São Paulo: Ática, 1992.

SODRÉ, A. Reforma do Serviço Médico-Legal. *Brasil-Médico*, v.2, p.181-2, 1888.

SODRÉ, F. É lícito o médico provocar o aborto nas mulheres violadas na guerra? *Brasil-Médico*, p.271, 1915.

_____. Ensaio sobre o conceito de consciência. *Brasil-Médico*, v.37, p.202-4, 1923.

SOUZA, C. Da responsabilidade civil e criminal do sifilítico. *Brasil-Médico*, v.23, p.387, 1909.

SOUZA, E. F. *Infanticídio*. São Paulo, 1923. Tese (Graduação em Medicina) – Faculdade de Medicina, Universidade de São Paulo.

SOUZA, J. E. T. Projeto de regulamento para organização de um serviço médico-legal na Capital do Império. *Anais Bras. Med.*, p.23-4, 1888.

SOUZA LIMA, A. J. Da cremação dos cadáveres. *Anais Bras. Med.*, p.430-71, 1879-1880.

_____. Sobre um trabalho do Doutor Tito de Medici, apresentado à Academia Imperial de Medicina, a fim de obter um lugar de membro correspondente. *Anais Bras. Med.*, p.195-204, 1882.

_____. Discurso proferido na sessão magna aniversária da Academia Imperial de Medicina. *Anais Bras. Med.*, p.241-67, 1883-1884.

_____. Discurso proferido na sessão magna aniversária da Academia Imperial de Medicina. *Anais Bras. Med.*, p.57-86, 109-13, 1885-1886.

_____. Discurso pronunciado na sessão magna aniversária da Academia Imperial de Medicina. *Anais Acad. Med. Rio de Janeiro*, p.11-41, 1886-1887.

_____. *A questão Abel Parente e sua defesa oficial pelo Doutor Francisco de Castro*. Rio de Janeiro: Tip. Jornal do Comércio, 1893.

_____. Novo questionário dos processos criminais. *Anais Acad. Med. do Rio de Janeiro*, p.143-94, 1894-1895.

_____. Medicina pública: prostituição. *Rev. Jurisprudência*, p.1-37, 1899.

_____. Da assistência aos mortos ou supostos tais. *Brasil-Médico*, v.23, p.413-7, 1909.

_____. Profilaxia da sífilis e moléstias venéreas em geral. *Gazeta Clínica*, v.11, p.129-30, 1913a.

_____. A tuberculose e o casamento. *Gazeta Clínica*, v.11, p.221-2, 230, 1913b.

SOUZA LIMA, A. J. Aborto criminoso. *Gazeta Clínica*, v.12, p.71, 1914.
_____. Verificação de óbitos. *Gazeta Clínica*, v.14, p.1-3, 1916a.
_____. Regulamentação do meretrício. *Gazeta Clínica*, v.14, p.75-7, 1916b.
_____. Observações sobre o Código Civil. *Gazeta Clínica*, v.14, p.87-91, 1916c.
_____. Impressões platinas (a propósito da regulamentação do meretrício). *Gazeta Clínica*, v.14, p.117-9, 1916d.
_____. Regulamentação do meretrício. *Rev. Siniátrica*, v.9, p.51-6, 1916e.
_____. Dos atestados antenupciais. *Gazeta Clínica*, v.15, p.6-7, 1917.
_____. Corpos estranhos no reto. *Gazeta Clínica*, v.17, p.176, 1919.
_____. Assistência aos mortos. *Gazeta Clínica*, v.18, p.1-2, 1920.
_____. Verificação de óbitos. *Gazeta Clínica*, v.19, p.11-2, 244, 1921.
_____. *Medicina legal*. 4.ed. Rio de Janeiro: Leite Ribeiro, 1924.
SOUZA LIMA, A. J., FEIJÓ FILHO, L. Questão médico-legal Braga. *Gazeta Médica da Bahia*, p.10, 1878-1879.
STEVENSON, R. L. *O médico e o monstro*. Lisboa: Portugália, 1971.
TAVERES, A. Morte aparente. *Jornal Med. Pernambuco*, p.2-6, 1916.
TAVIOSO, J. Educación sexual de la prostituta. *Folha Médica*, v.8, p.148-51, 1922.
TEIXEIRA, J. M. Cemitérios do Rio de Janeiro. *Anais Acad. Med. do Rio de Janeiro*, p.397-408, 1887-1888a.
_____. Causas da mortalidade das crianças no Rio de Janeiro. *Anais Bras. Med.*, p.408-11, 1887-1888b.
TEIXEIRA, A. M. Relatório sobre o projeto de organização do serviço médico-legal. *Anais Bras. Med.*, p.13-21, 1888.
TOLEDO, L. P. Contribuição para o estudo das chamadas psicoses de prisão. *Mem. Hosp. Juqueri*, p.253-89, 1932-1933.
TORRES, T. Medidas administrativas e sociais contra a sífilis. *Brasil-Médico*, v.19, p.310, 1905.
_____. Atestados de óbito. *Anais Acad. Med. Rio de Janeiro*, p.105-9, 1912.
TOURINHO, D. A psicologia da prova testemunhal. *Gazeta Médica da Bahia*, v.63, p.275-84, 1931-1932.
VALENTE, C. Criminosos loucos. *Folha Médica*, v.7, p.61-8, 1921.

VAMPRÉ, E. Hospício de Juqueri. *Rev. Médica de São Paulo*, v.13, p.64-5, 1910a.

_____. Responsabilidade criminal dos epilépticos. *Rev. Médica de São Paulo*, v.13, p.133-4, 1910b.

_____. Necessidade da hospitalização precoce dos alienados em São Paulo. *Arq. Soc. Med. e Cirurgia de São Paulo*, p.3-9, 1911a.

_____. Assistência aos alienados em Berlim. *Arq. da Soc. Med. e Cirurgia de São Paulo*, p.10-45, 1911b.

_____. Os alienados perigosos e o Código Penal. *Arq. Soc. Med. e Cirurgia de São Paulo*, p.3-6, 1912.

_____. O aborto criminoso. *Arq. Soc. Med. e Cirurgia de São Paulo*, p.28-9, 1914.

VANZOLINI, J. J. Um caso de hematocolpos e coito uretral. *Gazeta Clínica*, v.23, p.152, 1925.

Vv. Aa. A questão do aborto. *Rev. Siniátrica*, v.8, p.117-21, 145-54, 177-8, 1915.

_____. *Anais de Eugenia*: Sociedade Eugênica de São Paulo. São Paulo: Rev. do Brasil, 1919.

_____. *Amor e sexualidade no Ocidente*. Porto Alegre: L&PM, 1992.

VASCONCELLOS, E. A cumplicidade do profissional nos crimes de aborto. *Arq. Bras. Med.*, v.12, p.812, 1922.

VASCONCELLOS, I. O invento Abel Parente. In: VASCONCELLOS, I. *Francisco de Castro*. Rio de Janeiro: Academia Brasileira de Letras, 1951. p.143-6.

VAZ, L. Projeto queria a esterilização. *Folha de S.Paulo*, São Paulo, 15 dez. 1992.

VEIGA, A. Do exame pré-nupcial. *Gazeta Clínica*, v.25, p.237-8, 1927.

VIANNA, A. Estado mental dos moribundos. *Brasil-Médico*, v.10, p.371-3, 1896.

VIANNA, M. Qual a conduta do médico nas vaginites purulentas da infância?. *Gazeta Clínica*, v.2, p.165-8, 1904.

VIBERT, C. *Précis de médecine légale*. Paris: J.-B. Ballière et fils, 1886.

VILLAS-BOAS, A. A declaração de responsabilidade nos exames médico-legais. *Gazeta Clínica*, v.5, p.111-2, 1907.

_____. A fisiopatologia da vontade. *Gazeta Clínica*, v.8, p.73-5, 1910.

SOBRE O LIVRO

Coleção: Prismas
Formato: 14 x 21 cm
Mancha: 23 x 43 paicas
Tipologia: Classical Garamond 10/13
Papel: Offset 75 g/m² (miolo)
Cartão Supremo 250 g/m² (capa)
1ª edição: 1999

EQUIPE DE REALIZAÇÃO

Produção Gráfica
Edson Francisco dos Santos (Assistente)

Edição de Texto
Fábio Gonçalves (Assistente Editorial)
Fernanda Spinelli Rossi (Preparação de Original)
Ana Paula Castellani e
Carlos Villaruel (Revisão)
Oitava Rima Prod. Editorial (Atualização Ortográfica)

Editoração Eletrônica
Oitava Rima Prod. Editorial

Impressão e acabamento

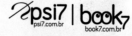